COMPREENDENDO A
PESQUISA CLÍNICA

Nota: A medicina é uma ciência em constante evolução. À medida que novas pesquisas e a própria experiência clínica ampliam o nosso conhecimento, são necessárias modificações na terapêutica, onde também se insere o uso de medicamentos. Os autores desta obra consultaram as fontes consideradas confiáveis, num esforço para oferecer informações completas e, geralmente, de acordo com os padrões aceitos à época da publicação. Entretanto, tendo em vista a possibilidade de falha humana ou de alterações nas ciências médicas, os leitores devem confirmar estas informações com outras fontes. Por exemplo, e em particular, os leitores são aconselhados a conferir a bula completa de qualquer medicamento que pretendam administrar, para se certificar de que a informação contida neste livro está correta e de que não houve alteração na dose recomendada nem nas precauções e contraindicações para o seu uso. Essa recomendação é particularmente importante em relação a medicamentos introduzidos recentemente no mercado farmacêutico ou raramente utilizados.

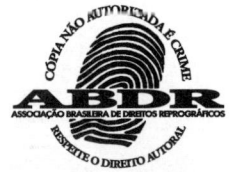

L864c Lopes, Renato D.
       Compreendendo a pesquisa clínica / Renato D. Lopes, Robert A. Harrington ; tradução: Roberta Marchiori Martins ; supervisão: Renato D. Lopes, Pedro Gabriel Melo de Barros e Silva. – Porto Alegre : AMGH, 2015.
       xvi, 239 p. : il. ; 23 cm.

       ISBN 978-85-8055-415-1

       1. Epidemiologia. 2. Pesquisa clínica I. Harrington Robert A. II. Título.

                                           CDU 616-036.22:167

Catalogação na publicação: Poliana Sanchez de Araujo – CRB 10/2094

RENATO D. LOPES
ROBERT A. HARRINGTON

COMPREENDENDO A
PESQUISA CLÍNICA

Tradução
Roberta Marchiori Martins

Consultoria e supervisão desta edição:
Renato D. Lopes, MD, MHS, PhD
Associate Professor of Medicine, Division of Cardiology
Duke University Medical Center, Durham, North Carolina, USA.
Director, Clinical Events Classification (CEC)
Associate Program Director, Fellowship Program
Duke Clinical Research Institute.
Professor livre-docente de Cardiologia,
Escola Paulista de Medicina da Universidade Federal de São Paulo (EPM-Unifesp).
Diretor do Instituto Brasileiro de Pesquisa Clínica (BCRI).

Pedro Gabriel Melo de Barros e Silva
Médico cardiologista. Pesquisador do BCRI e do Centro de
Pesquisa Clínica das Disciplinas de Clínica Médica e Cardiologia, Unifesp.
Master Degree of Health Science in Clinical Research, Duke University.

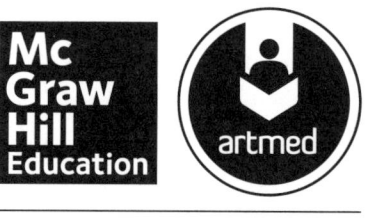

AMGH Editora Ltda.
2015

Obra originalmente publicada sob o título
Understanding clinical research, 1st Edition
ISBN 0071746781/9780071746786

Original edition copyright ©2013, The McGraw-Hill Global Education Holdings, LLC,
New York, New York 10121. All rights reserved.

Portuguese language translation copyright © 2015, AMGH Editora Ltda.,
a Grupo A Educação S.A. Company. All rights reserved.

Gerente editorial: *Letícia Bispo de Lima*

Colaboraram nesta edição
Editora: *Mirian Raquel Fachinetto Cunha*
Capa: *Márcio Monticelli*
Preparação de original: *Ana Rachel Salgado*
Leitura final: *Heloísa Stefan*
Editoração: *Armazém Digital Editoração Eletrônica – Roberto Carlos Moreira Vieira*

Reservados todos os direitos de publicação, em língua portuguesa, à
AMGH EDITORA LTDA., uma parceria entre GRUPO A EDUCAÇÃO S.A.
e McGRAW-HILL EDUCATION
Av. Jerônimo de Ornelas, 670 – Santana
90040-340 – Porto Alegre – RS
Fone: (51) 3027-7000 Fax: (51) 3027-7070

É proibida a duplicação ou reprodução deste volume, no todo ou em parte,
sob quaisquer formas ou por quaisquer meios (eletrônico, mecânico, gravação,
fotocópia, distribuição na Web e outros), sem permissão expressa da Editora.

Unidade São Paulo
Av. Embaixador Macedo Soares, 10.735 – Pavilhão 5 – Cond. Espace Center
Vila Anastácio – 05095-035 – São Paulo – SP
Fone: (11) 3665-1100 Fax: (11) 3667-1333

SAC 0800 703-3444

IMPRESSO NO BRASIL
PRINTED IN BRAZIL

Autores

Renato D. Lopes, MD, MHS, PhD
Associate Professor of Medicine, Division of Cardiology
Duke University Medical Center, Durham, North Carolina, USA.
Director, Clinical Events Classification (CEC)
Associate Program Director, Fellowship Program
Duke Clinical Research Institute.
Professor livre-docente de Cardiologia,
Escola Paulista de Medicina da Universidade Federal de São Paulo (EPM-Unifesp).
Diretor do Instituto Brasileiro de Pesquisa Clínica (BCRI).
Capítulo 3

Robert A. Harrington, MD
Chair, Department of Medicine
Stanford University
Stanford, California

Anjan K. Chakrabarti, MD
Clinical Fellow in Medicine
Department of Medicine
Division of Cardiology
Beth Israel Deaconess Medical Center
Boston, Massachusetts
Capítulo 2

Bradley G. Hammill, MS
Senior Biostatistician, Clinical and
Genetic Economics
Duke Clinical Research Institute
Durham, North Carolina
Capítulo 12

C. Michael Gibson, MS, MD
Associate Professor of Medicine
Department of Medicine
Division of Cardiology
Beth Israel Deaconess Medical Center
Boston, Massachusetts
Capítulo 2

Catherine Bodine, RN
Clinical Research Communications
Specialist III
Duke Clinical Research Institute
Durham, North Carolina
Capítulo 1

Craig J. Reist, PhD
Clinical Trials Project Leader III
Duke Clinical Research Institute
Durham, North Carolina
Capítulo 3

Daniel K. Benjamin Jr., MD, PhD
Professor of Pediatrics
Duke University School of Medicine
Faculty Associate Director
Duke Clinical Research Institute
Durham, North Carolina
Capítulo 1

David M. Vock, PhD
Division of Biostatistics
University of Minnesota School of
Public Health
Minneapolis, Minnesota
Capítulo 13

Eric M. Reyes, PhD
Duke University Medical Center
Duke Clinical Research Institute
Durham, North Carolina
Capítulo 15

Gail E. Hafley, MS
Senior Statistician
Duke Clinical Research Institute
Durham, North Carolina
Capítulo 8

Jeffrey T. Guptill, MD, MA
Medical Instructor
Division of Neurology
Department of Medicine
Duke University School of Medicine
Duke Clinical Research Institute
Durham, North Carolina
Capítulo 7

Karen Chiswell, PhD
Senior Biostatistician
Duke Clinical Research Institute
Durham, North Carolina
Capítulos 6 e 7

Karen S. Pieper, MS
Associate Director, Biostatistics
Duke Clinical Research Institute
Durham, North Carolina
Capítulo 8

Kate Davis, RN
Clinical Research Communications
Specialist III
Duke Clinical Research Institute
Durham, North Carolina
Capítulo 1

Kevin A. Schulman, MD
Professor of Medicine and Gregory
Mario and Jeremy Mario Professor of
Business Administration
Duke University
Associate Director, Health Services
Research

Duke Clinical Research Institute
Durham, North Carolina
Capítulo 4

Kevin M. Watt, MD
Assistant Professor
Department of Pediatrics
Division of Critical Care Medicine
Duke University Medical Center
Duke Clinical Research Institute
Durham, North Carolina
Capítulo 6

Kevin N. Turner, MD
Clinical Fellow
Department of Pediatrics
University of North Carolina Medical Center
Chapel Hill, North Carolina
Capítulo 9

Laine E. Thomas, PhD
Assistant Professor
Department of Biostatistics and Bioinformatics
Duke University School of Medicine
Durham, North Carolina
Capítulos 14 e 15

Lesley H. Curtis, PhD
Associate Professor in Medicine
Division of General Medicine
Department of Medicine
Duke University Medical Center
Durham, North Carolina

Lisa G. Berdan, MHS, PA-C
Associate Director, Cardiovascular Megatrials
Duke Clinical Research Institute
Durham, North Carolina
Capítulo 3

Michael Cohen-Wolkowiez, MD, PhD
Assistant Professor
Department of Pediatrics
Division of Infectious Disease
Duke Clinical Research Institute
Durham, North Carolina
Capítulo 6

Michaela A. Dinan, PhD
Biostatistician III, Clinical and Genetic Economics
Duke Clinical Research Institute
Durham, North Carolina
Capítulo 10

Nidhi Tripathi, BS
Medical Student
Duke University School of Medicine
Durham, North Carolina
Capítulo 1

P. Brian Smith, MD, MHS, MPH
Chief, Division of Quantitative Sciences
Department of Pediatrics
Duke University Medical Center
Duke Clinical Research Institute
Durham, North Carolina
Capítulo 9

Phillip J. Schulte, PhD
Duke University Medical Center
Duke Clinical Research Institute
Durham, North Carolina
Capítulo 14

Robert Bigelow, PhD
Associate Director
Duke Clinical Research Institute
Durham, North Carolina
Capítulo 5

Sergio Leonardi, MD
Research Scholar
Duke Clinical Research Institute
Durham, North Carolina
Capítulo 8

Tyrus L. Rorick, RN
Clinical Trials Project Leader III
Duke Clinical Research Institute
Durham, North Carolina
Capítulo 3

Yee Weng Wong, MBBS, FRACP
Research Scholar
Duke Clinical Research Institute
Durham, North Carolina
Capítulo 4

Ying Xian, MD, PhD
Research Scholar
Duke Clinical Research Institute
Durham, North Carolina
Capítulo 11

Zubin J. Eapen, MD
Assistant Professor of Medicine
Division of Cardiology
Department of Medicine
Duke University Medical Center
Duke Clinical Research Institute
Durham, North Carolina
Capítulo 16

Apresentação à edição brasileira

O progresso da medicina vem ocorrendo com rapidez, tornando seu acompanhamento por vezes difícil até mesmo para profissionais que atuam em áreas específicas. Assim, com a crescente produção científica, a experiência acumulada ao longo do tempo com base na vivência pode, em muitos momentos, ser contestada.

Há algumas décadas surgiu a pesquisa clínica, que vem evoluindo e disponibilizando aos que exercem a medicina informações precisas que, associadas à formação clínica e à educação médica, garantem um melhor atendimento médico aos pacientes, com menos iatrogenias e com melhor custo-efetividade.

O livro *Compreendendo a pesquisa clínica*, tradução para a língua portuguesa do original publicado nos Estados Unidos, apresenta o conteúdo de forma didática, com vernáculo simples e de fácil compreensão – a despeito da complexidade do tema –, tendo contado com a colaboração de especialistas vinculados ao Duke Clinical Research Institute, hoje o principal instituto de pesquisa clínica internacional. Os conceitos básicos e clássicos da pesquisa clínica explicados e ilustrados por meio de exemplos reais vividos na Duke University, ao longo dos últimos 20 anos, diferenciam este livro dos demais.

Os organizadores, Renato D. Lopes e Robert A. Harrington, reconhecidos internacionalmente por suas publicações de excelência e liderança acadêmica na elaboração e condução de ensaios clínicos multicêntricos de relevância, trazem à luz esta obra de grande valor a todos que exercem a medicina ou que se dedicam a outras áreas da saúde.

Certamente, esse livro deverá fazer parte do acervo bibliográfico de todos que procuram o melhor para seus pacientes, dentro de uma visão crítica da literatura científica, sempre visando o melhor atendimento do doente e não apenas da doença que o acomete e levando-se em consideração também a experiência adquirida à beira do leito.

Prof. Dr. Antonio Carlos Lopes
Diretor da Escola Paulista de Medicina,
Universidade Federal de São Paulo (EPM-Unifesp).
Professor titular de Clínica Médica, EPM-Unifesp.
Presidente da Sociedade Brasileira de Clínica Médica.

Apresentação

Todo médico deve oferecer o melhor cuidado a seus pacientes, baseando sua prática nas evidências geradas por pesquisas clínicas em combinação com o próprio julgamento clínico. Para isso ocorrer, dois elementos devem estar presentes. Primeiro, é preciso ter evidências científicas de alta qualidade e, segundo, os profissionais devem conhecer as conclusões dos estudos clínicos, fazer suas interpretações corretamente e aplicá-las de maneira individualizada. Infelizmente, em muitas áreas da medicina existem grandes lacunas: fica claro que são necessários mais estudos, de qualidade cada vez maior, para tratar grandes questões ainda sem resposta na prática clínica. No entanto, talvez seja igualmente importante capacitar os profissionais para avaliarem os pontos fortes e as limitações de um estudo.

Dr. Harrington é uma autoridade internacional na realização e interpretação de estudos clínicos. Dr. Lopes se juntou a ele há seis anos, iniciando no Duke Clinical Research Institute seu treinamento e se tornando pesquisador clínico. Ambos exemplificam uma característica fundamental: estar presente no cuidado clínico e, ao mesmo tempo, desenvolver excelência no delineamento e na condução de pesquisas clínicas. Juntos, estabeleceram redes de profissionais que conduzem pesquisas, geram respostas e as colocam em prática. Esse círculo de conhecimento é a principal característica de um sistema de aprendizado na saúde, em que a experiência é adquirida por meio da participação na geração de novos conhecimentos obtidos pela prática. É especialmente digno de nota que essa colaboração evoluiu para um grupo multinacional focado em desenvolver a nova geração de líderes em pesquisa.

Compreendendo a pesquisa clínica oferece uma referência notavelmente útil para tratar tanto dos desafios operacionais dos ensaios clínicos como da necessidade de compreensão dos métodos para interpretar os resultados. Para aqueles interessados em uma carreira na pesquisa clínica, este livro é uma excelente fonte para familiarizar o leitor com a história dessa área do conhecimento e com seus componentes estruturais e operacionais contemporâneos, além dos principais domínios da pesquisa clínica. Os autores dos capítulos são referências na área, estando envolvidos na pesquisa clínica de primeira linha. Essa experiência lhes permite oferecer exemplos reais para enfatizar importantes questões conceituais.

Este livro não foi escrito, contudo, somente para pesquisadores, apresentando valor igual ou ainda maior para os consumidores de pesquisa, isto é, estudantes, médicos e outros profissionais da área da saúde. Neste ponto, o livro e seu conteúdo se sobressaem por trazer ao leitor as ferramentas necessárias para interpretar de forma crítica uma variedade de tipos de estudos clínicos, incluindo ensaios clínicos randomizados de pequeno e grande porte, bem como pesquisas observacionais. Ao ler este livro, profissionais da área da saúde estarão prestando um excelente serviço a si próprios, bem como a seus pacientes. Ao participar ativamente na pesquisa e aprimorar constantemente a prática utilizando os princípios contidos neste livro, os leitores estarão melhor treinados e capacitados em pesquisa, aproveitando também as amizades desenvolvidas por meio da condução de pesquisas clínicas..

Robert M. Califf, MD
Donald F. Fortin, MD, Professor of Cardiology and
Professor of Medicine
Duke University School of Medicine
Vice Chancellor for Clinical and Translational Research
Duke University Medical Center
Director, Duke Translational Medicine Institute
Durham, North Carolina

Eric D. Peterson, MD, MPH
Professor of Medicine
Department of Medicine, Division of Cardiology
Duke University School of Medicine
Director, Duke Clinical Research Institute
Durham, North Carolina

Prefácio

Em nome de nossos colegas e coautores, temos o prazer de apresentar esta obra. *Compreendendo a pesquisa clínica* tem por objetivo preencher a lacuna dos "livros de receita" e "livros-texto" sobre pesquisa clínica – buscando um equilíbrio entre a oferta de informações práticas e as perspectivas mais amplas que apoiem avanços na área acadêmica.

A primeira seção, "Evolução da Pesquisa Clínica", aborda o contexto da evolução das iniciativas de pesquisa clínica, desde seu início nas observações cotidianas simples até seu estado atual como uma inestimável ferramenta científica global. Estão incluídas nesta seção discussões acerca da importância e do avanço das tecnologias da informação e as organizações acadêmicas de pesquisa como parte integral do processo de pesquisa, assim como a relevância e evolução dos aspectos éticos dos estudos clínicos.

Na segunda seção, "Princípios da Experimentação Clínica", os leitores encontrarão uma visão abrangente e objetiva sobre as fases clássicas da pesquisa clínica no desenvolvimento de novos medicamentos ou dispositivos médicos, além da avaliação inicial dos efeitos terapêuticos até o monitoramento após a aprovação para comercialização. Um capítulo de destaque nesta seção é dedicado à importância de conduzir estudos clínicos na população pediátrica, a qual não tem sido suficientemente enfatizada na literatura contemporânea.

A seção final do livro, "Pesquisa Observacional", revisa os princípios básicos, assim como as dificuldades e melhores práticas na condução e interpretação de estudos de caso-controle, estudos de coorte, registros e análises de subgrupos de ensaios clínicos randomizados. Devido à importante preponderância desse tipo de pesquisa, especialmente na era do "*big data*" e da efetividade comparativa, uma revisão informativa desse tópico se revela de especial valor aos pesquisadores de hoje e de amanhã.

Esperamos que este livro possa servir como um guia para aqueles envolvidos com pesquisa clínica, bem como um ponto introdutório para aqueles que desejam iniciar nesta área de atuação. Também deve servir de tributo aos inúmeros professores, funcionários, bolsistas e estudantes que contribuíram com seus talentos ao longo dos anos para tornar o o Duke Clinical Research Institute um extraordinário laboratório para a realização de pesquisa clínica e educação médica continuada.

Renato D. Lopes, MD, MHS, PhD
Robert A. Harrington, MD

Sumário

Apresentação à edição brasileira ix
Antonio Carlos Lopes

Seção 1
Evolução da Pesquisa Clínica
Renato D. Lopes, coordenador

1 Uma breve história dos ensaios clínicos, da regulamentação
   de medicamentos, e do Food and Drug Administration (FDA) 3
   Nidhi Tripathi, Kate Davis, Catherine Bodine e Daniel K. Benjamin Jr.

2 Tecnologia da informação, acesso, ClinicalTrials.gov 17
   Anjan K. Chakrabarti e C. Michael Gibson

3 O papel das organizações acadêmicas de pesquisa
   na pesquisa clínica 27
   Craig J. Reist, Tyrus L. Rorick, Lisa G. Berdan e Renato D. Lopes

4 A ética da pesquisa clínica: uma visão geral
   e questões emergentes 37
   Yee Weng Wong e Kevin A. Schulman

Seção 2
Princípios da experimentação clínica
Daniel K. Benjamin Jr. e Karen S. Pieper, coordenadores

5 Introdução à experimentação clínica 61
   Robert Bigelow

6   Ensaios clínicos de fase I: pioneiros em humanos 79
     Kevin M. Watt, Karen Chiswell e Michael Cohen-Wolkowiez

7   Ensaios clínicos de fase II.. 97
     Jeffrey T. Guptill e Karen Chiswell

8   Ensaios clínicos de fases III e IV 109
     Gail E. Hafley, Sergio Leonardi e Karen S. Pieper

9   Desafios dos ensaios clínicos na pediatria.................................... 121
     Kevin N. Turner e P. Brian Smith

Seção 3
Pesquisa Observacional
Lesley H. Curtis e Laine E. Thomas, coordenadores

10   Pesquisa observacional... 137
     Michaela A. Dinan

11   Fontes de dados... 149
     Ying Xian

12   Delineamentos de estudos observacionais................................... 161
     Bradley G. Hammill

13   Desafios dos delineamentos observacionais 171
     David M. Vock

14   Técnicas de regressão específicas.. 181
     Phillip J. Schulte e Laine E. Thomas

15   Métodos analíticos para ajuste de variáveis de confusão............ 201
     Eric M. Reyes e Laine E. Thomas

16   Lições tiradas de exemplos notáveis
     na pesquisa observacional.. 219
     Zubin J. Eapen

     Índice... 229

Seção 1

EVOLUÇÃO DA PESQUISA CLÍNICA

Uma breve história dos ensaios clínicos, da regulamentação de medicamentos, e do Food and Drug Administration (FDA)

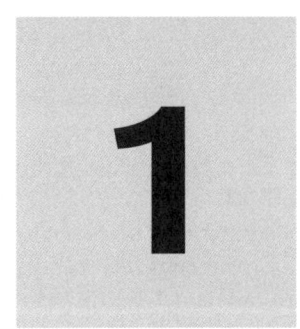

Nidhi Tripathi, Kate Davis, Catherine Bodine e Daniel K. Benjamin Jr.

HISTÓRIA ANTIGA

Desde as primeiras civilizações, as pessoas se preocupam com a qualidade, a segurança e a integridade de alimentos e medicamentos. A curiosidade acerca dessas questões começou milhares de anos atrás.

No Antigo Testamento, o primeiro capítulo do Livro de Daniel descreve um ensaio clínico. Após conquistar Israel, Nabucodonosor, o Rei da Babilônia, ordenou que diversos jovens judeus fossem trazidos a seu palácio para servir por três anos. As crianças seriam alimentadas e ensinadas como os próprios filhos do Rei. Entre esses jovens, estava Daniel, que não queria desafiar a lei judaica ao comer a carne ou tomar o vinho servidos pelo Rei. Daniel pediu permissão para os jovens judeus comerem ervilhas e feijões ("legumes") e beberem água em vez de vinho. Melzar, o eunuco designado para vigiar os jovens, ficou hesitante, com medo da ira de Nabucodonosor caso Daniel e os demais jovens ficassem doentes. Daniel sugeriu um experimento de 10 dias, servindo aos jovens judeus legumes e água enquanto os demais servos continuavam consumindo as ricas carnes e o vinho prescritos pelo Rei.

O resultado é relatado em Daniel 1:15-1:16, na Bíblia do Rei James:

> Passados 10 dias, a aparência dos quatro rapazes era melhor e eles demonstravam estar mais saudáveis e fortes do que todos os jovens que se alimentavam da comida da mesa do Rei.

Assim, Melzar tirou a comida e o vinho do Rei que lhes haviam sido designados, e em lugar dessas iguarias e do vinho real, passou a servir-lhes legumes.

A primeira lei de alimentos conhecida na Inglaterra foi decretada em 1202, quando o Rei João da Inglaterra proclamou o Veredito do Pão, uma lei proibindo a adulteração do pão com ingredientes como ervilhas ou feijões moídos.[1] Uma das primeiras leis sobre alimentos e medicamentos nos Estados Unidos foi decretada em 1785 quando o Estado de Massachusetts aprovou a primeira lei de adulteração de alimentos, regulando a qualidade, a quantidade e a marca dos alimentos.

Desde esses primeiros tempos, muitos eventos, frequentemente acompanhados de desfechos trágicos, trouxeram preocupações extras com relação à segurança de alimentos e medicamentos.

HISTÓRIA MODERNA – O COMEÇO DA CIÊNCIA CLÍNICA

À medida que avançamos para tempos mais modernos, os ensaios clínicos começaram a utilizar delineamentos experimentais específicos e a coletar dados com números em vez de afirmaçoes como "parecia mais saudável e mais bem alimentado".

Um dos primeiros exemplos de um delineamento experimental pode ser encontrado em 1767, com William Watson, que era médico no Hospital para a Manutenção e Educação de Crianças Expostas e Abandonadas em Londres, na Inglaterra. Naquela época, a principal causa de morte entre crianças em Londres era a varíola, e os diretores do hospital ordenaram que todas as crianças que ainda não estavam imunes à doença fossem inoculadas. Embora a inoculação já fosse uma prática aceita, Watson estava curioso quanto ao benefício de usar o mercúrio de forma rotineira como um tratamento paralelo à inoculação.

Em outubro de 1767, Watson conduziu seu primeiro experimento, dando o mesmo inóculo a 31 crianças e posteriormente dividindo-as em três grupos semelhantes:

- Dez crianças (cinco meninos e cinco meninas) receberam uma mistura de mercúrio e jalapa (um laxante);
- Dez crianças (cinco meninos e cinco meninas) receberam uma infusão de sene e xarope de rosas (um laxante moderado);
- Onze meninos não receberam nenhuma medicação concomitante.

Watson compreendeu que precisaria demonstrar claramente a ineficiência do mercúrio para convencer os outros a abandonarem o seu uso. Portanto, fez todo o esforço necessário para criar grupos semelhantes e compará-los. Ele não somente incluiu grupos de crianças de idades semelhantes e de ambos os sexos, como também exigiu que elas tivessem a mesma dieta, usassem roupas semelhantes, brincassem na mesma área e dormissem nos mesmos dormitórios. Em cada experimento, as crianças foram inoculadas no mesmo momento e lugar, com o mesmo material. Watson entendeu que "também era necessário se manter informado acerca do que a natureza não assistida – para não dizer não perturbada – iria fazer por conta própria".[2] A sua inclusão de um grupo-controle não tratado – os 11 meninos que receberam medicamentos não concomitantes – foi sua forma de determinar o desfecho quando a natureza "não era assistida". O método de Watson permitiu que ele comparasse os resultados nos três grupos.[3]

Além disso, na metade do século XVIII, James Lind estava investigando a causa e a cura para o escorbuto entre marinheiros. Em pelo menos dois pontos, o *Treatise of the Scurvy*[4] de Lind ilustra bem a base para o julgamento e a tomada de decisão da metade do século XVIII, no sentido em que cita detalhadamente as contribuições de outros, mas suas recomendações terapêuticas tinham pouco impacto.[5]

Quando Lind começou a pesquisar a literatura sobre o escorbuto, percebeu que as únicas descrições existentes da doença haviam sido feitas por marinheiros que não eram médicos ou por médicos que nunca haviam estado no mar. Ele sentia que essa era uma das razões por que havia tanta confusão com relação ao diagnóstico, à prevenção e à cura da doença.

Embora fosse médico, o experimento de Lind não se baseou em uma teoria fisiopatológica. Ele não forneceu nenhuma razão para sua escolha de possíveis tratamentos – vinagre, cidra, elixir de vitríolo, água do mar, limões e laranjas –; cada um foi dado a dois marinheiros. Seu ensaio clínico teve sucesso porque um dos tratamentos continha vitamina C. Lind sabia como conduzir um experimento comparativo e como controlar bem para tempo e ambiente, mas não sabia tão bem qual experimento conduzir. Se seu experimento tivesse sido baseado na teoria, seu trabalho talvez tivesse recebido crédito por ter estabelecido o tratamento em vez de levar mais de 40 anos para ser posto em prática.

PRECURSORES DO FDA NOS ANOS 1800

O órgão Food and Drug Administration (FDA), uma agência do Departamento da Saúde e Serviços Humanos dos Estados Unidos, é responsável pela regulamentação e supervisão da maioria dos produtos alimentares, medicamentos humanos e veterinários, equipamentos biológicos e médicos, cosméticos e alimentos para animais.

Os esforços para proteger os consumidores começaram por volta de 1800, à medida que os primeiros estudos científicos continuavam a desenvolver produtos para uso em humanos (Quadro 1.1). Na década de 1820, o primeiro *US Pharmacopeia* foi produzido, determinando os padrões para pontos fortes, pureza, qualidade e consistência dos medicamentos.[6] Em 1848, Lewis Caleb Beck foi nomeado para a Divisão de Patentes para conduzir análises químicas de produtos agrícolas; muitos veem sua nomeação como um passo crucial para o desenvolvimento do que é agora o FDA. Pouco tempo depois, o Ato de Importação de Medicamentos foi aprovado em resposta à morte de soldados norte-americanos em razão de quinina adulterada. Esse ato obrigou os agentes alfandegários norte-americanos a inspecionar e proibir a entrada de medicamentos adulterados vindos de outros países.

Em 1862, Charles M. Wetherill foi nomeado como químico para o novo Departamento da Agricultura. Esse foi o começo do Departamento de Química, o precursor do FDA. Investigações sobre adulteração de alimentos conduzidas pelo Departamento de Agricultura se tornaram a base para a criação de um órgão regulatório para alimentos e medicamentos. Foi somente quando os Estados Unidos e a Europa sofreram uma série de tragédias, no entanto, que uma comissão oficial do governo – que acabou se tornando o atual FDA – foi formada.

Quadro 1.1 Linha do tempo de eventos importantes[6]

Data	Evento
1820	Estabelecimento do *US Pharmacopeia* • Primeiro compêndio de medicamentos padrão para os Estados Unidos
1848	Ato de Importação de Medicamentos • Em resposta à morte de soldados norte-americanos em razão de quinina adulterada durante a Guerra do México, exige que a alfândega dos Estados Unidos conduza inspeções para impedir a entrada de medicamentos adulterados de outros países
1862	Charles M. Wetherill indicado para o Departamento da Agricultura • Início do Departamento de Química, o precursor do FDA
1902	Ato de Controle Biológico • Regula os produtores para garantir a pureza e a segurança de soros, vacinas e outros produtos biológicos utilizados para prevenir ou tratar doenças em seres humanos
1906	Ato de Alimentos e Medicamentos Puros • Proíbe o comércio interestadual de alimentos, bebidas e medicamentos com marcas trocadas e adulteradas; torna obrigatório o uso de rótulos com informações verídicas
1912	Emenda de Sherley • Proíbe o rótulo em medicamentos com afirmações terapêuticas falsas, cuja intenção é enganar o comprador; o ônus da prova fica a cargo do governo federal

(Continua)

Quadro 1.1 Linha do tempo de eventos importantes[6] (*Continuação*)

Data	Evento
1937	Tragédia com o elixir de sulfanilamida • Solução de sulfanilamida em dietilenoglicol mata mais de 100 pessoas, dramatizando a necessidade de estabelecer a segurança do medicamento antes de sua comercialização; ímpeto de aprovar a Lei de Alimentos e Medicamentos, ainda pendente
1938	Ato Federal para Alimentos, Medicamentos e Cosméticos • Exige, pela primeira vez, que a segurança de novos medicamentos seja demonstrada antes de sua comercialização; os medicamentos devem trazer no rótulo instruções para o uso seguro; é proibido incluir falsas afirmações de eficiência
1951	Emenda de Durham-Humphrey • Define o tipo de medicamento que requer supervisão médica e só pode ser vendido com prescrição médica
1962	Talidomida causa defeitos de nascença • Medicamento comercializado como um remédio seguro para ajudar a dormir e como tratamento para o enjoo matinal causa defeitos de nascença em milhares de bebês nascidos na Europa ocidental; Dra. Frances Oldham Kelsey impede a comercialização do medicamento nos Estados Unidos Emenda para Medicamentos de Kefauver-Harris • Exige prova da eficiência do medicamento antes de sua comercialização, e são adotados requerimentos mais rigorosos para segurança dos medicamentos; exige mais proteção para os indivíduos estudados na pesquisa clínica, incluindo o consentimento informado Lei dos Direitos do Consumidor • O Presidente John F. Kennedy decreta que os consumidores têm o direito à segurança, o direito a ser informados, o direito de escolher e o direito de ser ouvidos
1970	O FDA exige bula para o paciente • Contraceptivos orais devem conter informações para o paciente sobre riscos e benefícios específicos
1997	Ato de Modernização do FDA (FDAMA, do inglês Food and Drug Administration Modernization Act) • Concede mais seis meses de exclusividade de comercialização para empresas farmacêuticas que realizem ensaios clínicos com medicamentos pediátricos em resposta a uma solicitação por escrito do FDA; acrescenta medidas para acelerar a revisão de equipamentos, regular a propagação de usos não aprovados para medicamentos e equipamentos aprovados, além de regular afirmações de benefícios de alimentos à saúde
2002	Ato de Melhores Medicamentos para Crianças • Continua com a provisão dos seis meses de exclusividade do FDAMA e estabelece um método financiado com verba pública para estudar medicamentos sem patente; renovado em 2007
2003	Ato da Equidade na Pesquisa Pediátrica • Dá ao FDA clara autoridade para exigir que os fabricantes conduzam pesquisas clínicas para a aplicação pediátrica de novos medicamentos e produtos biológicos

ANTITOXINA DIFTÉRICA, ANTITOXINA TETÂNICA E O ATO DE CONTROLE BIOLÓGICO DE 1902

O final do século XIX marcou o florescimento da pesquisa biológica internacional, levando ao desenvolvimento de novas ferramentas para o tratamento e a prevenção de doenças.[7] Na Alemanha, Robert Koch descobriu e isolou os patógenos que causam o antraz, o cólera, a tuberculose e a raiva; Louis Pasteur desenvolveu a vacina para proteger as aves do cólera na França; e os norte-americanos Theobald Smith e Edmund Salmon criaram vacinas inativadas pelo calor para prevenir o cólera em porcos.

Logo ferramentas imunológicas foram desenvolvidas para uso em humanos. Emil von Behring e Shibasaburo Kitasato, ambos trabalhando no laboratório de Koch, descobriram como produzir e isolar as antitoxinas diftérica e tetânica, usando modelos animais. As antitoxinas conseguiram curar e prevenir a recorrência dessas doenças fatais. A antitoxina diftérica foi testada em pacientes humanos em 1891, e a empresa farmacêutica Hoechst deu início à produção industrial da droga logo em seguida. O tratamento com antitoxina sérica reduziu drasticamente a mortalidade atribuída à difteria na Europa, e os norte-americanos tomaram conhecimento do fato.

Nos Estados Unidos, a antitoxina diftérica foi produzida pela primeira vez no setor público do Laboratório Higiênico em Washington DC e no Laboratório Bacteriológico do Departamento de Saúde de Nova York. Em ambas as instâncias, cavalos foram imunizados para produzir grandes quantidades de soro. O setor privado rapidamente desenvolveu o conhecimento necessário para a produção em massa do soro e da vacina e para administrá-los com seringas estéreis. Apesar de alguma discussão sobre a necessidade de regulamentar e controlar a qualidade desses produtos biológicos, o setor privado operava sem supervisão.

Houve uma tragédia em 1901. Uma menina de cinco anos de St. Louis, no estado norte-americano do Missouri, morreu de tétano após ter recebido a antitoxina diftérica. Após a sua morte, as autoridades municipais rastrearam o soro até o cavalo no qual havia sido produzido. Para sua surpresa e preocupação, eles descobriram que o cavalo havia sido sacrificado após ter contraído tétano. Em vez de descartar o soro isolado desse animal, a empresa continuou a distribuí-lo à população. Mais 12 crianças morreram de tétano em St. Louis. Logo depois, outras nove morreram em Nova Jersey devido a uma vacina contra varíola que estava contaminada.

Essas tragédias instigaram o Congresso norte-americano a aprovar o Ato de Controle Biológico em 1902, pelo qual os fabricantes eram obrigados a ser licenciados anualmente para produzir e vender vacinas, soros e antioxidantes. As instalações das empresas eram sujeitas à inspeção e poderiam ser fechadas se não estivessem em conformidade com as normas. Produtos biológicos deveriam ter rótulos claros, contendo nome do produto e data de validade, além de um cientista qualificado supervisionando a produção. O Ato de Serviços de Saúde Pública, de 1944, estendeu os requerimentos de licença para produtos biológicos, além dos fabricantes.

ATO DE ALIMENTOS E MEDICAMENTOS PUROS DE 1906

A adulteração e fraude de alimentos e medicamentos era comum no fim do século XIX.[8,9] Quando Harvey Washington Wiley se tornou o químico chefe da Divisão de Química, em 1883, ele liderou a avaliação sistemática dos conservantes químicos e dos pigmentos utilizados em alimentos. Um estudo em 10 partes, intitulado *Foods and Foods Adulterants* (Alimentos e Adulterantes de Alimentos), publicado de 1887 a 1902, esboçou as preocupações com o impacto dos conservantes químicos na saúde. Nesses estudos, os conservantes foram dados a voluntários saudáveis em quantidades cada vez maiores enquanto as respostas eram observadas. O impacto negativo gerado por esses estudos, somado a revelações acerca das condições de mercado feitas por jornalistas como Samuel Hopkins Adams e escritores como Upton Sinclair (*A Selva*), foram combustível para a aprovação do Ato de Alimentos e Medicamentos Puros de 1906.

O Ato de Alimentos e Medicamentos Puros, assinado e transformado em lei pelo Presidente Theodore Roosevelt, proibia o comércio interestadual de alimentos, medicamentos e bebidas fraudados ou adulterados, sob punição de confisco dos produtos ou ação penal contra as partes responsáveis. Os fabricantes foram obrigados a rotular corretamente o conteúdo e a dosagem dos medicamentos que variavam segundo formulários definidos na *US Pharmacopeia* e no *National Formulary*. O ato proibia a adulteração e/ou a diluição de alimentos com qualquer substância que pudesse representar um perigo à saúde, e o Departamento de Química foi encarregado de administrar essas normas.

O primeiro grande teste para a legislação veio em 1910, quando o governo recolheu um produto ineficaz chamado Johnson's Mild Combination Treatment for Cancer (Combinação Branda de Johnson para Tratar o Câncer).[10] O Tribunal Superior julgou no caso *U.S. v. Johnson* que as afirmações falsas de eficiência não faziam parte do escopo do Ato de Alimentos e Medicamentos. Esta brecha foi fechada em 1912 com a Emenda de Sherley, que proibia o uso de rótulos com falsas afirmações terapêuticas para enganar o comprador. No entanto, a responsabilidade de fiscalizar a intenção de uma empresa de enganar o consumidor ainda era do governo, uma tarefa que se provou difícil. Em tempo: o ato não exigia que os medicamentos fossem aprovados antes da comercialização, somente que as informações nos rótulos fossem verdadeiras.

O Departamento de Química se tornou a Administração Federal de Alimentos, Medicamentos e Inseticidas em julho de 1927 e posteriormente o FDA em 1931.

ELIXIR DE SULFANILAMIDA (1937-1938)

A sulfanilamida, durante algum tempo, foi um antibiótico que tratava com sucesso e segurança infecções estreptocócicas.[11] Infelizmente, as pílulas e formulações em pó não eram palatáveis, especialmente para crianças. Em 1937, a S.E. Massengill Company, em Bristol, no estado norte-americano do Tennessee, desenvolveu uma formulação líquida com sabor de framboesa que foi distribuída por todo o país. O produto final, o Elixir de Sulfanilamida, causou mortes dolorosas em 107 pessoas, a maioria crianças. Embora um elixir seja uma solução de base alcoólica, o produto vendido pela Massengill foi dissolvido em dietilenoglicol, um análogo tóxico a um anticongelante. A nova formulação ainda não havia sido testada para toxicidade antes de ser amplamente distribuída, de forma que sua letalidade era desconhecida.

Após tomar conhecimento dessas mortes, os investigadores do FDA foram à sede da empresa e descobriram que os executivos já sabiam sobre os efeitos tóxicos de seu medicamento. A empresa havia contatado mais de mil vendedores, farmacêuticos e médicos solicitando a devolução do produto, porém sem dar a real noção da urgência nem informações sobre a toxicidade da solução. O FDA conseguiu recolher a droga do mercado, não por causa de sua letalidade, mas porque o rótulo trazia a informação errônea de que era um elixir. Se não tivesse sido por esse detalhe técnico, o FDA não teria poder para agir, e muitas outras pessoas poderiam ter morrido.

Mais uma vez, a tragédia acelerou a legislação. Até esse momento, não existiam requerimentos para demonstrar a segurança de um produto antes de ser levado ao mercado. A legislação que atualizou o falho Ato de Alimentos e Medicamentos Puros de 1906, que ficou parada no Congresso por cinco anos, foi aprovada em 1938. Transformada em lei pelo Presidente Franklin D. Roosevelt, o Ato Federal para Alimentos, Medicamentos e Cosméticos notavelmente exigia que os fabricantes submetessem evidências, comprovando a segurança dos medicamentos ao FDA antes da sua comercialização.[12] Esse fato marcou o nascimento do registro de medicamento novo (NDA, do inglês *new drug application*). Seguindo a solicitação de NDA, o FDA tinha dois meses para aprovar, rejeitar ou requisitar informações adicionais antes que a aprovação fosse automaticamente concedida. O ato proibia, de forma irrefutável, falsas afirmações terapêuticas, exigia que os medicamentos trouxessem rótulos com instruções para o uso seguro e estendia a proteção ao consumidor para cosméticos e equipamentos médicos. A Emenda de Durham-Humphrey, de 1951, exigiu que medicamentos específicos fossem classificados como venda com receita médica.[13]

TALIDOMIDA: MITIGAÇÃO DE UMA TRAGÉDIA EUROPEIA

Apesar da disseminação do Código de Nuremberg delineando as práticas éticas para pesquisas humanas, nas décadas de 1950 e 1960 os fabricantes ainda enviavam medicamentos não aprovados por médicos para testes informais em pacientes sem seu consentimento.[14] (Não havia exigência de que o FDA fosse informado quando um novo medicamento estava sendo testado em humanos.) Essa prática permitiu que mais de 20 mil norte-americanos, incluindo mais de três mil mulheres em idade fértil e cerca de 200 gestantes, fossem expostos a uma droga chamada talidomida, mesmo sem aprovação para comercialização.[15]

A talidomida era fabricada na Alemanha e comercializada como um remédio para ajudar a dormir e um antiemético para enjoos matinais. O medicamento era vendido sem receita médica na Alemanha em 1957 e por toda a Europa já em 1960, com a afirmação de ser completamente seguro.

Então, para introduzir a talidomida no mercado norte-americano, seu fabricante (Chemie Grünenthal) submeteu estudos sobre a segurança do medicamento ao FDA. Uma médica do FDA, Frances Oldham Kelsey, não ficou satisfeita com os dados farmacocinéticos ou de segurança submetidos. Somente poucos estudos de baixa qualidade haviam sido conduzidos nos Estados Unidos, e não havia dados adequados sobre os efeitos do medicamento a longo prazo. Relatos de caso publicados no *British Medical Journal* sugerindo o desenvolvimento de neuropatias periféricas após tratamento crônico com talidomida fizeram a Dra. Kelsey pensar. Ela ficou especialmente preocupada com a falta de informação sobre se a talidomida conseguiria atravessar a placenta e afetar o feto em desenvolvimento. A aprovação para a comercialização do medicamento no Estados Unidos foi adiada em decorrência de sua apreensão.

As suspeitas da Dra. Kelsey se provaram corretas: mais de dez mil bebês na Europa e na África nasceram com graves defeitos, sendo o mais comum a focomelia – membros encurtados ou faltando. Apesar de mais de mil médicos estarem usando a talidomida em "ensaios clínicos" informais, graças à persistência da Dra. Kelsey, foi possível evitar essa tragédia nos Estados Unidos. O desastre com a talidomida foi evitado por um triz no país, e isso levou a uma substancial reforma no desenvolvimento de medicamentos.

A Emenda de Kefauver-Harris de 1962 trouxe uma vasta reforma do FDA. Exigiu, pela primeira vez que os fabricantes apresentassem prova de eficácia por meio de ensaios clínicos adequados e bem controlados antes de comercializar um medicamento. Padrões mais rígidos de segurança seriam obrigatórios, e o fabricantes teriam agora que relatar os efeitos adversos ao FDA. O ato também definiu os padrões éticos para a realização de ensaios clínicos como, por exemplo, a obrigatoriedade de consentimento informado para os participantes. Por fim, o FDA agora teria que aprovar especificamente a aplicação comercial para cada medicamento, e os fabricantes eram obrigados a revelar aos médicos os riscos e benefícios dos produtos receitados.

CRIANÇAS: A DEMOGRAFIA NEGLIGENCIADA DE 1997

Desde a aprovação da Emenda de Kefauver-Harris, o FDA tem poderes para garantir a segurança e o uso eficiente de medicamentos nos Estados Unidos. Medicamentos novos devem ser estudados em ensaios clínicos adequados e bem controlados, que formarão a base para rótulos e bulas, detalhando a segurança, a eficácia e o modo de usar.

A ironia da legislação para desenvolvimento de medicamentos é que, embora as reformas tenham sido instigadas, em grande parte, por tragédias envolvendo crianças, os esforços resultantes dessas reformas não foram capazes de salvá-las. Apesar de serem as principais vítimas das tragédias que catalisaram o desenvolvimento dos regulamentos, as crianças foram excluídas dos ensaios clínicos que permitiram a comercialização dos medicamentos.

Na década de 1990, menos de 15% dos rótulos de medicamentos continham informações sobre dosagens, segurança ou eficácia para crianças. Como resultado, os pediatras foram forçados a utilizar esses medicamentos "sem rótulo" e a tratar cada criança com um tamanho de amostra (n) de 1. Recém-nascidos e lactentes eram frequentemente negligenciados em ensaios clínicos porque o estudo de medicamentos com essa população é um desafio, tanto em termos técnicos quanto éticos. Entretanto, a extrapolação da segurança de um medicamento e das informações sobre dosagem de adultos ou crianças mais velhas para pacientes muito jovens não é aconselhável, por causa da fisiologia variável e em desenvolvimento das crianças. Os lactentes têm sido vítimas de eventos adversos não antecipados, incluindo o desenvolvimento de *kernicterus* em bebês prematuros tratados com sulfisoxazol profilático e "síndrome do bebê acinzentado" resultando do uso de cloranfenicol profilático na década de 1950.[16]

O Ato de Modernização do FDA (FDAMA) de 1997 ofereceu um incentivo financeiro a empresas farmacêuticas para estudar o uso de medicamentos patenteados em crianças. Também concedeu mais seis meses de exclusividade de comercialização para empresas farmacêuticas que realizaram estudos com crianças em resposta a uma solicitação por escrito do FDA. A disposição para exclusividade foi estendida sob o Ato de Melhores Medicamentos para Crianças (BPCA, do inglês Best Pharmaceuticals for Children Act) e subsequentemente renovada em 2007. O BPCA estabeleceu também um mecanismo com financiamento público para estudar medicamentos não patenteados em crianças. O Ato da Equidade na Pesquisa Pediátrica (PREA, do inglês Pediatric Research Equity Act) de 2003 deu ao FDA a autoridade para solicitar que empresas farmacêuticas conduzissem pesquisas clínicas para as aplicações pediátricas de novos medicamentos que pudessem ser razoavelmente utilizados nessa população.

O FDAMA vem estimulando com sucesso a pesquisa de medicamentos pediátricos. Desde seu decreto, em 1997, mais de 350 pedidos por escrito foram feitos para aproximadamente 900 estudos,[17] e houve 427 alterações em rótulos desde março de 2012, a maioria atribuível ao BPCA ou ao PREA.[18] Aprendemos que a simples extrapolação de dados farmacocinéticos de adultos para crianças não é adequada, frequentemente levando a ensaios clínicos ineficientes em crianças, não porque os medicamentos são ineficazes, mas porque as crianças não receberam a dosagem ou a formulação adequada.[19,20]

O aumento no número de ensaios clínicos pediátricos não resultou em um aumento proporcional no número de publicações.[21,22] Os resultados de apenas metade dos estudos conduzidos para terem exclusividade adicional de comercialização foram publicados em periódicos revisados por pares; aqueles com alterações positivas no rótulo têm mais probabilidade de ser publicados.[21] De especial atenção é o pequeno número de ensaios clínicos de segurança que foram publicados e a apresentação de dados de segurança para que pareçam mais favoráveis do que os submetidos ao FDA.[22] Sem a publicação disseminada dos resultados de ensaios, a revisão pelo FDA dos dados produzidos pelo fabricante em ensaios clínicos de segurança, eficácia e farmacocinéticos é o aspecto mais forte para proteção do consumidor e para orientar os médicos.

CONCLUSÃO

De seu humilde começo como Departamento de Agricultura e o Ato de Alimentos e Medicamentos Puros de 1906, o FDA contemporâneo evoluiu para um importante organismo de regulamentação, cuja jurisdição engloba a maioria dos produtos humanos, alimentos de origem animal, medicamentos, produtos biológicos, equipamentos médicos e cosméticos.[8] Hoje, o FDA tem um orçamento no valor de um trilhão de dólares, utilizado para regular e garantir a segurança e a eficácia de novos produtos e medicamentos e para supervisionar a produção anual de produtos.

REFERÊNCIAS

1. US Food and Drug Administration. Milestones in U.S. Food and Drug Law History. http://www.fda.gov/AboutFDA/WhatWeDo/History/Milestones/default.htm. Accessed June 27, 2012.
2. Watson W. *An Account of a Series of Experiments, Instituted with a View of Ascertaining the Most Successful Method of Inoculating the Small-Pox*. London: J. Nourse; 1768.
3. Boylston AW. Clinical investigation of smallpox in 1767. *N Engl J Med*. 2002;346(17):1326-1328.
4. Lind J. *A Treatise of the Scurvy*. Edinburgh: Sands, Murray & Cochran; 1753.
5. Tröhler U. Lind and scurvy: 1747 to 1795. *J R Soc Med*. 2005;98(11):519-522.
6. US Food and Drug Administration. Milestones in U.S. Food and Drug Law History–Significant Dates in U.S. Food and Drug Law History. 2010. http://www.fda.gov/AboutFDA/WhatWeDo/History/Milestones/ucm128305.htm. Accessed April 4, 2012.
7. White Junod S. Selections from FDLI Update Series on FDA History–Biologics Centennial: 100 Years of Biologics Regulation. 2002. http://www.fda.gov/aboutfda/whatwedo/history/productregulation/selectionsfromfdliupdateseriesonfdahistory/ucm091754.htm. Accessed April 4, 2012.
8. Swann JP. FDA's Origin & Functions–FDA's Origin. 2009. http://www.fda.gov/AboutFDA/WhatWeDo/History/Origin/ucm124403.htm. Accessed April 4, 2012.
9. US Food and Drug Administration. FDA's Origin & Functions–FDA History–Part I. 2009. http://www.fda.gov/AboutFDA/WhatWeDo/History/Origin/ucm054819.htm. Accessed April 4, 2012.
10. Meadows M. Promoting Safe and Effective Drugs for 100 Years. http://www.fda.gov/AboutFDA/WhatWeDo/History/ProductRegulation/PromotingSafeandEffectiveDrugsfor100Years/default.htm. Accessed April 4, 2012.
11. Ballentine C. Sulfanilamide Disaster. 1981. http://www.fda.gov/AboutFDA/WhatWeDo/History/ProductRegulation/SulfanilamideDisaster/default.htm. Accessed April 4, 2012.
12. US Food and Drug Administration. Summary of NDA Approvals & Receipts, 1938 to the Present. 2011. http://www.fda.gov/AboutFDA/WhatWeDo/History/ProductRegulation/SummaryofNDAApprovalsReceipts1938tothepresent/default.htm. Accessed April 4, 2012.
13. US Food and Drug Administration. FDA's Origin & Functions–FDA History–Part III. 2009. http://www.fda.gov/AboutFDA/WhatWeDo/History/Origin/ucm055118.htm. Accessed April 4, 2012.
14. Liu MB, Davis K. *A Clinical Trials Manual from the Duke Clinical Research Institute: Lessons from a Horse Named Jim*. 2nd ed. Hoboken, NJ: Wiley-Blackwell; 2010.
15. Fintel B, Samaras AT, Carias E. The Thalidomide Tragedy: Lessons for Drug Safety and Regulation & pipe; Science in Society. 2009. http://scienceinsociety.northwestern.edu/content/articles/2009/research-digest/thalidomide/title-tba. Accessed April 4, 2012.
16. Robertson AF. Reflections on errors in neonatology: II. The "Heroic" years, 1950 to 1970. *J Perinatol*. 2003; 23(2):154-161.
17. US Food and Drug Administration C for DE and R. Development Resources–Breakdown of Requested Studies Report. 2009. http://www.fda.gov/Drugs/DevelopmentApprovalProcess/DevelopmentResources/ucm050001.htm. Accessed April 4, 2012.

18. US Food and Drug Administration. New Pediatric Labeling Information Database. http://www.accessdata.fda.gov/scripts/sda/sdNavigation.cfm?sd=labelingdatabase. Accessed April 4, 2012.
19. Dunne J, et al. Extrapolation of adult data and other data in pediatric drug-development programs. *Pediatrics*. 2011; 128(5):e1242-e1249.
20. Benjamin DK Jr, et al. Pediatric antihypertensive trial failures: analysis of end points and dose range. *Hypertension*. 2008;51(4):834-840.
21. Benjamin DK Jr, et al. Peer-reviewed publication of clinical trials completed for pediatric exclusivity. *JAMA*. 2006;296(10):1266-1273.
22. Benjamin DK Jr, et al. Safety and transparency of pediatric drug trials. *Arch Pediatr Adolesc Med*. 2009;163(12): 1080-1086.

Tecnologia da informação, acesso, ClinicalTrials.gov

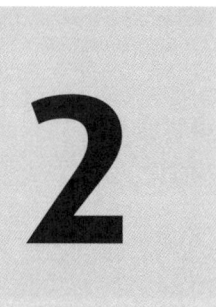

Anjan K. Chakrabarti e C. Michael Gibson

TECNOLOGIA DA INFORMAÇÃO E PESQUISA CLÍNICA

No fim do século XX e início do século XXI, a preocupação com os rumos da pesquisa clínica aumentou entre cientistas, clínicos e criadores de políticas públicas. Ao longo das cinco décadas anteriores, a comunidade científica havia se beneficiado de um significativo progresso no campo da pesquisa científica básica, com apoio vindo do investimento público a longo prazo. A preocupação com a pesquisa clínica deriva da ideia de que as descobertas científicas das gerações passadas não haviam sido propriamente traduzidas. Isso foi tratado por meio de numerosas iniciativas, incluindo a Mesa Redonda de Pesquisa Clínica no Instituto de Medicina, em junho de 2000. Essa iniciativa identificou quatro grandes desafios ao progresso da pesquisa clínica: (1) aumento da participação pública na pesquisa clínica, (2) financiamento, (3) força de trabalho com o treinamento adequado e (4) desenvolvimento de sistemas de informação.[1] O último desafio mencionado – e o foco deste capítulo – destaca a ideia de que o uso de tecnologia da informação (TI) e de padrões não só melhora os cuidados de saúde, a precisão e a segurança dos pacientes,[2] como também faz avançar a pesquisa clínica.

A tecnologia da informação já está integrada em cada fase da pesquisa clínica. Os médicos pesquisadores utilizam a TI para auxiliar no delineamento de hipóteses e protocolos, identificando e recrutando voluntários para a pesquisa, implementando instrumentos de coleta de dados, treinando a equipe de pesquisa, garantindo a conformidade com os regulamentos e gerando relatórios oportunos.[1,3] Aplicações de TI foram customizadas tanto para os sistemas de pesquisa quanto para os clínicos, e ambos influenciaram o universo da pesquisa clínica com considerável sobreposição (Fig. 2.1).[4]

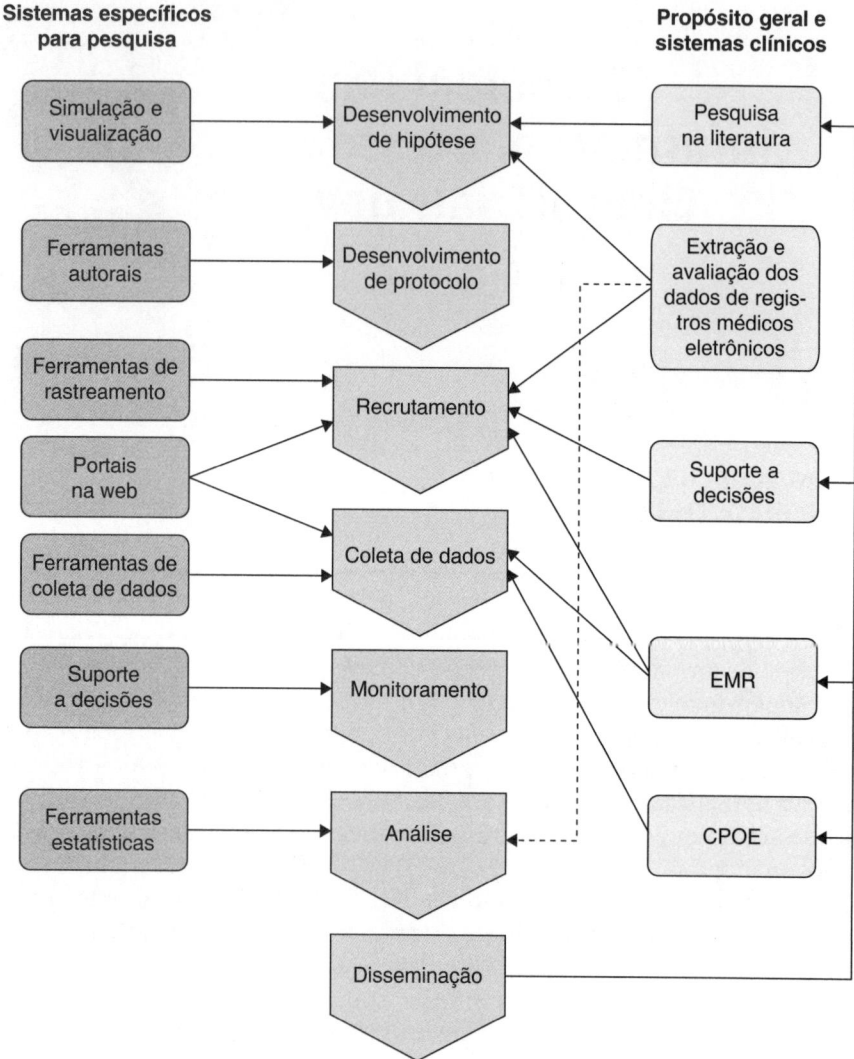

▲ **Figura 2.1** Sistemas de tecnologia da informação que suportam a pesquisa translacional. CPOE: entrada de pedido computadorizado médico; EMR: registros médicos eletrônicos. Reproduzida com permissão de Payne PRO, Johnson SB, Starren JB, Tilson HH, Dowdy D. Breaking the translational barriers: The value of integrating biomedical informatics and translational research. *J Investig Med*. 2005;53(4):192-200.

Os sistemas para TI clínica causaram um enorme impacto sobre a pesquisa clínica e o delineamento de estudos.[5] Mais especificamente, o desenvolvimento

Quadro 2.1 Sistemas de tecnologia da informação específicos para pesquisa e sua utilidade na pesquisa clínica

Sistemas de TI	Aplicação na pesquisa clínica
Ferramentas de simulação e visualização	Aperfeiçoar o processo de pesquisa pré-clínico (p. ex., modelos de doença) e auxiliar na análise de conjuntos de dados complexos
Ferramentas de autoria de protocolos	Permitir que os autores colaboradores trabalhem com protocolos complexos, independentemente da localização geográfica
Portais na web específicos para pesquisa	Permitir que os pesquisadores tenham um único ponto de acesso para informações e colaboração para pesquisas
Ferramentas de coleta/captura de dados eletrônicos	Organizar dados específicos para pesquisa de forma estruturada, reduzir redundâncias e erros decorrentes da coleta de dados em papel

de hipóteses e a preparação de estudos foram aprimorados pela habilidade de realizar pesquisas na literatura utilizando ferramentas como o PubMed.[6] A identificação de coortes e o recrutamento para estudos foram aprimorados por meio de ferramentas de extração e avaliação dos dados (*data mining*), e os sistemas de suporte a decisões incluindo sistemas de alerta para ensaios clínicos ajudaram a identificar candidatos a estudos.[7,8] Os registros médicos eletrônicos aperfeiçoaram a coleta de dados de participantes de pesquisa, reduziram a entrada de dados redundantes e ajudaram a identificar os pacientes qualificados para as pesquisas clínicas. Além disso, a entrada de pedidos computadorizados médicos permitiu o rastreamento preciso dos tratamentos prescritos e entregues aos pacientes do estudo.[9,10]

Além dos sistemas clínicos de TI, foram desenvolvidos diversos sistemas de TI específicos para pesquisa, levando ao aumento na qualidade dos dados e da pesquisa. Cada vez mais, eles estão sendo implementados em estudos de pesquisa clínica.[6,11] O Quadro 2.1 resume alguns dos sistemas de TI específicos para pesquisa e sua utilidade na pesquisa clínica.[12-16]

Os sistemas de TI e sua aplicação na pesquisa clínica continuaram evoluindo. Embi e colaboradores propuseram, em 2009, que um novo domínio havia emergido na informática médica, referindo-se a ele como informática voltada para a pesquisa clínica.[17] Eles definiram esse domínio como:

> ...o subdomínio da informática biomédica que se preocupa com o desenvolvimento, a aplicação e a avaliação de teorias, métodos e sistemas para otimizar o delineamento e a conduta de pesquisas clínicas, além da análise, interpretação e divulgação das informações geradas.

Naturalmente, com a evolução da informática voltada para a pesquisa clínica e o desenvolvimento de grandes e integrados conjuntos de dados, ficou mais fácil levar adiante a ideia de criar registros de ensaios clínicos, em que dados sobre ensaios clínicos com humanos pudessem ser disponibilizados para todos. Anteriormente, a ideia de registros de ensaios clínicos foi recebida com muitas barreiras e desafios, incluindo os extensivos recursos necessários para criar e manter esses registros, a necessidade de chegar a um acordo quanto aos elementos de dados-padrão, a habilidade de gerenciar dados de múltiplas fontes, a habilidade de atualizar regularmente e manter dados precisos e completos, além de preocupações técnicas/de propriedade.[18] Esses desafios foram abordados pela ideia de uma informática voltada para a pesquisa clínica, o que levou ao próximo grande debate: registrar ou não registrar?

ACESSO ÀS PESQUISAS CLÍNICAS E CLINICALTRIALS.ORG

O surgimento da TI levou à rápida progressão da pesquisa clínica e à geração de quantidades massivas de dados a partir de participantes de pesquisas humanas. Enquanto isso estava acontecendo, uma preocupação surgia entre as comunidades médica e científica, de que embora os ensaios clínicos agora tivessem o potencial para aprimorar a prática clínica, significativas barreiras ao acesso ainda persistiam, criando uma lacuna entre pesquisa e prática. Isso foi sugerido de forma eloquente por Haynes e colaboradores, em 1998, que apontaram o volume e a complexidade da pesquisa sendo feita e o acesso ruim a ela como uma barreira significativa à prática da medicina baseada em evidências.[19] A ideia de registrar ensaios clínicos estava se fortalecendo e tinha o apoio de pesquisadores como Smith e colaboradores, que em 1997 solicitaram, de fato, uma "anistia" para os ensaios clínicos não publicados. Não é de surpreender que eles tenham recebido uma resposta desapontadora.[20]

Registros individuais de poucos dados já existiam antes de 1998. Uma pesquisa conduzida por Easterbrook e colaboradores, em 1989, revelou 24 registros, incluindo o registro interno de ensaios clínicos de trombose e hemostasia e o Registro do Ensaio Clínico Perinatal de Oxford (Oxford Perinatal Trial Registry).[21] Havia também sistemas suportados pelo governo, incluindo o Serviço de Informação para Ensaios Clínicos sobre Aids (ACTIS, do inglês Aids Clinical Trials Information Service) e o CancerNet.[18] Ao longo dos próximos 10 anos, mais registros fragmentados seriam criados, mas continuariam a ser limitados por variância em detalhes registrados e não adesão a um padrão de acurácia e abrangência.

Diversos grupos de defesa de pacientes começaram a argumentar que os ensaios clínicos e seus resultados deveriam ser disponibilizados ao público. Esse movimento levou à aprovação, em 1997, do Ato de Modernização do Food and

Drug Administration (FDAMA, do inglês FDA Modernization Act), no qual a Seção 113 requeria a criação de um banco de dados de informação sobre ensaios clínicos. Mais especificamente, ele solicitava:

> Um registro dos ensaios clínicos (seja com financiamento privado ou federal) para tratamentos experimentais de doenças ou condições graves ou potencialmente fatais... oferecendo uma descrição do propósito de cada medicamento experimental, seja com o consentimento do patrocinador do protocolo, ou no início de um ensaio clínico para testar eficiência. A informação oferecida deve consistir de critérios de elegibilidade para participação nos ensaios clínicos, uma descrição da localização dos ensaios e um ponto de contato para os que querem participar dele, e tudo será feito de uma forma facilmente compreensível para o público.[22]

Dessa forma, nasceu o ClinicalTrials.gov, que foi estabelecido em 2000 pela Biblioteca Nacional de Medicina, em nome dos Institutos Nacionais de Saúde (NIH, do inglês National Institutes of Health).[23] Inicialmente, os patrocinadores deveriam registrar somente ensaios clínicos que estivessem avaliando medicamentos para tratamento de doenças graves ou potencialmente fatais. Mesmo com esse escopo limitado, houve baixa adesão.[24] Foi somente em 2004 que dois eventos precipitaram o aumento na adesão a relatos e registros.

O primeiro ocorreu em junho, quando o Estado de Nova York processou a empresa farmacêutica GlaxoSmithKline por não publicar os resultados negativos de um ensaio clínico com paroxetina para pacientes pediátricos. O segundo – e talvez o mais significativo até o momento – foi a política criada pelo Comitê Internacional de Editores de Periódicos Médicos.[25] Eles anunciaram que a partir de 2005 (implementado em 13 de setembro de 2005), os relatórios de ensaios clínicos seriam aceitos para publicação somente se o ensaio tivesse sido devidamente registrado. Os resultados dessa decisão foram espantosos: um estudo observacional por Zarin e colaboradores mostrou que os registros aumentaram em 73% entre maio e outubro de 2005, passando de 13.153 para 22.714 (Fig. 2.2).[26] Esse aumento nos registros estava associado com um aumento de 195% no número de provedores de dados do mundo todo.[26]

Mesmo com o grande aumento nos ensaios clínicos registrados após a decisão de 2005, ainda houve um enorme grau de viés de publicação, ou a publicação seletiva de estudos de pesquisa, bem como viés de publicação de desfecho, incluindo relatos seletivos de desfechos em uma mesma publicação. Isso proporcionou a aprovação do Ato de Emenda do FDA de 2007 (FDAAA), que aumentou o escopo do registro de ensaios clínicos e acrescentou novos requisitos para relatar resultados para o ClinicalTrials.gov.

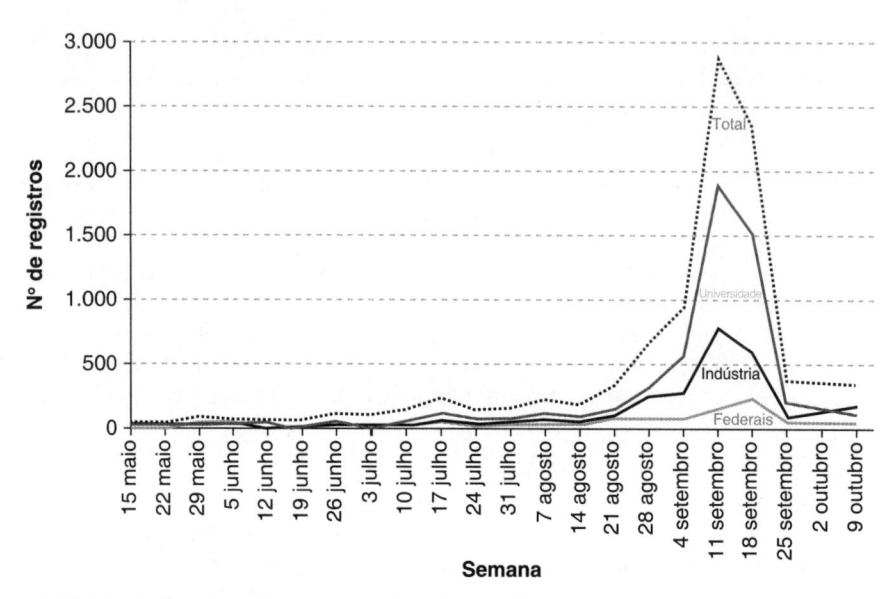

▲ **FIGURA 2.2** Novos ensaios clínicos registrados no ClinicalTrials.gov entre maio e outubro de 2005. Reproduzida com permissão de Zarin DA, Tse T, Ide NC. Trial Registration at ClinicalTrials.gov between May and October 2005. *N Engl J Med.* 2005, 353(26).2779-2787.

Mais especificamente, essa nova lei exigia patrocinadores para os ensaios clínicos ou pesquisadores principais para relatar resultados resumidos de estudos intervencionais de medicamentos, produtos biológicos e equipamentos em até um ano após a coleta dos dados para o desfecho primário pré-especificado, independentemente do patrocinador ou da fonte do financiamento".[24,27] Isso gerou a criação do Banco de Dados de Resultados do ClinicalTrials.gov em setembro de 2008, permitindo aos provedores de dados relatar resultados resumidos de ensaios clínicos e estudos observacionais em um formato tabular. Essa inovação criou um registro público de resultados de estudos básicos, promovendo assim a responsabilidade ética dos pesquisadores, mitigando os vieses de seleção e publicação mencionados anteriormente e facilitando as revisões sistemáticas.

No momento em que este capítulo está sendo escrito, ClinicalTrials.gov já registrou 129.733 ensaios clínicos em localidades em 174 países.[28] Isso destaca o progresso feito no acesso público às pesquisas clínicas e o profundo impacto que o desenvolvimento da TI trouxe para o avanço da pesquisa clínica. Embora os desafios identificados pela Mesa Redonda de Pesquisa Clínica no Instituto de

Medicina em junho de 2000 ainda possam existir, um progresso significativo foi feito nas duas últimas décadas.

PERSPECTIVAS

O caminho por onde a pesquisa clínica está sendo conduzida continua a mudar e evoluir. Atualmente, o registro e o recrutamento de pacientes ocorrem globalmente, e muitos ensaios clínicos grandes estão sendo patrocinados pela indústria farmacêutica, amplificando uma possível "lacuna de credibilidade".[29] Além disso, as fontes de dados médicos estão se tornando mais heterogêneas, especialmente nos Estados Unidos, onde um registro médico eletrônico central ainda não foi adotado pela maioria dos principais provedores de cuidados primários e hospitais.[30] Além disso, sistemas de TI sofisticados serão necessários para garantir a qualidade dos dados utilizados em pesquisas clínicas, a transparência com que esses dados são coletados e analisados e a eficiência com que eles podem ser coletados. Isso pode, de fato, ser um desafio, uma vez que a adoção de aplicações de TI para a pesquisa clínica tem variado, especialmente entre centros médicos acadêmicos nos Estados Unidos.[31] Talvez a única forma de garantir que a TI e a pesquisa clínica evoluam juntas é com investimentos significativos em informática da saúde e infraestrutura de TI.

PRINCIPAIS PONTOS

- A Mesa Redonda de Pesquisa Clínica no Instituto de Medicina, em junho de 2000, destacou a importância do desenvolvimento de sistemas de TI para o progresso da pesquisa clínica.
- Tanto os sistemas voltados para a TI clínica quanto os voltados para a pesquisa clínica afetam cada fase do estudo de pesquisa clínica moderno.
- O Ato de Modernização do FDA de 1997, Seção 113, requereu a criação de um banco de dados de informações sobre ensaios clínicos.
- Em 2000, a Biblioteca Nacional de Medicina estabeleceu o ClinicalTrials.gov em nome dos NIH.
- O registro de novos ensaios clínicos aumentou significativamente após a exigência do Comitê Internacional de Editores de Periódicos Médicos em setembro 2005 para registro antes da publicação.
- A criação do Banco de Dados de Resultados do ClinicalTrials.gov, em setembro de 2008, ajudou a mitigar os vieses tanto de publicação quanto de seleção.

REFERÊNCIAS

1. Sung NS, et al. Central challenges facing the national clinical research enterprise. *JAMA*. 2003;289(10):1278-1287.
2. McDonald CJ, Schadow G, Suico J, Overhage JM. Data standards in health care. *Ann Emerg Med*. 2001;38(3):303-311.
3. Grimes DA, Schulz KF. An overview of clinical research: the lay of the land. *Lancet*. 2002;359(9300):57-61.
4. Payne PRO, Johnson SB, Starren JB, Tilson HH, Dowdy D. Breaking the translational barriers: the value of integrating biomedical informatics and translational research. *J Investig Med*. 2005;53(4):192-200.
5. Embi PJ, Kaufman SE, Payne PRO. Biomedical informatics and outcomes research: enabling knowledge-driven health care. *Circulation*. 2009;120(23): 2393-2399.
6. Briggs B. Clinical trials getting a hand. *Health Data Manag*. 2002;10(2): 56-60, 62.
7. Marks L, Power E. Using technology to address recruitment issues in the clinical trial process. *Trends Biotechnol*. 2002;20(3):105-109.
8. Embi PJ, et al. Effect of a clinical trial alert system on physician participation in trial recruitment. *Arch Intern Med*. 2005;165(19):2272-2277.
9. Bates DW, Ebell M, Gotlieb E, Zapp J, Mullins HC. A proposal for electronic medical records in U.S. primary care. *J Am Med Inform Assoc*. 2003; 10(1):1-10.
10. Teich JM, et al. Effects of computerized physician order entry on prescribing practices. *Arch Intern Med*. 2000;160(18):2741-2747.
11. Marks RG, Conlon M, Ruberg SJ. Paradigm shifts in clinical trials enabled by information technology. *Stat Med*. 2001;20(17-18):2683-2696.
12. Fazi P, Grifoni P, Luzi D, Ricci FL, Vignetti M. Is workflow technology suitable to represent and manage clinical trials? *Stud Health Technol Inform*. 2000;77:302-306.
13. Holford NH, Kimko HC, Monteleone JP, Peck CC. Simulation of clinical trials. *Annu Rev Pharmacol Toxicol*. 2000; 40:209-234.
14. Rubin DL, Gennari J, Musen MA. Knowledge representation and tool support for critiquing clinical trial protocols. *Proc AMIA Symp*. 2000:724-728.
15. Tai BC, Seldrup J. A review of software for data management, design and analysis of clinical trials. *Ann Acad Med Singapore*. 2000;29(5):576-581.
16. Westgren M, Kublickas M. To use Internet in collaborative studies and registers. *Acta Obstet Gynecol Scand*. 2000;79(5):329-330.
17. Embi PJ, Payne PRO. Clinical research informatics: challenges, opportunities and definition for an emerging domain. *J Am Med Inform Assoc*. 2009; 16(3):316-327.
18. McCray AT. Better access to information about clinical trials. *Ann Intern Med*. 2000;133(8):609-614.
19. Haynes B, Haines A. Barriers and bridges to evidence based clinical practice. *BMJ*. 1998;317(7153):273-276.
20. Roberts I, Hoey J. An amnesty for unpublished trials. *CMAJ*. 1997;157(11): 1548.
21. Easterbrook PJ. Directory of registries of clinical trials. *Stat Med*. 1992; 11(3):363-423.

22. US Food and Drug Administration. FDA Plan for Statutory Compliance. 1998. http://www.fda.gov/RegulatoryInformation/Legislation/FederalFoodDrugandCosmeticActFDCAct/SignificantAmendmentstotheFDCAct/FDAMA/FDAPlanforStatutoryCompliance/default.htm. Accessed April 4, 2012.
23. McCray AT, Ide NC. Design and implementation of a national clinical trials registry. *J Am Med Inform Assoc*. 2000;7(3):313-323.
24. Miller JD. Registering clinical trial results: the next step. *JAMA*. 2010; 303(8):773-774.
25. International Committee of Medical Journal Editors. Uniform Requirements for Manuscripts Submitted to Biomedical Journals. 2010. http://www.icmje.org/urm_full.pdf. Accessed October 31, 2011.
26. Zarin DA, Tse T, Ide NC. Trial Registration at ClinicalTrials.gov between May and October 2005. *N Engl J Med*. 2005;353(26):2779-2787.
27. Tse T, Williams RJ, Zarin DA. Reporting "basic results" in ClinicalTrials.gov. *Chest*. 2009;136(1):295-303.
28. National Institutes of Health. Home-ClinicalTrials.gov. http://clinicaltrials.gov/. Accessed April 4, 2012.
29. Pyke S, et al. The potential for bias in reporting of industry-sponsored clinical trials. *Pharm Stat*. 2011;10(1):74-79.
30. Jha AK, Doolan D, Grandt D, Scott T, Bates DW. The use of health information technology in seven nations. *Int J Med Inform*. 2008;77(12):848-854.
31. Murphy SN, et al. Current state of information technologies for the clinical research enterprise across academic medical centers. *Clin Transl Sci*. 2012; 5(3):281-284.

O papel das organizações acadêmicas de pesquisa na pesquisa clínica

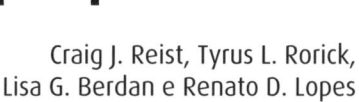

3

Craig J. Reist, Tyrus L. Rorick,
Lisa G. Berdan e Renato D. Lopes

INTRODUÇÃO

O rótulo *organizações acadêmicas de pesquisa* (ARO, do inglês *academic research organization*), amplamente utilizado entre as clínicas e empresas que desenvolvem medicamentos, refere-se principalmente a uma instituição acadêmica e/ou sem fins lucrativos que desempenha uma ou mais funções na realização de ensaios clínicos. Os serviços que uma ARO oferece podem variar desde liderança acadêmica até o serviço completo de gerenciamento de ensaios clínicos, incluindo monitoração da página *online*, gerenciamento dos dados, análise estatística, monitoramento de segurança e classificação de eventos clínicos, além de competência clínica.

O conceito de uma ARO data de muitas décadas atrás, quando os pesquisadores reconheceram a necessidade de realizar ensaios clínicos grandes e globais para responder importantes questões médicas. Cientistas clínicos das principais instituições acadêmicas no mundo todo formaram equipes de pesquisadores que tinham ideias semelhantes, com o objetivo de desenvolver e realizar estudos clínicos globais para aprimorar o cuidado com o paciente. As AROs focam no desenvolvimento e compartilhamento de conhecimento, com o objetivo de aprimorar o cuidado do paciente. Elas alcançam esse objetivo não somente conduzindo ensaios clínicos multinacionais, mas também garantindo que os resultados desses ensaios clínicos sejam publicados e apresentados. O foco desses grupos também é gerenciar os principais registros nacionais de pacientes, cujo objetivo é coletar dados e determinar as melhores práticas, que podem, então, ser incorporadas às diretrizes de práticas clínicas. A educação e o desenvolvimento de pesquisadores clínicos também estão no foco, e muitas das AROs possuem programas de bolsas de estudo, cuja influência se estende pelo mundo inteiro.

OS PRIMEIROS ANOS

O conceito das AROs data do final da década de 1980, quando diversos grupos de pesquisadores médicos se reuniram pela primeira vez para discutir necessidades clínicas, organizando e centralizando os esforços operacionais associados com a realização de grandes ensaios clínicos multicêntricos, denominados *megatrials*. O primeiro desses grupos, localizado na Universidade de Oxford, no Reino Unido, foi criado em 1975 a partir de uma única equipe de pesquisa. O registro do então maior ensaio clínico na história – 6.027 pacientes com suspeita de infarto agudo do miocárdio (IAM) – foi iniciado na metade de 1981, completou o registro nas 245 unidades de cuidados coronários participantes em 1985 e publicou os resultados no ano seguinte.[1] De forma semelhante, o Gruppo Italiano per lo Studio dela Sopravvivenza nell'Infarto Miocardico (GISSI), formado pela colaboração entre o Instituto Mario Negri e a Associazione Nazionale dei Medici Cardiologi Ospedalieri, começou registrando 11.806 pacientes com IAM em 176 unidades de cuidados intensivos italianas em 1984. O grupo publicou os resultados do estudo dois anos depois.[2] Ambos os grupos continuaram a conduzir grandes e importantes ensaios clínicos multicêntricos.

Dois grupos em especial pavimentaram a estrada para o que hoje conhecemos como AROs. O grupo de estudo Trombólise no Infarto do Miocárdio (TIMI), com sede em Boston, no estado norte-americano de Massachusetts, e afiliado ao Brigham and Women's Hospital e à Escola de Medicina de Harvard, foi um dos primeiros grupos a aceitar os desafios associados com a organização e a implementação global de ensaios clínicos.[3] A série de ensaios clínicos do TIMI começou em 1984, patrocinada inicialmente pelo National Heart, Lung, and Blood Institute (NHLBI). No começo, os ensaios estudaram terapias trombolíticas e antitrombóticas em pacientes com IAM e angina instável, mas eles agora cobrem muitos aspectos da doença cardiovascular.

Mais ou menos na mesma época, outros grupos de pesquisadores acadêmicos começaram a organizar seus esforços para tratar de questões clínicas importantes, e líderes inovadores do mundo todo formaram uma aliança para facilitar a realização de ensaios clínicos cardiovasculares cruciais. O Centro Virtual de Coordenação para a Pesquisa Cardiovascular Colaborativa (VIGOUR) é um grupo de trabalho composto por líderes inovadores na medicina clínica cardiovascular que alcançaram o reconhecimento acadêmico e da indústria por conduzir grandes ensaios clínicos multinacionais. A aliança se desenvolveu a partir de um grupo de pesquisadores acadêmicos que participou do ensaio clínico para Utilização Global de Estreptoquinase e TPA (alteplase) para Artérias Coronárias Obstruídas (GUSTO-1), que começou a registrar participantes em 1990.[4] Membros do VIGOUR desde então conduziram muitos ensaios clínicos internacionais grandes, todos seguindo as perspectivas filosóficas com relação ao delineamento e os métodos do ensaio clínico.[5] A organização VIGOUR está comprometida com a melhoria da prática da medicina cardiovascular e dos desfechos em pacientes.[6]

Durante a década de 1990 e no novo milênio, muitas AROs hoje proeminentes começaram a formalizar seus esforços para liderar o desenvolvimento de novas terapias e moldar o futuro da clínica prática no mundo todo. O Quadro 3.1 lista algumas das principais AROs que estão conduzindo ensaios clínicos atualmente,[7] e a Figura 3.1 apresenta sua distribuição global.

Quadro 3.1 Principais organizações acadêmicas de pesquisa

Organização	Localização
Instituto Brasileiro de Pesquisa Clínica (IBPC)	São Paulo, Brasil
Canadian VIGOUR Centre (CVC)	Edmonton, Alberta, Canadá
Pesquisa do Centro de Coordenação Cardiovascular da Cleveland Clinic (C5)	Cleveland, Ohio, EUA
Centro de Prevenção do Colorado (CPC)	Denver, Colorado, EUA
Instituto de Pesquisa Clínica da Duke University (DCRI)	Durham, Carolina do Norte, EUA
Centro de Coordenação da Flinders University	Adelaide, Austrália Meridional, Austrália
Instituto George	Sydney, Nova Gales do Sul, Austrália
Green Lane Coordinating Centre	Auckland, Nova Zelândia
Leuven Coordinating Centre	Leuven, Bélgica
Universidade McMaster	Hamilton, Ontário, Canadá
Medanta	Nova Delhi, Índia
Instituto Cardíaco de Montreal	Montreal, Quebec, Canadá
Conselho Nacional de Pesquisa Médica e de Saúde	Sydney, Nova Gales do Sul, Austrália
Pesquisa Limitada da Nottingham Clinical	Nottingham, Reino Unido
Grupo de Estudo TIMI (TIMI)	Boston, Massachusetts, EUA
Unidade de Serviço de Ensaios Clínicos da Universidade de Oxford	Oxford, Reino Unido
Centro de Pesquisa Clínica de Uppsala (UCR)	Uppsala, Suécia

Fonte: Adaptado, com permissão, de Harrington RA, Califf RM, Hodgson PK, Peterson ED, Roe MT, Mark DB. Careers for clinician investigators. *Circulation*. 2009;119(22):2945-2950.

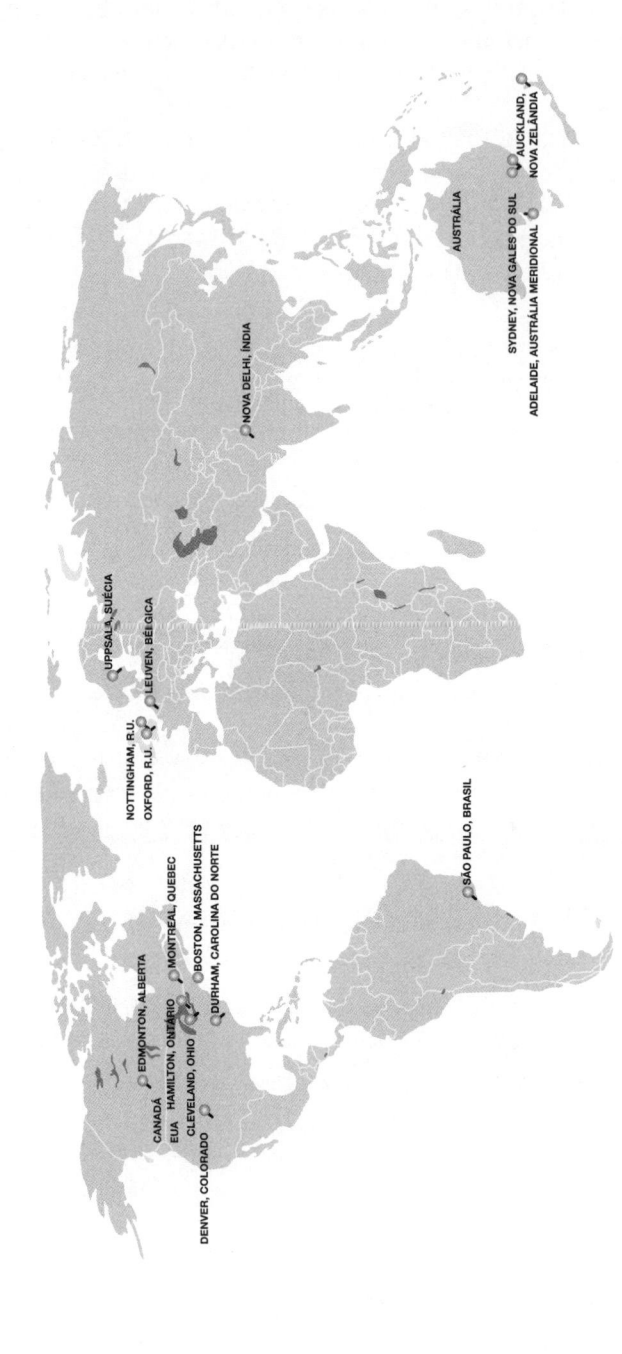

▲ **Figura 3.1** Distribuição global das organizações acadêmicas de pesquisa listadas no Quadro 3.1.

OS VALORES E PRINCÍPIOS DA ARO

Embora cada ARO tenha características únicas, elas têm alguns valores e princípios em comum. No geral, as AROs são organizações sem fins lucrativos dedicadas a pesquisas de qualidade, com base em altos padrões e integridade científica. Os serviços operacionais que esses grupos conduzem estão em conformidade com as diretrizes de Boas Práticas Clínicas e aderem à regulamentação nacional e internacional. Os grupos se esforçam para que as perguntas feitas sejam questões clínicas importantes que levarão a novas terapias e melhoria no cuidado com o paciente, independentemente do desfecho do ensaio clínico. O que é crítico para a missão acadêmica dessas organizações é a disseminação de novos conhecimentos à comunidade clínica e à população de pacientes sob estudo.[8] As margens de lucro são utilizadas para financiar ensaios clínicos que recebem pouco ou nenhum recurso e que muitas vezes tratam de questões clínicas não relacionadas ao desenvolvimento comercial de um medicamento ou equipamento. Os resultados obtidos com os ensaios clínicos das AROs passam por análises rigorosas, e o conhecimento obtido é incorporado às diretrizes da prática clínica e apoia a medicina baseada em evidências no mundo inteiro.

SEMELHANÇAS E DIFERENÇAS ENTRE CROs E AROs

Muitas das pesquisas clínicas conduzidas ao redor do mundo estão sendo gerenciadas por organizações representativas de pesquisa clínica (CROs, do inglês *clinical research organizations*). As CROs costumam oferecer serviços de gerenciamento para ensaios clínicos para empresas do ramo farmacêutico e da biotecnologia. Esses serviços podem incluir pesquisa pré-clínica, pesquisa clínica, gerenciamento de ensaios clínicos e/ou monitoramento, gerenciamento de dados e redação médica. As CROs variam de grandes grupos especializados (milhares de funcionários no mundo inteiro) a pequenos grupos focados em uma área terapêutica específica ou um tipo de serviço. As CROs vendem para seus clientes a ideia de que conseguem acompanhar um novo medicamento ou equipamento desde sua concepção até a regulamentação e aprovação para comercialização de forma mais eficiente que a empresa, utilizando sua própria equipe para esses serviços.

Uma grande diferença entre as CROs e a maioria das AROs é o fato de as CROs serem empresas com fins lucrativos, cujo propósito é fornecer serviços operacionais para seus clientes, em geral empresas farmacêuticas, enquanto o principal foco de uma ARO é baseado em conhecimento, com o aprimoramento do cuidado clínico como objetivo. Essas perspectivas diferentes se refletem na missão e propósito disponíveis nas páginas da internet da maioria das CROs e AROs (ver Quadro 3.2). Outra diferença é uma ênfase maior na colaboração entre AROs, que ocorre menos entre CROs que estão sempre em concorrência.[9]

As AROs não apenas acreditam ser responsáveis pela realização e qualidade de cada ensaio clínico, como também se esforçam para garantir que os produtos de suas pesquisas resultem em aumento de conhecimento e melhoria nos cuidados com o paciente. Isso é feito garantindo os dados clínicos no delineamento e nas operações de ensaios clínicos e certificando-se de que os resultados sejam amplamente divulgados para a comunidade envolvida com o cuidado com a saúde.

O COMPROMISSO DAS AROs COM EDUCAÇÃO E TREINAMENTO

Um objetivo fundamental de qualquer organização acadêmica é educação e treinamento. As AROs se orgulham de ser instituições em que futuros pesquisadores podem aprender métodos que levarão a pesquisas responsáveis.

▶ O Instituto de Pesquisa Clínica da Duke University como um modelo de ARO

O início do Instituto de Pesquisa Clínica da Duke University (DCRI) data de 1969, com a formação do Banco de Dados de Doenças Cardiovasculares da Duke University, um grupo de pesquisas dentro do Centro Médico daquela universidade. O banco de dados resultou de uma ideia do então Diretor de Medicina, Eugene A. Stead Jr., MD, que o via como um "livro-texto de medicina computadorizado", utilizando informações coletadas por um médico hoje para ajudar outros médicos a cuidar de pacientes semelhantes no futuro.

Desde 1969, dados de todos os pacientes submetidos a procedimentos cardíacos invasivos na Duke foram registrados no banco de dados, que desde então já foi expandido para incluir procedimentos diagnósticos não invasivos. Pacientes com um diagnóstico de doença arterial coronariana são acompanhados anualmente ao longo de toda a vida. O acompanhamento de > 130.000 pacientes no banco de dados continua hoje, e mais de 99% está completo. A manutenção contínua do banco de dados por aproximadamente 35 anos trouxe à equipe e aos funcionários do DCRI extensa experiência com um sistema de acompanhamento a longo prazo, incluindo verificação dos registros hospitalares. Esse é o maior e mais antigo banco de dados cardiovasculares no mundo.

Na metade da década de 1980, a equipe de pesquisa começou a coordenar ensaios clínicos multicêntricos. O grupo utilizava seu conhecimento clínico para ajudar a criar protocolos bem delineados e sua especialidade bioestatística para determinar delineamentos de ensaios clínicos adequados e tamanhos de amostra para responder questões indicadas nos protocolos. O ensaio clínico que marca o grupo começou em 1990: GUSTO-1, um estudo de quatro braços sobre terapias trombolíticas que envolveu 41.021 pacientes com IAM em 1.081 hospitais em 15

Quadro 3.2 Missão/propósito de grandes organizações acadêmicas de pesquisa/organizações representativas de pesquisa clínica

Organizações acadêmicas de pesquisa		Organizações representativas de pesquisa clínica	
Organização	Missão/propósito	Organização	Missão/propósito
Centro de Prevenção do Colorado (CPC)	Nós nos dedicamos a melhorar a saúde por meio da pesquisa clínica e integrando evidências aos programas de prevenção na comunidade.	Pharmaceutical Product Development, LLC (PPD)	Nossa missão é ajudar nossos clientes e parceiros a maximizar o retorno de seu investimento em P&D.
Instituto de Pesquisa Clínica da Duke University (DCRI)	Nossa missão é desenvolver e compartilhar conhecimento que melhore o cuidado com os pacientes no mundo todo, por meio da pesquisa clínica inovadora.	Quintles Transnational Corp.	A Quintles ajuda a melhorar o cuidado com a saúde no mundo todo, fornecendo uma ampla gama de serviços profissionais, informações e soluções de parceria para os ramos farmacêutico, de biotecnologia e de cuidado com a saúde.
Green Lane Coordinating Centre	Nossa missão é melhorar a saúde e a qualidade de vida das pessoas no mundo todo por meio da pesquisa clínica inovadora.		
Grupo de Estudo da Trombólise no Infarto do Miocárdio (TIMI)	Desde sua criação, em 1984, o principal objetivo do Grupo de Estudo TIMI tem sido realizar ensaios clínicos de alta qualidade que aumentem o cuidado a pacientes com doença arterial coronariana.		
Centro de Pesquisa Clínica de Uppsala (UCR)	O objetivo geral da UCR é desenvolver e melhorar o cuidado médico e com a saúde, fornecendo serviços em pesquisas clínicas, ensaios clínicos, registros de qualidade e desenvolvimento de qualidade.		

(continua)

Quadro 3.2 Missão/propósito de grandes organizações acadêmicas de pesquisa/organizações representativas de pesquisa clínica (*Continuação*)

Organizações acadêmicas de pesquisa		Organizações representativas de pesquisa clínica	
Organização	Missão/propósito	Organização	Missão/propósito
Instituto Brasileiro de Pesquisa Clínica (IBPC)	Desenvolver e compartilhar conhecimento que melhore o cuidado, a saúde e a qualidade de vida de pacientes no Brasil e na América Latina por meio de pesquisas clínicas inovadoras, ao mesmo tempo em que contribui de forma significativa para a melhoria do cuidado com o paciente em todo o mundo.	Covance Inc.	Nossa missão é ajudar nossos clientes a levar os milagres da medicina ao mercado o mais rápido possível.
Pesquisa do Centro de Coordenação Cardiovascular da Cleveland Clinic (Pesquisa C5)	A missão da Pesquisa C5 é delinear e conduzir pesquisas clínicas inovadoras que aumentem o conhecimento científico sobre o tratamento de doenças e melhorem o cuidado médico aos pacientes.	ICON plc	Nossa meta é oferecer serviços excepcionais para completar os ensaios clínicos de nossos clientes.
Centro Virtual Canadense (CVC) de Coordenação para a Pesquisa Cardiovascular Colaborativa (VIGOUR)	A missão do Centro Canadense VIGOUR é ser reconhecido local, nacional e internacionalmente como um líder na pesquisa cardiovascular; ser parceiro da Universidade de Alberta para aumentar a reputação da universidade como uma das melhores instituições de pesquisa, ensino e serviços comunitários; e ser reconhecido na Universidade de Alberta como um centro de inovação dedicado à conquista dessa missão.	Parexel International Corp.	A missão da Parexel é combinar a força de nosso conhecimento, experiência e inovação para fazer avançar o sucesso mundial das indústrias bio/farmacêuticas e de equipamentos médicos na prevenção e na cura de doenças.

países.[4] Como mencionado antes, GUSTO-1 trouxe à tona não somente a colaboração do VIGOUR, mas também uma variedade de ensaios clínicos randomizados em que líderes acadêmicos globais desempenharam papéis cada vez mais centrais. Hoje, esses parceiros acadêmicos atuam como os principais pesquisadores enquanto o DCRI oferece competência operacional em projetos conjuntos para pesquisas clínicas delineadas.

Além de delinear, gerenciar e analisar ensaios clínicos, o DCRI também tem extensivas capacidades em pesquisar desfechos e incorporou as avaliações de custo-efetividade e qualidade de vida em muitos *megatrials*. O DCRI também vem se envolvendo cada vez mais em armazenamento/gerenciamento de dados e em fazer registros para ensaios clínicos, em colaboração com sociedades médicas profissionais e com os Institutos Nacionais de Saúde (NIH, do inglês National Institutes of Health).

Até o presente momento, o DCRI já completou mais de 760 ensaios clínicos de fases I-IV, registros e estudos de economia/desfecho, envolvendo mais de um milhão de pacientes em 65 países.[10] A organização emprega 1.100 funcionários e ocupa quase 150 mil m² de espaço dentro e em torno do campus do Centro Médico da Duke University. Como um Instituto do Centro Médico, é um componente totalmente integrado da universidade, regido pela Diretoria do Sistema de Saúde da Duke University, que, por sua vez, reporta-se à Diretoria da Universidade.

CONCLUSÃO

Claramente, à medida que vamos avançando, mais pode ser feito, inclusive manter relações mais próximas com grupos acadêmicos, garantindo valor tanto para parceiros comerciais quanto acadêmicos, e também que grupos acadêmicos se comprometam e entreguem resultados que sejam competitivos com qualquer CRO grande.

A história do DCRI mostra a habilidade de uma ARO para incorporar tanto novas iniciativas quanto novas capacidades, a fim de satisfazer as necessidades de qualquer empreendimento de pesquisa clínica. Se o objetivo for conhecer os riscos e benefícios de um novo tratamento, medir custo-efetividade de uma técnica existente ou integrar o cuidado mais adequado ao paciente na prática de todo médico, AROs como o DCRI constantemente reavaliam sua capacidade de responder às necessidades, em contínua evolução do sistema de cuidado com a saúde.

REFERÊNCIAS

1. First International Study of Infarct Survival Collaborative Group. Randomised trial of intravenous atenolol among 16027 cases of suspected acute myocardial infarction: ISIS-1. *Lancet.* 1986;2(8498):57-66.
2. Gruppo Italiano per lo Studio della Streptochinasi nell'Infarto Miocardico (GISSI). Effectiveness of intravenous thrombolytic treatment in acute myocardial infarction. *Lancet.* 1986;1(8478):397-402.
3. TIMI Study Group. About TIMI Study Group. http://www.timi.org/?page_id=97. Accessed April 5, 2012.
4. The GUSTO Investigators. An international randomized trial comparing four thrombolytic strategies for acute myocardial infarction. *N Engl J Med.* 1993;329(10):673-682.
5. Topol EJ, et al. Perspectives on large-scale cardiovascular clinical trials for the new millennium. The Virtual Coordinating Center for Global Collaborative Cardiovascular Research (VIGOUR) Group. *Circulation.* 1997;95(4): 1072-1082.
6. Armstrong PW, Kaul P. Charting the course of clinical research: from an inspired past to a promising future. *Am Heart J.* 2004;148(2):190-192.
7. Harrington RA, et al. Careers for clinician investigators. *Circulation.* 2009; 119(22): 2945-2950.
8. Carayol N, Matt M. Does research organization influence academic production? Laboratory level evidence from a large European university. *Res Policy.* 2004;33(8):1081-1102.
9. Shuchman M. Commercializing clinical trials–risks and benefits of the CRO boom. *N Engl J Med.* 2007;357(14):1365-1368.
10. Duke Clinical Research Institute. DCRI Annual Report, 2011. https://dcri.org/about-us/resolveuid/16abf2791474beb759324d47db642ee1. Accessed April 5, 2012.

A ética da pesquisa clínica: uma visão geral e questões emergentes

4

Yee Weng Wong e Kevin A. Schulman

INTRODUÇÃO

A pesquisa clínica foi fundamental para melhorar a saúde humana ao longo do último século. A compreensão da biologia humana e a inovação terapêutica são resultados diretos da pesquisa clínica confiável, envolvendo voluntários humanos. O planejamento responsável e cuidadoso e a implementação dos protocolos de pesquisa, guiados pelos valores e princípios éticos, protegem as mesmas pessoas que a pesquisa pretende beneficiar. Neste capítulo, oferecemos um breve panorama dos princípios éticos subjacentes à pesquisa clínica e o contexto histórico que molda os padrões atuais. Posteriormente, tratamos das aplicações práticas desses princípios e exploramos questões emergentes.

▶ O que é pesquisa clínica?

A proteção de voluntários humanos está no centro da ética na pesquisa clínica. Na maioria dos países, ela é regulada por um conjunto de leis e regras que são moldados pelos princípios éticos. Estes, por sua vez, formam os requisitos mínimos da ética na pesquisa clínica. Para entender a aplicação dos valores éticos à pesquisa clínica, é importante considerar a definição e o escopo da pesquisa clínica.

Pesquisa é uma "investigação sistemática, incluindo desenvolvimento de pesquisa, teste e avaliação, delineada para desenvolver ou contribuir para um conhecimento generalizável".[1] A pesquisa clínica é aquela que envolve diretamente uma pessoa ou grupo de pessoas ou material de origem humana (como tecido ou espécimes, ou cognição), em que um pesquisador interage diretamente com participantes humanos ou coleta informações privadas identificáveis. De acordo com as leis dos EUA, estudos *in vitro* utilizando tecido humano não relacionado a uma pessoa viva estão excluídos da definição.[2]

A pesquisa clínica pode ser subdividida ainda em pesquisa centrada no paciente, estudos epidemiológicos e comportamentais, e pesquisas de desfechos e serviços de saúde. A pesquisa centrada no paciente inclui pesquisa sobre doenças, intervenções terapêuticas, ensaios clínicos e desenvolvimento de biotecnologias. De uma perspectiva bioética, a pesquisa centrada no paciente é a forma mais vulnerável de pesquisa clínica, uma vez que o uso de sujeitos de pesquisa humanos é a base do exercício experimental. Os participantes de pesquisas clínicas aceitam riscos e inconveniências, muitas vezes sem obter benefícios diretos de sua participação, principalmente para fazer avançar a ciência e beneficiar outros. Portanto, para que indivíduos se disponham a participar e para que haja financiamento para tal pesquisa, o delineamento, a implementação e a disseminação dos achados devem ser conduzidos segundo os padrões éticos mais elevados.

O atual entendimento de ética na pesquisa clínica é orientado por diversos códigos de conduta, frequentemente legados de tragédias em pesquisas antiéticas utilizando pessoas (ver Capítulo 1). Esses códigos de conduta incluem o Código de Nuremberg,[3] a Declaração de Helsinque,[4] o Relatório Belmont[5] e a Conferência Internacional sobre Diretrizes para Harmonização de Boas Práticas Clínicas (ICH-GCP, do inglês International Conference on Harmonisation Guidances on Good Clinical Practices).[6] Nos EUA, os títulos 21 e 45 do Código de Regulamentações Federais (CFR, do inglês Code of Federal Regulations)[1] oferecem orientação para pesquisa com seres humanos. Para um melhor entendimento desses princípios, é importante considerar seu contexto histórico.

▶ O início da ética na pesquisa clínica

Como discutido no Capítulo 1, um dos primeiros projetos de pesquisa clínica foi o estudo sobre escorbuto atribuído a James Lind, um cirurgião da Marinha Real Britânica na metade do século XVIII.[7] Além da contribuição de Lind à ciência médica sobre métodos de experimentação controlada, sua prática de observação experimental era uma novidade para a época. A noção de realizar experimentos diretamente em sujeitos de pesquisa humanos para determinar a causa de doenças e a superioridade das opções de tratamento certamente não era a norma e, para a maioria das pessoas na época, era simplesmente imoral.

Essa atitude persistiu por mais de um século e levou ao escrutínio dos primeiros experimentos com humanos em microbiologia e imunologia por Eduardo Jenner, Louis Pasteur e Walter Reed. Nos experimentos clássicos de Reed sobre a transmissão da febre amarela, ele e seu colega Jesse William Lazear intencionalmente inocularam sujeitos de pesquisa humanos saudáveis que se apresentaram como voluntários. Todos os sujeitos de pesquisa humanos eram participantes obstinados que foram informados dos riscos e propósito dos expe-

A ÉTICA DA PESQUISA CLÍNICA: UMA VISÃO ... capítulo 4

rimentos, descritos em documentos assinados pelos voluntários. Esse exemplo de consentimento informado por escrito era visto por alguns de seus contemporâneos como uma forma adequada para justificar sua moralidade.[8,9] No entanto, o conceito moderno de consentimento informado em pesquisa clínica seria cimentado somente após tragédias que ocorreram décadas mais tarde. Os principais incidentes que moldaram nosso conceito moderno de bioética em pesquisa incluem o estudo de sífilis de Tuskegee, os julgamentos de Nuremberg e o estudo de hepatite de Willowbrook.

▶ O estudo de Tuskegee

O estudo de sífilis de Tuskegee, conduzido pelo Serviço Norte-Americano de Saúde Pública no Condado de Macon, Alabama, tornou-se um estudo de caso clássico para a bioética na pesquisa clínica. O estudo começou em 1932, com o objetivo de analisar a história natural da sífilis não tratada. Homens afrodescendentes foram os sujeitos de pesquisa humanos. Esse estudo observacional continuou até 1972 sem oferecer a amplamente disponível penicilina como tratamento para os participantes. O estudo foi finalizado somente depois que uma matéria no *Washington Star* despertou a atenção pública. Embora o debate público sobre o estudo incluísse alegações de racismo como uma motivação, diversas violações bioéticas se destacaram nesse caso. Primeiro, os homens no estudo foram recrutados em uma comunidade rural em desvantagem social. Eles foram enganados ou coagidos a participar do estudo, sob a impressão de que as visitas e procedimentos do estudo faziam parte de tratamentos e *check-ups* gratuitos que, de outra forma, não estariam disponíveis para eles. Além disso, ao fornecer o consentimento informado para participação, os participantes não receberam informações adequadas sobre os possíveis perigos e consequências da sífilis não tratada a longo prazo. E o mais importante: os pesquisadores insistiam em continuar o ensaio clínico sem dar o tratamento eficiente para sífilis, mesmo depois de saber sobre a eficácia do tratamento e sobre as complicações a longo prazo.[10,11]

▶ O julgamento de Nuremberg

Ao término da Segunda Guerra Mundial, as atrocidades cometidas com os prisioneiros nos campos de concentração por médicos nazistas na forma de experimentos desumanos foram trazidas à tona durante o Tribunal Militar de Nuremberg. Vinte e um médicos e cientistas foram julgados, e 15 foram condenados.[12,13] A sentença final do julgamento incluía uma declaração em 10 pontos, que ficou conhecida posteriormente como o Código de Nuremberg, que descrevia o que era permitido em experimentação médica com sujeitos de pesquisa humanos. O Código pode ser resumido como se segue, tendo como ponto central o consentimento voluntário:[14]

1. O consentimento voluntário do participante da pesquisa é essencial.
2. O experimento deve produzir resultados importantes que sejam bons para a sociedade e que não sejam produzíveis de outra forma.
3. O experimento deve se basear em experimentos prévios com animais e com o conhecimento de que os resultados o justificarão.
4. O experimento deve minimizar o dano aos participantes e ter uma razão risco-benefício favorável.

A adoção do Código de Nuremberg foi limitada entre os pesquisadores médicos da época, e não havia mecanismo para sua execução.

▶ O estudo de hepatite de Willowbrook

Em 1956, Krugman e colaboradores realizaram um estudo sobre hepatite infecciosa na Escola Estadual de Willowbrook, uma instituição de Nova York para crianças com retardo mental. O objetivo do estudo era investigar a história natural da hepatite infecciosa, que os pesquisadores afirmaram ser altamente prevalente em Willowbrook. Os pesquisadores deliberadamente infectaram as crianças com hepatite viral e observaram a história natural e a resposta à imunoglobulina. Os pesquisadores afirmaram que obtiveram consentimento informado dos pais de todas as crianças e que não incluíram crianças sem pais ou aquelas que eram responsabilidade do Estado. Os pais também estavam autorizados a retirar o consentimento a qualquer momento. Entretanto, as evidências sugerem que os pais foram coagidos a fornecer o consentimento em troca da admissão de seus filhos na instituição. Os registros também sugerem que os administradores da instituição manipularam a situação, criando uma redução de espaço residencial disponível. Por fim, os pesquisadores tentaram justificar a inoculação de participantes, afirmando que a prevalência de hepatite era tão alta na coorte que eles estavam criando um cenário controlado, que eles consideravam inevitável devido às condições existentes na instituição.[15-20] Este caso salientou o risco de populações vulneráveis serem exploradas para pesquisa com seres humanos, e as preocupações surgidas sobre a validade de um consentimento informado fornecido sob pressão indevida.

▶ A declaração de Helsinque

Em 1964, em resposta à crescente prevalência de pesquisas com seres humanos, a Associação Médica Mundial publicou recomendações sobre princípios éticos para médicos pesquisadores, conhecidas como a Declaração de Helsinque.[21] As diretrizes destacavam a fundamental diferença entre o papel terapêutico desempenhado pelos médicos assistentes e o papel investigativo pelos médicos-pesquisadores. A declaração foi emendada várias vezes, e a mais recente foi em 2008.[22]

Além dos conceitos de consentimento voluntário, razão risco-benefício favorável e delineamento de estudo robusto, a declaração enfatiza a necessidade de uma revisão ética independente dos protocolos de pesquisa propostos.

▶ O relatório Belmont

Na sequência das controvérsias éticas na pesquisa biomédica nas décadas de 1960 e 1970,[23] as autoridades nos EUA tomaram diversas providências para aprimorar os padrões da pesquisa com seres humanos. Um grande avanço foi o Ato de Pesquisa Nacional de 1974 e a resultante formação da Comissão Nacional para a Proteção de Sujeitos de Pesquisa Humanos em Pesquisas Biomédicas e Comportamentais. Essa comissão criou o Relatório Belmont, um documento para orientar a pesquisa com seres humanos que distingue a medicina terapêutica da pesquisa, identifica princípios éticos fundamentais para a proteção dos participantes de pesquisas – respeito pelas pessoas, beneficência e justiça – e descreve como esses princípios devem ser aplicados.[5]

PRINCÍPIOS ÉTICOS

▶ Respeito pelas pessoas

O princípio ético do respeito pelas pessoas se baseia tanto no conceito de autonomia quanto na importância de proteger indivíduos vulneráveis. Autonomia é a capacidade de uma pessoa para tomar decisões sem interferência inadequada ou obstrução. Também requer a garantia de que as escolhas de uma pessoa sejam respeitadas, a menos que sejam nocivas aos outros. O princípio do respeito pelas pessoas reconhece que nem todas as pessoas são capazes de decidir por si próprias, seja por causa de idade, doença, incapacidade intelectual ou mental, ou circunstâncias socioeconômicas que limitem a liberdade de um indivíduo. Para membros de populações tão vulneráveis, é necessário ter respeito e protegê-los, e a proteção para essas populações varia com base na circunstância.

No contexto da pesquisa clínica, o respeito pelas pessoas é a base da participação voluntária. Possíveis participantes de pesquisas precisam fornecer o consentimento informado de forma voluntária antes de tomar parte em um estudo de pesquisa.[5]

▶ Beneficência

Beneficência é a obrigação de maximizar possíveis benefícios e minimizar possíveis danos. Na pesquisa clínica, os pesquisadores precisam garantir que o delineamento do estudo seja cientificamente robusto e minimize os riscos para os participantes. Nos estudos em que os objetivos da pesquisa sejam determinar a segurança ou a eficiência de uma intervenção, uma revisão ética independente precisa determinar se um estudo pode ser implementado apesar dos possíveis riscos. Além disso, os pesquisadores precisam estabelecer processos adequados de monitoramento durante o estudo para minimizar os riscos e devem excluir possíveis participantes que apresentem um risco muito alto de sofrer algum dano.[23]

▶ Justiça

Este princípio se refere à necessidade de garantir que os custos e benefícios da pesquisa sejam distribuídos de forma justa. Populações vulneráveis algumas vezes suportaram a carga de participar em pesquisas arriscadas – como resumido nos exemplos históricos mencionados anteriormente –, mas com frequência são as que têm menos probabilidade de se beneficiar de novas descobertas terapêuticas. A maioria das preocupações recentes com relação à justiça se estende à nossa compreensão dos benefícios da pesquisa clínica para oferecer dados melhores para a tomada de decisão médica. Por exemplo, os Institutos Nacionais de Saúde (NIH, do inglês National Institutes of Health) norte-americanos requerem que os fundos de pesquisa tenham representação adequada para os grupos tradicionalmente não representados, como mulheres, crianças e minorias raciais/étnicas sempre que possível, para ajudar a desenvolver dados sobre a validade externa dos resultados de ensaios clínicos para essas populações.

APLICAÇÕES PRÁTICAS

Para garantir que um estudo de pesquisa clínica seja ético, pesquisadores e autoridades regulatórias devem considerar cada aspecto do estudo à luz dos princípios de autonomia, beneficência e justiça, além de todos os valores sociais e culturais e das normas governamentais que possam ser aplicáveis. Tal avaliação deve ser considerada durante a criação da hipótese, do delineamento do estudo, da seleção do local, do recrutamento dos participantes e da análise de dados.

▶ Consentimento informado

Os participantes da pesquisa devem ser incluídos em um estudo somente de forma voluntária e após tomarem uma decisão informada. Agora um padrão de prática universalmente aceito na pesquisa clínica, o processo de consentimento informado destaca o princípio de respeito às pessoas. Nos EUA, esse processo é regido por normas para a pesquisa com financiamento federal.[24] Isso inclui a divulgação de informações ao possível participante, a compreensão das informações pelo participante e a decisão do indivíduo de participar de forma voluntária.[25] O consentimento informado é um processo contínuo de comunicação e consentimento, e o documento de consentimento informado é o registro desse processo.

Divulgação de informações

Os pesquisadores devem divulgar detalhes sobre o estudo de pesquisa ao possível participante, incluindo:

1. O objetivo e a justificativa do estudo.
2. A duração do acompanhamento, o comprometimento exigido do participante e os procedimentos envolvidos, com especial atenção aos procedimentos experimentais.
3. Descrições claras dos riscos da participação, possíveis benefícios (incluindo uma explicação clara sobre o papel do placebo) e alternativas terapêuticas disponíveis.
4. Divulgação completa do papel do pesquisador no estudo, especialmente se ele também fornecer cuidado clínico para o possível participante.

Compreensão da informação divulgada

Um componente crucial do processo de consentimento informado é que o possível paciente tenha uma compreensão adequada das informações divulgadas sobre a pesquisa. As informações devem ser fornecidas em linguagem clara e compreensível (incluindo tradução para participantes que não falem o idioma da pesquisa). Possíveis participantes devem ter tempo suficiente para considerar as informações e precisam ter oportunidade de fazer perguntas à equipe do estudo. Os pesquisadores precisam reconhecer que possíveis participantes podem ter concepções terapêuticas equivocadas sobre o estudo. Alguns exemplos de cenários especialmente vulneráveis incluem o uso de placebo, pesquisas clínicas de fase inicial sobre oncologia[26] e pesquisas psiquiátricas.[27,28] Esforços para melhorar a compreensão de possíveis participantes com o uso de tecnologias multimídia produziram resultados mistos, mas podem ser especialmente importantes para determinadas populações, como as portadoras de doenças mentais.[29]

Obtenção de consentimento e voluntários

O consentimento informado deve ser obtido somente depois que o possível participante esteja bem ciente e possa tomar uma decisão voluntária sobre sua participação. Possíveis participantes não podem ser influenciados ou coagidos. Incentivos financeiros, acesso limitado aos cuidados com a saúde para populações não privilegiadas e medo de danos à relação médico-paciente, quando o pesquisador for o médico assistente habitual, são alguns fatores que podem contribuir para a influência inadequada sobre pessoas que estão considerando participar da pesquisa.

Consentimento informado por meio de procuração para responsáveis pela decisão

Alguns potenciais participantes podem não ter capacidade de fornecer o consentimento informado. Exemplos incluem crianças, adultos com capacidade mental reduzida e pacientes em cuidado intensivo. Se a pesquisa representar um mínimo de dano (como um estudo observacional) ou envolver somente uma coleta de amostra não invasiva, um consentimento informado pode ser fornecido por um representante legal. Entretanto, quando intervenções experimentais estiverem envolvidas e representarem mais do que dano mínimo, é preciso ser mais diligente. Sempre que possível, é preciso manter o respeito pelos interesses anteriores e valores do potencial participante. O delineamento do estudo e sua importância científica precisam ser revisados com especial atenção pelo comitê de revisão ética, para garantir que o estudo não possa ser realizado com uma população diretamente capaz de fornecer o consentimento informado. Pesquisas envolvendo crianças precisam ter o potencial para benefício direto à criança. Entretanto, se tal benefício não existir, o estudo não pode representar o menor dano a ela e ter grande probabilidade de gerar resultados que irão beneficiar outros com uma condição semelhante.

Isenção do consentimento informado

Em raras situações, ou quando não é possível obter o consentimento informado (p. ex., devido à restrição de tempo), a exigência de consentimento informado pode ser dispensada. Essas situações geralmente surgem em pesquisas relacionadas a situações emergenciais ou com ameaça à vida, e quando não existe nenhuma opção de tratamento comprovada ou eficaz. O consentimento será impossível por causa do momento da intervenção. Em intervenções de cuidado agudo, o tempo curto pode inviabilizar a identificação de um responsável. Em tais cenários, um médico não envolvido na pesquisa precisa concordar que não existe nenhuma alternativa razoável.

Pesquisas que não exigem intervenção ou interação com o participante ou uso de suas informações privadas identificáveis também podem ser isentas do consentimento informado.[24]

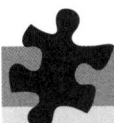

ESTUDO DE CASO 4.1

O consentimento informado individual sempre é necessário para pesquisa clínica?

Um ensaio clínico envolvendo o teste de um substituto para o sangue durante traumas recentemente foi colocado sob análise. No cenário de cuidado agudo, nem sempre é possível obter o consentimento informado. Nesse caso, implementou-se um processo denominado "consentimento comunitário", em que uma série de consultas à comunidade foi feita para avaliar o interesse no protocolo. Além disso, os pesquisadores e patrocinadores desenvolveram um mecanismo de opção para evitar o estudo, oferecendo uma pulseira azul à comunidade.[30]

Esse protocolo foi analisado meticulosamente a partir de duas perspectivas diferentes. Primeiro, um grande jornal anunciou que o patrocinador não havia publicado os resultados negativos de um ensaio clínico anterior usando o produto para uma indicação diferente. É possível obter o consentimento comunitário se todas as informações disponíveis sobre riscos e benefícios não são divulgadas? Segundo, uma metanálise posterior de todos os ensaios clínicos para este tipo de substituto para o sangue sugeriram dano estatisticamente significativo para esta classe de produto.[31] O conhecimento acerca da classe de produto deve ser considerado no consentimento comunitário?

Q: *O consentimento comunitário é um substituto adequado para o consentimento individual informado para a pesquisa quando este não é possível? Em que consistiria um procedimento adequado para consentimento comunitário?*

▶ Comitê de ética em pesquisa

Um importante método para garantir que a pesquisa seja robusta do ponto de vista ético é requisitar revisão do estudo por partes independentes que não estejam diretamente envolvidas na pesquisa.[25] Essa revisão inclui avaliações acerca da validade científica do delineamento do estudo e da proteção aos sujeitos de pesquisa humanos no protocolo, especialmente no processo de consentimento. A maioria das diretrizes e regras para ética nas pesquisas exigem que um comitê de ética em pesquisa (CEP, equivalente ao IRB [*institutional review board*]) ou comitês de ética locais conduzam uma revisão independente. Nos EUA, o estabelecimento de CEPs é uma exigência das regulamentações emitidas pelo Ato de Pesquisa Nacional de 1974 e pelo Food and Drug Administration (FDA) em 1981.[32]

Os CEPs foram tradicionalmente descentralizados, e os comitês locais de revisão estão mais comumente associados a hospitais e centros acadêmicos envolvidos em pesquisas com seres humanos. A composição dos comitês normalmente inclui membros de origens variadas, entre os quais pesquisadores, membros da sociedade em geral e membros com competência ética e legal. Os CEPs revisam estudos antes de sua implementação, avaliando o protocolo da pesquisa, os formulários de consentimento informado e quaisquer materiais de recrutamento de participantes. A revisão pretende garantir que o protocolo irá selecionar participantes adequados e ter uma razão risco-benefício favorável, e que o formulário de consentimento apresente, de forma clara e precisa, a natureza do estudo e o comprometimento exigido dos participantes. O CEP revisa os materiais de recrutamento para evitar o uso de conteúdo enganoso. Após uma revisão inicial, os CEPs fornecem revisão periódica para avaliar as emendas ao protocolo, revisam as mudanças nos documentos de consentimento informado e monitoram eventos inesperados.[32]

Desafios e limitações dos CEPs

A abordagem tradicional à proteção dos sujeitos de pesquisa humanos recentemente trouxe críticas, uma vez que as pesquisas parecem ter ultrapassado o delineamento original do sistema de revisão, além do fato da definição e dos tipos de pesquisa terem se expandido. Os CEPs foram originalmente configurados localmente, pois as pesquisas clínicas costumavam envolver apenas um local para o estudo. Hoje, embora grandes programas de pesquisas clínicas possam envolver milhares de pacientes em centenas de locais no mundo todo, a revisão do protocolo ainda é normalmente requerida em nível local, mesmo quando parece não haver competência científica disponível. Além de duplicar os esforços de revisão, o sistema não tem fontes dedicadas para avaliação contínua da segurança, dado o tremendo volume de trabalho que tal duplicação gera nos locais. Reformas para lidar com essas questões incluem o desenvolvimento de mecanismos centrais para os CEPs para ensaios clínicos multicêntricos e o desenvolvimento de segurança para os dados e comissões com o objetivo de monitorar ensaios continuamente.

Conflitos de interesse

Muitas pessoas têm interesse nos resultados de pesquisas clínicas, incluindo pesquisadores preocupados com avanços na carreira, patrocinadores interessados na aprovação de medicamentos e retorno financeiro, pacientes interessados no acesso a novos tratamentos, governos acusados de segurar os custos de novas tecnologias e a comunidade financeira interessada em retornos nos investimentos feitos para novas tecnologias médicas. Aqueles interessados no desfecho do estudo criam os aspectos potenciais para conflitos de interesse entre os atores do sistema e o interesse público em um processo de seleção de pacientes para os ensaios clínicos sem viés, além do relatório dos resultados dos ensaios clínicos também sem viés.[33]

Além dos conflitos de interesse financeiros, os médicos pesquisadores precisam reconhecer o potencial para conflitos ao serem ao mesmo tempo tanto o médico responsável por fornecer o cuidado clínico quanto o pesquisador focado em gerar conhecimento científico. Os dois papéis são diferentes, um conflito que tem o potencial de prejudicar a confiança na relação médico-paciente. Quando os dois papéis se confundem, a "concepção terapêutica equivocada" também pode se acentuar entre os participantes, como discutido anteriormente.[34]

A gestão dos conflitos de interesse na pesquisa clínica tornou-se um grande desafio para as comunidades pesquisadoras e para os criadores de políticas.

Tipos e níveis de conflitos de interesse

Os conflitos de interesse associados com a maior preocupação pública envolvem incentivos financeiros na pesquisa. Esses incentivos podem se estender a acordos financeiros para pesquisadores, instituições e patrocinadores de pesquisas.

Os pacientes esperam que os médicos os defendam na pesquisa clínica e forneçam avaliações independentes para os méritos dos participantes no ensaio clínico e ao relatar seus resultados. O excesso de incentivos financeiros pode comprometer a habilidade real e percebida do médico para desempenhar esses papéis. Como resultado, muitas instituições desenvolveram políticas limitando os tipos de relacionamento entre pesquisadores e patrocinadores de pesquisas clínicas e promovendo a transparência ao relatar relacionamentos em publicações, palestras e no cuidado com o paciente.

Instituições podem ter conflitos de interesse quando há um interesse financeiro na tecnologia sendo testada na pesquisa clínica. A pesquisa translacional pode trazer novos desenvolvimentos clínicos diretamente do laboratório para o cuidado com o paciente, mas isso também significa que a instituição pode ter um interesse de propriedade na tecnologia. A gestão dos conflitos de interesse institucionais pode ser mais complicada que a gestão de conflitos individuais, pois a instituição determina políticas para a conduta de pesquisa clínica e a governança de pesquisadores, além de apoiar o processo de revisão de pesquisas com seres humanos.

Os patrocinadores de pesquisas podem ter outros incentivos financeiros significativos, especialmente empresas menores de biotecnologia e equipamentos estudando produtos individuais, cujo futuro pode depender do desfecho do estudo. Garantir um mecanismo para a independência no delineamento, implementação e análise pode ser crítico nessas circunstâncias, mas isso permanece uma questão delicada para os patrocinadores.

Embora a gestão dos conflitos e a divulgação permaneçam como componentes centrais das políticas para tratar de conflitos de interesse,[35] a divulgação dos conflitos pode ter um resultado totalmente inesperado: pesquisadores aparentemente endossando ensaios clínicos, pois seria presumido que eles não teriam um interesse financeiro na tecnologia em questão e não considerariam o seu mérito.[36]

Gestão dos conflitos de interesse

No panorama atual da pesquisa clínica, é simplesmente inviável evitar os conflitos de interesse. No entanto, a divulgação dos conflitos de interesse financeiros, a supervisão independente e o treinamento adequado sobre as políticas institucionais relevantes com relação aos conflitos de interesse oferecem um mecanismo para proteger a integridade da pesquisa e a objetividade dos achados. Geralmente essas políticas descrevem os relacionamentos entre pesquisadores e patrocinadores que são percebidos como importantes para o desenvolvimento de tecnologia e de trocas científicas, mas não são vistos como ameaças à integridade do processo científico. Relações que envolvem investimentos financeiros, propriedade de inventor ou outros tipos de propriedade (como ações e opções de ações) costumam receber o maior escrutínio nessas políticas.

Divulgação dos conflitos de interesse. Durante a revisão do protocolo pelos CEPs e comitês de ética, os pesquisadores precisam divulgar conflitos de interesse financeiros de acordo com políticas institucionais. A revelação também pode ocorrer durante ou após a pesquisa para agências regulatórias como o FDA, além de periódicos médicos revisados por pares e reuniões científicas profissionais. A maioria das regras relacionadas a conflitos de interesse demandam divulgação pelos principais pesquisadores. Essas exigências nem sempre se estendem a subpesquisadores, que podem estar conduzindo a maioria dos processos de recrutamento e do estudo em si.[34] Além disso, os CEPs não possuem os recursos necessários para fornecer supervisão contínua, uma vez que os acordos financeiros entre pesquisadores e patrocinadores mudam durante um estudo. Conflitos de interesse financeiros significativos também precisam ser divulgados aos possíveis participantes da pesquisa de forma clara e sucinta, e a equipe da pesquisa, como os coordenadores do estudo, que normalmente recebem a responsabilidade do consentimento informado, deve estar familiarizada com as informações referentes aos relacionamentos financeiros dos pesquisadores envolvidos no estudo.[37] O limiar monetário considerado para representar um interesse financeiro significativo para divulgação é diferente entre instituições e países. Nos EUA, uma norma relacionada a conflitos de interesse na pesquisa biomédica financiada pelo Serviço de Saúde Pública determinou o limite de US$ 5.000,00. A norma também requer que determinados conflitos de interesse financeiros sejam disponibilizados ao público e que sejam realizados treinamentos adequados com relação aos conflitos de interesse antes da equipe iniciar uma pesquisa financiada.[38]

Gestão da divulgação. Nos casos em que um possível ganho secundário seja significativo, um plano de gestão pode ser necessário para proteger a integridade da pesquisa. Esses tipos de situações frequentemente surgem quando um médico-inventor está testando uma tecnologia em que possui interesse de propriedade ou que tenha interesse em uma empresa estabelecida para comercializar a invenção. Em cenários onde se acredita que o ganho secundário de um pesquisador possa comprometer a objetividade da pesquisa, é possível impor limitações ao papel e à extensão do poder de decisão do pesquisador no estudo.

Instituições acadêmicas frequentemente indicam um comitê para atuar nos conflitos de interesse e implementar políticas relevantes. Conflitos de interesse institucionais podem exigir uma comissão independente da linha de autoridade fornecendo supervisão da administração da pesquisa.[36]

Estratégias para minimizar um possível viés. O principal objetivo da pesquisa clínica é produzir um conhecimento generalizável que contribua para melhorar os cuidados e os desfechos para a sociedade. Esse objetivo será alcançado somente com a divulgação sem viés dos achados das pesquisas. Diversos estudos relataram possível viés na publicação de resultados.[39-41] Uma forma de melhorar a integridade do processo de pesquisa clínica é estabelecer a independência entre a coordenação e os patrocinadores do estudo. Isso pode ser feito legalmente por meio de contratos locais,[42] de acordos com centros de coordenação de ensaios clínicos e de políticas para publicações em periódicos que exigem análise e publicação de resultados independentes. O *site* ClinicalTrials.gov é um registro de ensaios clínicos criado para reduzir o viés de publicação. Sob o Ato de Emenda do FDA de 2007, os patrocinadores agora precisam publicar os resultados de ensaios clínicos no ClinicalTrials.gov em até 18 meses após o estudo estar completo.

QUESTÕES EMERGENTES

▶ Globalização da pesquisa clínica

Ao longo das últimas décadas, a pesquisa clínica evoluiu de uma atividade local para uma empreitada multicêntrica e multinacional. Os fatores que acionam a globalização das pesquisas clínicas incluem os altos custos nos EUA e na Europa Ocidental, o potencial de acessar mais pacientes para participar na pesquisa e o desenvolvimento de economias de cuidado com a saúde em mercados emergentes.[46] Outros fatores incluem o potencial para diferir níveis de regulamentação gerindo o cuidado médico e a pesquisa clínica nos mercados.

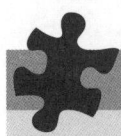

> **ESTUDO DE CASO 4.2**
>
> **O caso Gelsinger – conflitos de interesse individuais e institucionais**
>
> Em 1999, um estudo sobre terapia genética realizado na Universidade da Pensilvânia despertou atenção da imprensa norte-americana com a morte de um participante de 18 anos, Jesse Gelsinger. Ele era portador de um raro distúrbio metabólico controlado com restrições especiais na dieta e medicação. Jesse concordou em ingressar em um estudo de fase I realizado pelo Instituto para Terapia Genética Humana, cujo objetivo era desenvolver uma nova terapia genética para lactentes com uma forma mais severa da condição. Jesse foi a 18ª pessoa registrada no protocolo. Ele entrou em choque e desenvolveu síndrome da angústia respiratória aguda após a administração do vetor e morreu de complicações dessas condições.
>
> A universidade havia recrutado o Dr. Jim Wilson para estabelecer o instituto como um programa significativo. O médico era líder no campo de vetores para terapia genética e fundou uma empresa de biotecnologia para comercializar suas invenções. A universidade estipulou um plano rígido de gestão de conflitos de interesse para o Dr. Wilson, anos antes do caso Gelsinger, e o documento de consentimento divulgava completamente os conflitos de interesse do Dr. Wilson e da universidade. Apesar desses esforços, grande parte do escrutínio sobre a morte de Jesse girou em torno do pesquisador e dos conflitos de interesse nessa pesquisa.[43-45]
>
> *Q: Deve-se permitir que pesquisadores que possuem significativos conflitos de interesse, reais ou percebidos, participem de pesquisas em que possam ter benefício financeiro caso seja encontrado um resultado positivo? E quanto à instituição onde o estudo está sendo realizado?*

A globalização das pesquisas clínicas está sendo facilitada por dramáticas mudanças em sua condução. Em comparação com o modelo tradicional de colaboração acadêmica na pesquisa clínica, a maioria dos ensaios clínicos hoje está delegada às organizações representativas de pesquisa clínica (CROs, do inglês *contract research organizations*).[47] Essas organizações geralmente são entidades comerciais que oferecem serviços, incluindo a implementação das pesquisas clínicas e a gestão dos ensaios, desde o início do desenvolvimento do medicamento (fase I) até a vigilância pós-aprovação (fase IV). Essa terceirização da pesquisa clínica minimiza a necessidade das empresas farmacêuticas de manter uma equipe interna de desenvolvimento clínico e infraestrutura para gerenciar os ensaios. A escolha por CROs tem aumentado dramaticamente nas últimas décadas, o que se reflete no crescimento de sua receita, essencialmente substituindo o tradicional papel das instituições acadêmicas no desenvolvimento de novos medicamentos.[47]

Os críticos destacaram algumas das possíveis ameaças dessa tendência, principalmente com relação à contabilidade e à supervisão da pesquisa. Uma vez que a principal responsabilidade é para com as empresas farmacêuticas clientes, a ênfase é colocada no término dos ensaios clínicos no prazo e dentro de um orçamento competitivo; e pode ser dada menor ênfase à coleta dos dados em sua totalidade. As CROs não costumam ser independentes do patrocinador e não têm o direito de publicar achados ou se aproximar de órgãos reguladores no caso de achados negativos ou mesmo de pesquisas fraudulentas.[47,48] Outras inquietações estão relacionadas à grande rotatividade da força de trabalho, que pode comprometer a eficiência do monitoramento do ensaio e a integridade da pesquisa.[47,49]

Embora o benefício da colaboração internacional entre pesquisadores clínicos não deva ser subestimado, diversas preocupações éticas relacionadas à globalização da pesquisa clínica merecem consideração especial. Uma questão é se os riscos da pesquisa são levados de forma injusta para mercados que provavelmente iriam se beneficiar pouco de novas tecnologias terapêuticas. Ainda que as indústrias das ciências da vida estejam visando às economias emergentes para crescimento, o ponto forte do mercado para seus produtos continuam sendo as economias desenvolvidas. Devido ao tamanho desses mercados, esse fenômeno deve persistir por algum tempo. Assim, duas questões básicas são importantes. Primeiro, será que o patrocinador pretende oferecer acesso à tecnologia (se o desenvolvimento tiver sucesso) no mercado onde a pesquisa foi conduzida? Segundo, os riscos e os benefícios da pesquisa clínica estavam equilibrados nos mercados para os quais a tecnologia é direcionada?

Mesmo se essas questões forem abordadas, continuam as inquietações sobre a implementação de pesquisas clínicas em mercados sem uma forte tradição em realizá-las e sem a extensa experiência em ética em pesquisas e proteção de sujeitos de pesquisa humanos.

Os riscos éticos desse trabalho são óbvios, seguidos diretamente pelas preocupações éticas levantadas no começo deste capítulo. Pagamentos aos participantes das pesquisas podem facilmente representar sérias preocupações éticas quando a prática excede o valor justo de compensação e se torna influência indevida sobre aqueles que são pobres. Em áreas onde os recursos para cuidados com a saúde são escassos, os pacientes podem ser declarada ou subconscientemente coagidos a concordar em participar de uma pesquisa. O nível de alfabetização e contexto cultural de um possível participante deve ser levado em consideração pelos pesquisadores, especialmente durante o processo de consentimento informado. As normas da sociedade também podem comprometer a noção de autonomia individual ao promover o consentimento informal voluntário, como em culturas paternalistas onde as decisões são tomadas pelo ancião ou pelo chefe da família.

Antes de iniciar um ensaio clínico em uma comunidade ou população, os pesquisadores precisam avaliar se a questão científica responde as necessidades e prioridades de saúde da população na qual os participantes estão sendo recrutados. Com base no princípio de justiça, quaisquer benefícios em termos de novos produtos terapêuticos ou conhecimento científico originados da pesquisa devem ser disponibilizados para os participantes e para a comunidade. Ao realizar grandes ensaios clínicos multicêntricos em países de baixa e média renda, os pesquisadores também devem considerar a propriedade de utilizar placebo em controles e se o contraponto clínico[50] existe de fato quando possíveis participantes são muito pobres ou não têm acesso a um nível razoável de "padrão de cuidado".[51,52] O último ponto pode levar a questões sobre a validade externa dos resultados do ensaio clínico para todos os mercados.

É importante aprimorar a compreensão e o treinamento de pesquisadores e equipes de pesquisadores com relação a delineamento, conduta e ética da pesquisa para, dessa forma, gerar avanços para a qualidade e a integridade da pesquisa clínica em países em desenvolvimento.[46] Aumentar a transparência e a responsabilidade da conduta e dos resultados dos ensaios clínicos também é vital para abordar algumas das questões éticas que surgem com a globalização de pesquisas com seres humanos.[46] Diretrizes adotadas internacionalmente para pesquisa ética, como a ICH-GCP, podem orientar pesquisadores.[6] No entanto, essas diretrizes frequentemente estão sujeitas a diferentes interpretações. Embora

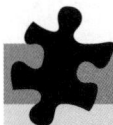

ESTUDO DE CASO 4.3

O estudo sobre doenças sexualmente transmissíveis na Guatemala, 1946-1948

Recentemente, um estudo fortemente antiético foi descoberto pela Dra. Susan Reverby, da Wellesley College. O estudo realizado de 1946 a 1948 envolvia prisioneiros, pacientes institucionalizados com incapacidade mental, militares e prostitutas na Guatemala. Liderado pelo Dr. John Cutler (um médico das forças armadas, também envolvido no estudo de Tuskegee), foi patrocinado pelos NIH dos EUA. Os participantes do estudo foram contaminados intencionalmente com doenças sexualmente transmissíveis, como sífilis, gonorreia e cancroide. Cerca de 1.500 indivíduos foram envolvidos, sendo que nenhum deles parece ter fornecido um consentimento válido. Alguns indivíduos infectados receberam tratamento antimicrobiano, embora a maioria tenha recebido tratamento inadequado.[53,54]

No calor da descoberta, o presidente dos EUA emitiu um pedido de desculpas para o povo e o governo da Guatemala. Investigações independentes também foram comissionadas para averiguar os detalhes envolvendo o estudo.

Q: Discuta algumas das principais violações éticas cometidas pelos pesquisadores. Incidentes semelhantes poderiam ocorrer na pesquisa clínica moderna? As regulamentações e diretrizes são adequadas para proteger as populações vulneráveis em países em desenvolvimento?

as leis e regulamentações possam interromper pesquisas fortemente antiéticas, elas variam de país para país – não se pode considerar como supervisão adequada sem investigações mais cuidadosas. Além disso, em alguns países de baixa renda, a limitação nos recursos para supervisão, além de possível corrupção, pode comprometer ainda mais a integridade da pesquisa.

A longo prazo, prosseguir com colaborações internacionais entre pesquisadores acadêmicos e patrocinadores na indústria, garantindo aos pesquisadores o treinamento adequado em pesquisa clínica e a proteção a sujeitos de pesquisa humanos antes de participar de um estudo, além de manter um diálogo aberto e construtivo entre as partes interessadas (os *stakeholders*, incluindo comunidades e autoridades reguladoras) será essencial para garantir a integridade da pesquisa cujo objetivo é melhorar a prestação de cuidado de saúde para todos que contribuíram para o processo.

▶ **Pesquisa com amostras de tecido armazenadas**

Muitas descobertas biomédicas podem ser atribuídas a pesquisas com amostras de tecido humano, especialmente nos campos da genética e dos novos marcadores biológicos. A estabilidade do DNA e das células nucleadas permite aos pesquisadores utilizar amostras de tecido obtidas por uma variedade de meios, seja como parte do cuidado médico ou em uma pesquisa médica. O panorama na pesquisa genética também mudou da tradicional equipe ou instituição individual focada em um estudo específico e bem definido para análises muito maiores, utilizando amostras armazenadas em repositórios biológicos bem estabelecidos. Esse tipo de estudo muitas vezes é chamado de *pesquisa em bancos biológicos*. Cada vez mais, as preocupações sobre o uso adequado dessas amostras desafiam as atuais suposições éticas. O aspecto mais polêmico se relaciona à necessidade de ter o consentimento informado e à natureza desse consentimento.[55,56] Nos EUA, as pesquisas podem ser realizadas com amostras de tecido existentes sem consentimento explícito, desde que tais amostras não sejam mais identificáveis e a pessoa de quem a amostra foi obtida possa permanecer anônima. Essa abordagem se baseia na noção de que tais estudos não são mais considerados pesquisas com seres humanos segundo a definição da regulamentação federal.[1] Em contraste, a pesquisa genética em amostras de tecido existentes que são identificáveis ou fáceis de ligar à fonte, sem consentimento informado prévio, são consideradas fortemente antiéticas. As informações genéticas obtidas com essa pesquisa podem ter significativas ramificações de saúde, psicológicas e financeiras. O argumento ético é que tal pesquisa não respeita a autonomia individual.[56]

O requerimento de consentimento informado para amostras de pele que estão sendo coletadas antecipadamente permanece como um tópico de debate entre a comunidade científica e o público em geral.[57-60] Se, no momento da coleta das amostras, a intenção é realizar pesquisas com elas, mesmo que em uma data futura, a prática por consenso é obter o consentimento informado do indivíduo que forneceu a amostra.[55] Entretanto, não existe consenso sobre se (1) um consentimento genérico, não especificado, indicando a intenção de utilizar a amostra para pesquisa seria suficiente ou (2) se é preferível um consentimento mais explícito, em que os possíveis participantes possam indicar para qual tipo de pesquisa – ou mesmo quais doenças e condições – eles permitem a utilização da amostra. Alguns argumentam que os participantes deveriam ser contatados a fim de fornecer o consentimento para cada novo estudo à medida que vão sendo propostos, embora a maioria concorde com um único consentimento genérico.[61]

O consentimento informado requer que os participantes recebam informações adequadas com relação aos riscos e possíveis benefícios da pesquisa. No entanto, quando as amostras são coletadas antecipadamente, para uso em futuras pesquisas, um consentimento global pode ser visto como inadequado. Os possíveis riscos aos participantes no contexto da pesquisa de bancos biológicos são difíceis de quantificar, independentemente de sua tangibilidade ou importância. Ao contrário, alguns podem questionar também se um participante (ou até mesmo um herdeiro) pode reivindicar possíveis benefícios derivados de patentes científicas. Sentenças para precedentes legais estabeleceram que doadores de espécimes biológicos não detenham direito de propriedade sobre as amostras coletadas.[62] Embora

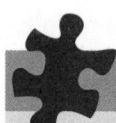

ESTUDO DE CASO 4.4

O caso da tribo Havasupai – consentimento para pesquisa com amostras de tecido armazenado

Em 2004, a tribo Havasupai, do estado norte-americano do Arizona, entrou com um processo contra a Universidade do Arizona com relação à pesquisa genética utilizando amostras de sangue armazenado. Essas amostras foram obtidas por pesquisadores da universidade em 1990 como parte de um estudo sobre diabetes. O formulário de consentimento da época indicava que futuras pesquisas para estudar "as causas dos distúrbios médicos/comportamentais" poderiam ser realizadas. Os membros da tribo foram contra os estudos utilizando amostras de sangue armazenado, pois pareciam envolver condições de estigmatização social, como estudos sobre a base genética para a esquizofrenia. Ambas as partes acabaram por fazer um acordo fora dos tribunais.[58]

Q: O que constitui um consentimento informado adequado para futuras pesquisas utilizando amostras de tecido armazenado? A fonte da amostra (ou familiares) tem o direito de determinar o tipo de pesquisa que pode ser realizada posteriormente? De que forma incidentes como este podem afetar a confiança pública nas pesquisas biomédicas?

possa haver necessidade de mais evidências empíricas para orientar os pesquisadores a desenvolver uma abordagem aceitável do ponto de vista ético, existem diferenças nas preferências entre diversos contextos culturais e étnicos.[63-65] Com o rápido desenvolvimento na pesquisa genômica, é preciso consenso e leis e regulamentações sensatas para tratar desses desafios.

RESUMO

A pesquisa clínica é crucial para o avanço da ciência biomédica. A ética da pesquisa clínica começa nos princípios fundamentais de autonomia, beneficência e justiça, uma compreensão que foi desenvolvida no rastro de tragédias em que esses princípios foram ignorados. A ética nas pesquisas clínicas hoje se estende para muito além desses conceitos centrais. Essas estruturas não são um conjunto estático de conceitos e regras, mas exigem constante envolvimento para entender as aplicações adequadas desses princípios aos ambientes de pesquisa atuais.

REFERÊNCIAS

1. Office of the Assistant Secretary for Health. Human Subjects Research (45 CFR 46). http://www.hhs.gov/ohrp/humansubjects/guidance/. Accessed April 6, 2012.
2. Public Health Service, US Department of Health and Human Services. Instructions and Form Files for PHS 398. 2011. http://grants.nih.gov/grants/funding/phs398/phs398.html. Accessed April 6, 2012.
3. Office of Human Subjects Research, National Institutes of Health. Nuremberg Code. http://ohsr.od.nih.gov/guidelines/nuremberg.html. Accessed April 6, 2012.
4. Rickham PP. Human experimentation: code of ethics of the World Medical Association. Declaration of Helsinki. *Br Med J*. 1964;2(5402):177.
5. The National Commission for the Protection of Human Subjects of Biomedical and Behavioral Research. The Belmont Report. Ethical principles and guidelines for the protection of human subjects of research. 1979. http://ohsr.od.nih.gov/guidelines/belmont.html. Accessed April 6, 2012.
6. International Conference on Harmonisation of Technical Requirements for Registration of Pharmaceuticals for Human Use. E6(R1). Guideline for Good Clinical Practice. 1996. http://www.ich.org/fileadmin/Public_Web_Site/ICH_Products/Guidelines/Efficacy/E6_R1/Step4/E6_R1__Guideline.pdf. Accessed April 6, 2012.
7. Magiorkinis E, Beloukas A, Diamantis A. Scurvy: past, present and future. *Eur J Intern Med*. 2011;22(2):147-152.
8. Bean WB. Walter Reed: a biographical sketch. *Arch Intern Med*. 1974;134(5):871-877.
9. Jonsen AR. The ethics of research with human subjects: a short history. In: Jonsen AR, Veatch RM, Walters L, eds. *Source Book in Bioethics: A Documentary History*. Washington DC: Georgetown University Press; 1998.
10. Centers for Disease Control and Prevention. CDC–NCHHSTP–Tuskegee Study and Health Benefit Program. 2011. http://www.cdc.gov/tuskegee/index.html. Accessed April 6, 2012.

11. Jones JH, Tuskegee Institute. *Bad Blood: The Tuskegee Syphilis Experiment*. New York, NY: Maxwell McMillan International; 1993.
12. Katz J. The Nuremberg Code and the Nuremberg Trial. A reappraisal. *JAMA*. 1996;276(20):1662-1666.
13. Seidelman WE. Nuremberg lamentation: for the forgotten victims of medical science. *BMJ*. 1996;313(7070):1463-1467.
14. Nuremberg Military Tribunal. The Nuremberg Code. *JAMA*. 1996;276(20):1691.
15. Beecher HK. *Research and the Individual: Human Studies*. 1st ed. Boston, MA: Little, Brown; 1970.
16. Edsall G. Experiments at Willowbrook. *Lancet*. 1971;2(7715):95.
17. Goldby S. Experiments at the Willowbrook State School. *Lancet*. 1971; 1(7702):749.
18. Krugman S. Experiments at the Willowbrook State School. *Lancet*. 1971;1(7706):966-967.
19. Pappworth MH. The Willowbrook experiments. *Lancet*. 1971;297(7710):1181.
20. Krugman S. The Willowbrook hepatitis studies revisited: ethical aspects. *Rev Infect Dis*. 1986;8(1):157-162.
21. Rits IA. Declaration of Helsinki: recommendations guiding doctors in clinical research. *World Med J*. 1964;11:281.
22. World Medical Association. WMA Declaration of Helsinki–Ethical Principles for Medical Research Involving Human Subjects. 2008. http://www.wma.net/en/30publications/10policies/b3/. Accessed April 6, 2012.
23. Beecher HK. Ethics and clinical research. *N Engl J Med*. 1966;274(24):1354-1360.
24. Department of Health and Human Services. Protection of Human Subjects, Informed Consent and Waiver of Informed Consent Requirements in Certain Emergency Research. Final Rules (21CFR Part 50, et al., 45CFR Part 46). *Fed Regist*. 1996;61(192):51500-51533.
25. Emanuel EJ, Wendler D, Grady C. What makes clinical research ethical? *JAMA*. 2000;283(20):2701-2711.
26. Jansen LA, et al. Unrealistic optimism in early-phase oncology trials. *IRB*. 2011;33(1):1-8.
27. Appelbaum PS, Roth LH, Lidz C. The therapeutic misconception: informed consent in psychiatric research. *Int J Law Psychiatry*. 1982;5(3-4):319-329.
28. Appelbaum PS, Roth LH, Lidz CW, Benson P, Winslade W. False hopes and best data: consent to research and the therapeutic misconception. *Hastings Cent Rep*. 1987;17(2):20-24.
29. Flory J, Emanuel E. Interventions to improve research participants' understanding in informed consent for research: a systematic review. *JAMA*. 2004;292(13):1593-1601.
30. Dalton R. Trauma trials leave ethicists uneasy. *Nature*. 2006;440(7083): 390-391.
31. Natanson C, Kern SJ, Lurie P, Banks SM, Wolfe SM. Cell-free hemoglobin-based blood substitutes and risk of myocardial infarction and death: a meta-analysis. *JAMA*. 2008;299(19):2304-2312.
32. Office of the Inspector General, Department of Health and Human Services. *Institutional Review Boards: Their Role in Reviewing Approved Research. Report OEI-01-97-00190*. Washington DC: Office of the Inspector General; 1998.
33. Thompson DF. Understanding financial conflicts of interest. *N Engl J Med*. 1993;329(8):573-576.

34. Morin K, et al. Managing conflicts of interest in the conduct of clinical trials. *JAMA*. 2002;287(1):78-84.
35. Weinfurt KP, et al. Effects of disclosing financial interests on participation in medical research: a randomized vignette trial. *Am Heart J*. 2008;156(4):689-697.
36. AAMC Task Force on Financial Conflicts of Interest. Protecting subjects, preserving trust, promoting progress II: principles and recommendations for oversight of an institution's financial interests in human subjects research. *Acad Med*. 2003;78(2):237-245.
37. Weinfurt KP, et al. Disclosure of financial relationships to participants in clinical research. *N Engl J Med*. 2009;361(9):916-921.
38. National Institutes of Health. NOT-OD-10-099: NIH Requests Comments on the Proposed Rule Applicable to Regulations on the Responsibility of Applicants for Promoting Objectivity in Research for which Public Health Service Funding is Sought and Responsible Prospective Contractors. 2010. http://grants.nih.gov/grants/guide/notice--files/NOT-OD-10-099.html. Accessed April 6, 2012.
39. Gibson L. GlaxoSmithKline to publish clinical trials after US lawsuit. *BMJ*. 2004;328(7455):1513.
40. Hrachovec JB, Mora M. Reporting of 6-month vs 12-month data in a clinical trial of celecoxib. *JAMA*. 2001;286(19):2398; author reply 2399-2400.
41. Kahn JO, Cherng DW, Mayer K, Murray H, Lagakos S. Evaluation of HIV-1 immunogen, an immunologic modifier, administered to patients infected with HIV having 300 to 549 × 10^6/L CD4 cell counts: A randomized controlled trial. *JAMA*. 2000;284(17):2193-2202.
42. Schulman KA, et al. A national survey of provisions in clinical-trial agreements between medical schools and industry sponsors. *N Engl J Med*. 2002;347(17):1335-1341.
43. Liang BA, Mackey T. Confronting conflict: addressing institutional conflicts of interest in academic medical centers. *Am J Law Med*. 2010;36(1):136-187.
44. Wilson RF. The death of Jesse Gelsinger: new evidence of the influence of money and prestige in human research. *Am J Law Med*. 2010;36(2-3):295-325.
45. Wilson JM. Lessons learned from the gene therapy trial for ornithine transcarbamylase deficiency. *Mol Genet Metab*. 2009;96(4):151-157.
46. Glickman SW, et al. Ethical and scientific implications of the globalization of clinical research. *N Engl J Med*. 2009;360(8):816-823.
47. Shuchman M. Commercializing clinical trials–risks and benefits of the CRO boom. *N Engl J Med*. 2007;357(14): 1365-1368.
48. Ross DB. The FDA and the case of Ketek. *N Engl J Med*. 2007;356(16):1601-1604.
49. Wadman M. The quiet rise of the clinical contractor. *Nature*. 2006;441(7089):22-23.
50. Freedman B. Equipoise and the ethics of clinical research. *N Engl J Med*. 1987;317(3):141-145.
51. Lurie P, Wolfe SM. Unethical trials of interventions to reduce perinatal transmission of the human immunodeficiency virus in developing countries. *N Engl J Med*. 1997; 337(12):853-856.
52. Angell M. The ethics of clinical research in the Third World. *N Engl J Med*. 1997;337(12):847-849.
53. Department of Health and Human Services. Findings from a CDC Report on the 1946–1948 U.S. Public Health Service Sexually Transmitted Disease (STD) Inocula-

tion Study. 2010. http://www.hhs.gov/1946inoculationstudy/findings.html. Accessed April 6, 2012.
54. Frieden TR, Collins FS. Intentional infection of vulnerable populations in 1946–1948: another tragic history lesson. *JAMA*. 2010;304(18):2063-2064.
55. Beskow LM, et al. Informed consent for population-based research involving genetics. *JAMA*. 2001;286(18):2315-2321.
56. Clayton EW, et al. Informed consent for genetic research on stored tissue samples. *JAMA*. 1995;274(22):1786-1792.
57. Gronowski AM, Moye J Jr, Wendler DS, Caplan AL, Christman M. The use of human tissues in research: what do we owe the research subjects? *Clin Chem*. 2011; 57(4):540-544.
58. Mello MM, Wolf LE. The Havasupai Indian tribe case–lessons for research involving stored biologic samples. *N Engl J Med*. 2010;363(3):204-207.
59. Wolf LE, Bouley TA, McCulloch CE. Genetic research with stored biological materials: ethics and practice. *IRB*. 2010;32(2):7-18.
60. Charo RA. Body of research–ownership and use of human tissue. *N Engl J Med*. 2006;355(15):1517-1519.
61. Wendler D. One-time general consent for research on biological samples: is it compatible with the health insurance portability and accountability act? *Arch Intern Med*. 2006;166(14):1449-1452.
62. Anon. *Moore v Regents of the University of California*. Available at: 51 Cal3d 120, 793 P2d 479, 271 Cal Rptr 146 (1990), cert denied, 499 US 936 (1991).
63. Wendler D, Emanuel E. The debate over research on stored biological samples: what do sources think? *Arch Intern Med*. 2002;162(13):1457-1462.
64. Pentz RD, Billot L, Wendler D. Research on stored biological samples: views of African American and White American cancer patients. *Am J Med Genet A*. 2006;140(7):733-739.
65. Fong M, Braun KL, Chang RM-L. Native Hawaiian preferences for informed consent and disclosure of results from genetic research. *J Cancer Educ*. 2006;21(Suppl 1):S47-S52.

Seção 2

PRINCÍPIOS DA EXPERIMENTAÇÃO CLÍNICA

Introdução à experimentação clínica

5

Robert Bigelow

MEDICINA BASEADA EM EVIDÊNCIAS

A prática da medicina é uma arte, exercida para a cura e a redução do sofrimento de pacientes individuais. Os médicos praticam sua arte por meio da habilidosa aplicação do conhecimento médico disponível. Antes dos avanços científicos e tecnológicos feitos no último século, o conhecimento médico pertencia a alguns poucos selecionados e era passado de professores para alunos como se fosse de pai para filho (ver o primeiro ponto do Juramento Hipocrático).[1] Embora muito tenha sido aprendido a partir da cuidadosa observação da anatomia e das doenças humanas, as evidências empíricas sobre prognósticos e desfechos de tratamentos eram limitadas. Decisões racionais sobre tratamentos poderiam ser tomadas de forma dedutiva ou com base em crenças aceitas. No entanto, a falta de evidências empíricas amplas não comprovou o valor de muitos tratamentos e deixou-os incompreensíveis.

Pesquisadores médicos modernos aplicaram o método científico e tiraram vantagem dos avanços na tecnologia da informação para produzir um corpo de evidências em constante expansão, muito útil na tomada de decisão médica. O método científico (construção de uma hipótese, delineamento de um experimento, análise dos dados e comunicação dos resultados) e a capacidade de coletar e analisar grandes volumes de dados capacitam os pesquisadores a estudarem os efeitos comparativos de diferentes abordagens terapêuticas. Opiniões sobre o melhor tratamento para uma condição específica são frequentemente consideradas como hipóteses e testadas em estudos clínicos. A aplicação de métodos estatísticos para dados de grandes populações de pacientes traz a capacidade de estimar a resposta média ao tratamento, junto com a variação das respostas entre os pacientes, e modelos estatísticos podem ser usados para identificar fatores associados com respostas melhores e piores.

A arte da medicina foi grandemente expandida com o uso de métodos baseados em evidências. Equipes multidisciplinares delineiam, implementam, analisam e interpretam os estudos clínicos que coletivamente formam o corpo de evidências. Princípios científicos modernos exigem que relatórios do estudo sejam disponibilizados publicamente e sujeitos a escrutínio, frequentemente levando a debate sobre a adequada interpretação dos resultados. A avaliação da validade dos resultados do estudo requer a consideração de importantes fatores, como o método da coleta e da limpeza dos dados, relevância dos pacientes do estudo *versus* os que são tratados de fato nas clínicas médicas, métodos para minimizar o viés, e até mesmo a motivação dos pesquisadores. As opiniões sobre o melhor tratamento são rotineiramente examinadas à luz das evidências compartilhadas, que são utilizadas para desenvolver diretrizes para auxiliar na tomada de decisão médica. Médicos modernos precisam ter a habilidade de compreender e interpretar evidências e fazer as mudanças adequadas em sua prática à luz dos novos achados.

A perspectiva clínica, focando em um único paciente, agora está equilibrada pela perspectiva estatística, que faz inferências a partir das populações. É importante manter em mente que a resposta a um tratamento pode variar de um paciente para outro, e os resultados de um único paciente, portanto, não necessariamente podem ser generalizados para um grupo inteiro. Pela mesma razão, resultados de uma população não predizem de forma acurada o que irá acontecer com cada paciente na população. O objetivo da medicina baseada em evidências é fornecer aos médicos a melhor informação disponível para tomar decisões sobre tratamentos individuais. Isso é conseguido por meio da combinação de perspectivas clínicas e estatísticas para identificar abordagens que produzem os melhores desfechos para a maioria dos pacientes.

ESTUDOS CLÍNICOS E ENSAIOS CLÍNICOS

Um *estudo clínico* é uma tentativa de aprender mais sobre uma doença e suas manifestações, causas ou desfechos. Os estudos clínicos variam de tamanho, de pequenos – como descrições de alguns casos interessantes – a grandes – incluindo milhares de pacientes. Estudos maiores envolvem a criação de um banco de dados e o uso de métodos estatísticos sofisticados para analisar os dados. Os *estudos retrospectivos* coletam e analisam dados de eventos que já ocorreram. Os *estudos prospectivos* identificam uma população de participantes (coorte) e a acompanham no futuro, a partir de um ponto específico no tempo, coletando dados sobre eventos que ocorrem com o passar do tempo. Nosso foco será em um tipo específico de estudo prospectivo, o *ensaio clínico*, que se tornou o método mais bem aceito para investigar os efeitos dos tratamentos médicos e a principal ferramenta no desenvolvimento clínico de novos tratamentos (Fig. 5.1).

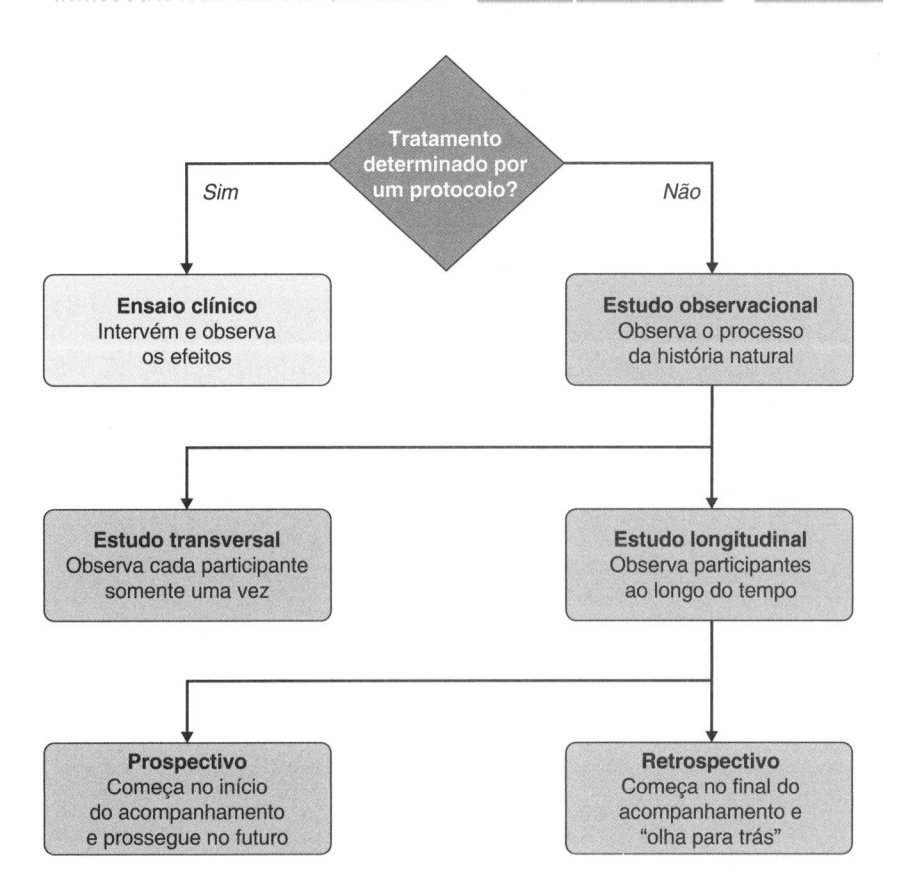

INTRODUÇÃO À EXPERIMENTAÇÃO CLÍNICA — capítulo 5 — 63

```
                    ┌─────────────────┐
                    │   Tratamento    │
                    │ determinado por │
         Sim        │  um protocolo?  │      Não
      ┌─────────────┤                 ├──────────────┐
      ▼             └─────────────────┘              ▼
┌──────────────┐                            ┌──────────────────┐
│ Ensaio clínico│                           │Estudo observacional│
│Intervém e observa│                        │ Observa o processo │
│  os efeitos  │                            │ da história natural│
└──────────────┘                            └──────────────────┘
```

Figura 5.1 Tipos de estudos clínicos.

(Fluxograma: Estudo observacional → Estudo transversal (Observa cada participante somente uma vez) / Estudo longitudinal (Observa participantes ao longo do tempo) → Prospectivo (Começa no início do acompanhamento e prossegue no futuro) / Retrospectivo (Começa no final do acompanhamento e "olha para trás").)

Um ensaio clínico é um estudo com seres humanos que avalia os efeitos de uma determinada intervenção médica ou relacionada com a saúde. Ensaios clínicos que produzem os resultados mais confiáveis têm três características importantes:

1. um desfecho quantificável e relevante;
2. a existência de um grupo de controle;
3. a determinação do tratamento por protocolo. Essa terceira característica requer implicitamente que um ensaio clínico seja prospectivo.

O desfecho quantificável em um ensaio clínico pode ser simplesmente "O paciente melhorou? 0 = não, 1 = sim". Ou pode envolver um cálculo direto como "alterações na pressão diastólica basal após duas semanas de tratamento".

Não é incomum que os desfechos sejam mais complexos, como "tempo desde a randomização até a morte cardiovascular ou hospitalização por causas cardiovasculares, o que acontecer primeiro".

Além de ser quantificável, um desfecho também deve ser uma medida relevante da gravidade ou extensão da doença sob estudo, de forma que as mudanças no desfecho sejam associadas com mudanças em sintomas ou sinais da doença. A relevância das medidas de desfecho, também conhecida como *validade de conteúdo* (do inglês *content validity*), deveria receber atenção especial tanto no delineamento quanto na interpretação dos ensaios clínicos.

A base para a inferência de um ensaio clínico é a diferença observada na(s) medida(s) de desfecho resumida(s) entre um grupo que recebeu um tratamento experimental e outro que recebeu um tratamento de controle, como placebo ou nenhum tratamento. Essa diferença é o *efeito do tratamento* observado. A principal análise de um ensaio clínico relata o efeito do tratamento observado para um desfecho, em combinação com uma declaração sobre a probabilidade de ver um efeito de magnitude semelhante ou maior se o tratamento de controle e o experimental não forem, de fato, diferentes. O efeito do tratamento é mais facilmente compreendido quando representado pela diferença entre duas médias. Entretanto, é bastante comum que o efeito seja expresso como uma razão, como o risco relativo de um desfecho negativo. O cálculo de um efeito do tratamento observado pode ser um tanto complexo. Por exemplo, em uma análise estratificada, o efeito é calculado separadamente para diferentes subgrupos de pacientes e então combinado entre os subgrupos. As análises estratificadas podem produzir mais estimativas precisas ou acuradas do efeito do tratamento e também oferecer a capacidade de testar a homogeneidade do efeito em diferentes subgrupos de pacientes. Fatores de estratificação comumente utilizados são sexo, idade e raça, bem como medidas de risco observáveis na avaliação basal. Mesmo quando delineamentos ou análises de estudos parecem complicados, o efeito do tratamento é fundamentalmente a diferença entre o grupo experimental e o de controle. Estimativas confiáveis de efeito do tratamento exigem um grupo de controle de confiança.

A determinação de um tratamento por um protocolo reduz a chance de que pesquisadores possam introduzir viés ao (consciente ou inconscientemente) selecionar tipos diferentes de pacientes para os braços experimental e de controle, criando portanto uma diferença entre os braços de tratamento que reflita fatores não relacionados ao tratamento. A *randomização* é o método preferencial para evitar viés na determinação do tratamento, pois garante que o tratamento que um paciente irá receber seja determinado pelo acaso e que não esteja, portanto, relacionado com características do paciente específico. Sempre que possível, é vantajoso garantir que pesquisadores e pacientes não estejam cientes do tratamento que está sendo dado. Essa técnica, chamada de *cegamento*, torna pouco provável que a determinação do tratamento de um paciente possa ser corretamente prevista, e isso também reduz um possível viés ao relatar as medidas obtidas durante o estudo.

A importância de exigir que a determinação do tratamento seja feita por um protocolo é vista no exemplo de um estudo retrospectivo hipotético, comparando a sobrevida sem infarto do miocárdio entre pacientes que optaram por intervenção cirúrgica uniarterial para doença cardíaca isquêmica e a de pacientes que optaram por tratamento clínico. As comparações entre o grupo cirúrgico e o grupo clínico poderiam se confundir se os pacientes que escolheram a cirurgia tivessem tendência a um risco basal diferente para desfecho negativo em comparação com pacientes que escolheram o tratamento clínico. Técnicas estatísticas poderiam ajustar a comparação para tratar as diferenças entre o grupo cirúrgico e o grupo clínico. Entretanto, a validade dos ajustes dependeria da finalização das informações sobre o risco basal dos pacientes no estudo. Evidências mais fortes sobre a relativa eficácia da cirurgia e do tratamento médico poderiam ser obtidas a partir de um estudo prospectivo utilizando a determinação aleatória do tratamento.

TESTE DE HIPÓTESE

No ensaio clínico clássico, dois tratamentos – controle (C) e teste (T) – são comparados com base em uma medida de desfecho quantificável. Queremos saber se o tratamento de teste é melhor que o tratamento de controle, e o ensaio clínico chegará a uma de duas conclusões: o tratamento de teste será comprovadamente melhor que o de controle (o ensaio é positivo) ou não (o ensaio é negativo). Estudos delineados dessa forma são chamados de ensaios clínicos de superioridade, uma vez que o objetivo é mostrar que T é melhor que C. Presumimos que a média para os grupos C e T, μ_C e μ_T, representem as médias verdadeiras do desfecho variável entre todos os pacientes elegíveis para receber C ou T. "Média" neste contexto representa uma medida estatística para a tendência central que resume o desfecho em um grupo. O verdadeiro efeito do tratamento é $\Delta = \mu_T - \mu_C$, a diferença entre a média do desfecho do grupo de teste e do de controle.

Para estabelecer o mecanismo para inferência, presumimos que não haja diferença entre o teste e o controle, isto é, $\Delta = 0$. Isso se chama *hipótese nula*. Se a hipótese nula for verdadeira, então esperaríamos que os resultados do ensaio produzissem um Δ observado aproximadamente igual a 0. Em um ensaio clínico positivo, o Δ observado seria tão diferente de 0 que não acreditaríamos que a hipótese nula pudesse ser verdadeira. Nesse caso, rejeitaríamos a hipótese nula e afirmaríamos que existe, de fato, um efeito do tratamento. Se o Δ observado não está distante o suficiente de 0 para nos convencer de que os tratamentos são diferentes, então temos um ensaio clínico negativo, ou falha para rejeitar a hipótese nula.

É importante considerar a possibilidade de tomar uma decisão errada a partir de um ensaio clínico. Um tipo de decisão errada seria feito se afirmássemos que o tratamento de teste foi melhor que o de controle quando, na verdade, não foi. Isso seria um *erro tipo I* ou falso-positivo. O outro tipo de decisão errada seria feito se afirmássemos que o teste não foi melhor que o controle quando, na verdade, foi. Isso seria um *erro tipo II* ou falso-negativo (Quadro 5.1). Os tamanhos dos erros tipo I (α) e tipo II (β) estão especificados no delineamento do estudo e são determinantes importantes do tamanho da amostra.

As formas que utilizamos para controle de erros tipo I e II são conceitualmente diferentes. Isso pode ser visto ao examinar como um teste estatístico determina se um ensaio clínico é positivo ou negativo. Um teste estatístico pode ser visto como uma razão da diferença entre os desfechos médios observados ($\hat{\mu}_T - \hat{\mu}_C$) nos braços de teste e de controle e o desvio-padrão, s_{diff}, dessa diferença. (Para alguns tipos de dados e testes estatísticos, pode-se utilizar formulações mais complicadas para o teste estatístico.) Um teste estatístico ($\hat{\mu}_T - \hat{\mu}_C$)/$s_{diff}$ é como uma razão sinal-ruído. A razão é aumentada por um sinal maior ($\hat{\mu}_T - \hat{\mu}_C$) e diminuída por ruído maior (s_{diff}). Relata-se uma *significância estatística* quando o teste estatístico computado é tão grande que, se os braços de teste e de controle não forem realmente diferentes e nós fôssemos repetir nosso ensaio clínico muitas vezes, não mais que 100 × α% das repetições produziriam um teste estatístico tão grande quanto o que observamos. O valor de *P* é a probabilidade computada de observar uma diferença em teste estatístico pelo menos tão grande quanto a que foi observada, presumindo a hipótese nula de nenhuma diferença entre os braços de tratamento. A significância estatística existe se o valor de *P* for menor que o pré-especificado α. Na maioria dos ensaios positivos, o valor de *P* será consideravelmente mais baixo que α. (Não deve se confundir significância estatística

Quadro 5.1 Tipos de erros no teste de hipótese

Verdade	Decisão do ensaio clínico	
	Positivo (teste melhor que controle)	Negativo (teste não é melhor que controle)
Teste melhor que controle	Verdadeiro-positivo (1 – α)	Falso-negativo Erro tipo II (β)
Teste não é melhor que controle	Falso-positivo Erro tipo I (α)	Verdadeiro-negativo (1 – β)

com *significância clínica*, que avalia o aparente benefício de um tratamento para pacientes individuais, levando em consideração outros fatores como o risco de eventos adversos ou custo.)

A determinação aleatória de pacientes para o tratamento tem um papel importante no controle do erro tipo I. Ela reduz o potencial para viés na comparação do tratamento, equilibrando os fatores prognósticos entre os grupos de tratamento. Além disso, a randomização introduz o elemento do acaso necessário para interpretar o valor de *P* como uma afirmação de probabilidade.

O valor de α é chamado de nível de significância e é especificado no delineamento do ensaio clínico. Convencionou-se determinar que $\alpha = 0{,}05$, de forma que não haja mais que uma chance em 20 de declarar um ensaio como positivo quando de fato os tratamentos não são diferentes. Observe que para um ensaio clínico de superioridade, são utilizados *testes estatísticos bilaterais*, ou seja, um resultado significativo pode ocorrer se o tratamento de teste ou de controle for melhor. Dessa forma, quando $\alpha = 0{,}05$, o erro tipo I é na verdade 0,025 (0,05/2), uma vez que os casos em que o tratamento de controle é significativamente melhor que o tratamento de teste não contam como ensaios clínicos positivos.

Para controlar o erro tipo II (β), consideramos uma diferença hipotética não zero entre os braços de tratamento de teste e de controle ($\Delta_A = \mu_T - \mu_C$) e a variação antecipada em Δ_A (s_{diff} = desvio-padrão Δ_A). A sugestão de que $\Delta_A > 0$ é chamada de *hipótese alternativa*. Com um erro tipo I pré-especificado, Δ_A, e s_{diff}, o tamanho de amostra é determinado de forma que a probabilidade de um ensaio clínico não positivo não seja maior que β. O *poder* do ensaio é $1 - \beta$ e este valor representa a menor probabilidade de um ensaio clínico positivo, presumindo que a diferença média real entre os braços de tratamento de teste e de controle seja pelo menos Δ_A. Em outras palavras, Δ_A é a menor diferença detectável entre os braços de tratamento, presumindo um poder de pelo menos $1 - \beta$. É importante que Δ_A seja grande o suficiente para representar um efeito do tratamento clinicamente significativo, mas não tão grande para ser irreal. O tamanho de amostra necessário para um ensaio diminui com o aumento de Δ_A, e os responsáveis pelo delineamento dos ensaios clínicos podem ficar tentados a escolher uma hipótese alternativa para reduzir o tamanho (e o custo) da amostra do ensaio. Isso poderia levar a um ensaio com pouco poder, com uma chance bastante reduzida de encontrar um efeito do tratamento realístico.

O poder é convencionalmente determinado em pelo menos 0,8, de forma que o erro tipo II seja menor que 0,2. Em grandes ensaios envolvendo alto investimento de tempo e recursos, os patrocinadores podem não estar dispostos a aceitar uma chance de 20% de não conseguir encontrar uma diferença clinicamente significativa e irão registrar pacientes suficientes para obter um poder de 0,9 ou superior. Os custos adicionais de se conduzir um ensaio mais poderoso podem ser aceitáveis em comparação com os custos de se realizar outro ensaio.

Sem descrever detalhes de cálculo de tamanho de amostra, é suficiente observar que os tamanhos dependem dos níveis de erros tipo I e II especificados e da razão do efeito do tratamento para seu desvio-padrão. Erro tipo I menor, erro tipo II menor e razões menores exigem tamanhos de amostra maiores. O Quadro 5.2 mostra a relação entre Δ_A/s e tamanho de amostra. Os possíveis efeitos do tamanho de amostra sobre o erro tipo II são mostrados no Quadro 5.3.[2]

Quadro 5.2 Tamanhos de amostra por grupo em ensaios clínicos randomizados comparando duas médias com teste-t bilateral e erro tipo I = 0,05

	Razão da magnitude do efeito do tratamento para seu desvio-padrão $\|\mu T - \mu C\|/s$				
	0,05	0,1	0,2	0,5	0,8
Poder					
80%	6.285	1.575	395	65	26
90%	8.410	2.105	530	90	34

Quadro 5.3 Relação entre tamanho de amostra e probabilidade de erro tipo II

Mortes	Pacientes randomizados necessários, presumindo um risco de 10% para morte	Probabilidade de erro tipo II[a]	Comentários sobre o tamanho da amostra
0 - 50	< 500	> 0,9	Altamente inadequado
50 - 150	1.000	0,7 - 0,9	Provavelmente inadequado
150 - 350	3.000	0,3 - 0,7	Possivelmente inadequado
350 - 650	6.000	0,1 - 0,3	Provavelmente adequado
> 650	10.000	< 0,1	Adequado

Fonte: Reproduzido, com permissão, de Yusuf S, Peto R, Lewis J, Collins R, Sleight P. Beta blockade during and after myocardial infarction: an overview of the randomized trials. *Prog Cardiovasc Dis*. 1985;27(5):335-371.
[a] Probabilidade de não alcançar P < 0,01 se a redução de risco for = 25%.

Relatos de ensaios clínicos publicados deveriam conter descrições de como o tamanho de amostra foi determinado, incluindo os tamanhos dos erros tipo I e II, além da magnitude hipotética da diferença no desfecho entre os braços de teste e de controle.

Na prática, os delineamentos de ensaios clínicos podem ser mais complexos do que o delineamento de superioridade descrito anteriormente. As variações incluem avaliação de múltiplos braços de tratamento no mesmo ensaio, tamanhos de amostra desiguais nos braços de tratamento, testes intermediários para interromper ensaios clínicos ou descontinuar braços antes de estarem completos, ajustes no tamanho da amostra para manter o erro tipo II e a avaliação de múltiplas variáveis de desfecho. Dois exemplos de ensaios clínicos delineados para mostrar que os braços do tratamento não são diferentes são os *ensaios clínicos de equivalência* (criados para mostrar que dois tratamentos têm resultados semelhantes) e os *ensaios clínicos de não inferioridade* (em que o objetivo é mostrar que o tratamento de teste não é pior que o de controle em uma quantidade específica). Ensaios clínicos envolvendo múltiplos testes de hipóteses devem ser planejados cuidadosamente para garantir que um erro tipo I não seja aumentado simplesmente como resultado de ter mais chances de "ganhar".

O mecanismo de teste de hipótese é importante quando se olha para um ensaio clínico como uma decisão binária (positivo ou negativo) e pode ser mais aplicável a estudos maiores delineados para demonstrar eficácia terapêutica. Muitos ensaios clínicos, no entanto, não levam diretamente a uma decisão negativa ou positiva. Um exemplo de um ensaio clínico sem um teste de hipótese específico é um estudo pioneiro em humanos de um candidato a um novo medicamento. O objetivo de tal estudo é observar os efeitos colaterais do teste de tratamento e aprender se podem ser tolerados sem grandes eventos adversos. Estudos farmacocinéticos em geral não possuem um teste de hipótese específico, uma vez que o objetivo desses ensaios é estimar variáveis relacionadas à farmacologia do tratamento. Outro exemplo de um ensaio clínico sem uma hipótese formal é uma comparação das taxas de efeitos adversos para dois tratamentos por um período longo. Algumas medidas de desfecho relevantes seriam as taxas de efeitos adversos e o tempo até a interrupção por causa deles. Desses tipos de ensaios clínicos, os efeitos de tratamento estimados e os limites de confiança são importantes para interpretar os resultados.

ENSAIOS CLÍNICOS NO DESENVOLVIMENTO DE MEDICAMENTOS

Considera-se que o desenvolvimento clínico para possíveis novos medicamentos tenha quatro fases (Quadro 5.4).[3,4] Na fase I, o medicamento é aplicado em humanos, geralmente como uma única dose ou injeção, em um pequeno número de participantes saudáveis. Os estudos de fase I para medicamentos anticancerígenos podem ser conduzidos com pacientes em vez de participantes saudáveis, pois possíveis tratamentos nessa área terapêutica podem trazer riscos significativos de toxicidade. Os participantes de estudos costumam ser monitorados para efeitos colaterais ou alterações nas medidas laboratoriais. Amostras de sangue coletadas em momentos específicos após administração das doses são analisadas quanto às concentrações de medicamento para produzir perfis farmacocinéticos, descrevendo o momento da ingestão e excreção do medicamento e quaisquer

Quadro 5.4 Comparação entre fases de ensaios clínicos

	Fase I	Fase II	Fase III	Fase IV
Objetivos	Determinar as ações metabólicas e farmacológicas e a dose máxima tolerada	Avaliar a efetividade, determinar os efeitos colaterais a curto prazo e identificar os riscos comuns para uma população e doença específicas	Obter informações adicionais sobre a efetividade para desfechos clínicos e avaliar a razão risco-benefício geral em uma amostra com diversidade demográfica	Monitorar a segurança contínua em grandes populações e identificar usos adicionais do agente que podem ser aprovados pelo FDA
Fatores a serem identificados	• Biodisponibilidade • Bioequivalência • Proporcionalidade da dose • Metabolismo • Farmacodinâmica • Farmacocinética	• Biodisponibilidade • Interações medicamento-doença • Interações medicamento-medicamento • Eficiência com diversas doses • Farmacodinâmica • Farmacocinética • Segurança do paciente	• Interações medicamento-doença • Interações medicamento-medicamento • Intervalo de dosagem • Informações sobre risco-benefício • Eficiência e segurança para subgrupos	• Dados epidemiológicos • Eficiência e segurança entre populações grandes e diversas • Farmacoeconomia
Foco dos dados	• Sinais vitais • Níveis plasmáticos e séricos • Eventos adversos	• Resposta e tolerância à dose • Eventos adversos • Eficiência	• Dados laboratoriais • Eficiência • Eventos adversos	• Eficiência • Farmacoeconomia • Epidemiologia • Eventos adversos

(Continua)

INTRODUÇÃO À EXPERIMENTAÇÃO CLÍNICA   capítulo 5

Quadro 5.4 Comparação entre fases de ensaios clínicos (*Continuação*)

	Fase I	Fase II	Fase III	Fase IV
Características do delineamento	• Níveis ascendentes de dose única • Não cego • Não controlado	• Comparações controladas com placebo • Comparações controladas com ativo • Critérios de entrada bem definidos	• Randomizado • Controlado • 2-4 braços de tratamento • Critérios mais amplos de elegibilidade	• Não controlado • Observacional
Duração	Até um mês	Vários meses	Vários anos	Contínuo (após aprovação do FDA)
População	Voluntários saudáveis ou indivíduos com a doença em questão (p. ex., câncer ou HIV)	Indivíduos com a doença em questão	Indivíduos com a doença em questão	Indivíduos com a doença em questão, bem como novos grupos etários, sexo, etc.
Tamanho de amostra	20-80	200-300	Centenas de milhares	Milhares
Exemplo	Estudo de dose única do Medicamento X em indivíduos normais	Estudo duplo cego avaliando a segurança e a eficácia do Medicamento X vs. placebo em pacientes com hipertensão	Estudo do Medicamento X vs. tratamento padrão para hipertensão	Estudo sobre o benefício econômico do recém-aprovado Medicamento X vs. tratamento padrão para hipertensão

Fonte: Departamento de Pesquisa Clínica em Ciências da Saúde da Universidade de Pittsburgh. Comparação das fases de Ensaios Clínicos. 2002. http://www.clinicalresearch.pitt.edu/docs/comparison_of_clinical_trial_phases.pdf.

metabólitos. Esses perfis são comparados com perfis obtidos a partir de testes com animais e utilizados para selecionar as doses adequadas e regimes em estudos subsequentes. A meia-vida do medicamento é especialmente importante, uma vez que meias-vidas mais longas podem estar associadas à possibilidade de acúmulo e aumento no risco de efeitos colaterais.

Estudos de fase I posteriores podem explorar mais a absorção, a distribuição, o metabolismo e a excreção (ADME) do medicamento, avaliando regimes de múltiplas doses, biodisponibilidade das formas orais e comparação farmacocinética entre as condições quando alimentado e quando em jejum. Dados de fase I combinados entre diversos estudos podem ser utilizados para avaliar a farmacodinâmica do medicamento, analisando as associações entre variáveis farmacocinéticas ou concentrações plasmáticas e medidas biológicas.

Estudos de fase I iniciais frequentemente utilizam delineamentos de aumento de dose, em que o primeiro grupo de pacientes recebe pequenas doses e grupos subsequentes recebem doses maiores, após confirmada a segurança das doses iniciais. Para comparar duas ou mais doses, um delineamento transversal pode ser utilizado para reduzir o número de indivíduos necessários para o estudo. Nesse delineamento, cada participante recebe todas as suas doses, com um período de excreção entre as administrações. A ordem da receita das doses está randomizada. O delineamento transversal produz um ganho de eficiência, uma vez que os testes estatísticos comparando os tratamentos utilizam uma estimativa dentro da variação do participante no denominador. Sem o transversal, as estimativas de variação entre participantes seriam utilizadas no denominador, geralmente produzindo menos poder estatístico (ver Capítulo 6 para mais detalhes sobre estudos de fase I).

Os estudos de fase II começam a estabelecer evidências de efeitos do medicamento para sua indicação pretendida. Estudos iniciais de fase IIa testam uma gama de doses em pacientes com a condição relevante. Estudos que buscam a determinação da dosagem podem ser comparações randomizadas de diversos níveis de dose ou envolver um esquema de seleção de doses sequencial, em que a escolha da dose para futuros pacientes é orientada pelos resultados nos pacientes avaliados anteriormente. Estudos randomizados que buscam a determinação da dosagem são mais simples de delinear e de analisar. No entanto, eles podem exigir tamanhos de amostra maiores. Sempre que possível, são utilizados planos de avaliação interina para evitar exposições desnecessárias dos pacientes a doses inadequadas ou inseguras. Os estudos de fase IIa deveriam identificar uma dose "alvo" com que se espera observar a máxima eficácia (com relação à segurança). A dose-alvo do estudo de fase IIa, ou variação de doses próxima a ela, é testada no estudo de fase IIb. Os ensaios clínicos de fase IIb geralmente são randomizados e possuem tamanhos de amostra grandes o suficiente para obter estimativas mais precisas de eficiência e de taxas de eventos adversos.

Um importante objetivo do desenvolvimento de medicamentos é mostrar como o tratamento em teste é estatística e significativamente melhor que o de controle, com relação a medidas de desfecho que reflitam um benefício clínico, como sobrevida, tempo até o desfecho adverso, escore de sintomas da doença ou *status* funcional. Uma demonstração de benefício clínico pode exigir grandes estudos com acompanhamento estendido, e os patrocinadores, em sua maioria, não estão dispostos a comprometer os recursos necessários para ensaios clínicos de larga escala sem evidências da fase IIb de que o medicamento será eficiente. Dessa forma, ensaios clínicos de fase IIb podem avaliar *desfechos substitutos*, que são relativamente fáceis de avaliar e geralmente requerem menos tempo de acompanhamento do que as reais medidas de benefício clínico. Um bom desfecho substituto deve estar associado com o benefício clínico e, de forma ideal, deve haver um argumento biologicamente plausível explicando a associação.[4] Obter o financiamento e a aprovação do comitê de ética em pesquisa para um grande ensaio clínico delineado para mostrar benefício clínico é mais fácil se os dados da fase II tiverem demonstrado um efeito positivo do tratamento sobre um desfecho substituto (ver Capítulo 7 para mais detalhes sobre estudos de fase II).

A demonstração do benefício clínico é alcançada na fase III, por meio de ensaios clínicos grandes, multicêntricos, randomizados, controlados e que frequentemente incluem pacientes de múltiplas regiões geográficas. A aprovação regulamentária exige "pelo menos dois estudos adequados e bem controlados, cada um convincente por si só, para estabelecer efetividade".[5] Resultados positivos de dois ensaios podem ser vistos como elevando ao quadrado o erro tipo I (o que aprovaria de forma equivocada a comercialização de um novo medicamento ineficaz), que se torna 0,0025 (0,05 × 0,05). Em alguns casos, evidências substancialmente positivas de um grande ensaio podem ser suficientes para aprovação, desde que o ensaio clínico alcance um alto grau de significância estatística para mais de um desfecho, um efeito de tratamento consistentemente positivo seja observado em múltiplas subpopulações e os resultados sejam tão conclusivos que se considere antiético randomizar os pacientes para um braço de controle em um estudo subsequente.[5] O tamanho de amostra em ensaios clínicos de fase III quase sempre fornece um poder superior a 80% para detectar um efeito de tratamento clinicamente relevante na principal variável de eficácia, e não é raro ter um poder de mais de 90%.

Ensaios de fase III rotineiramente incluem objetivos de avaliar efeitos de tratamento em subgrupos, especialmente naqueles determinados por idade, raça ou sexo dos pacientes designados para receber a terapia. Para oferecer mais informações sobre a utilidade do novo tratamento, os responsáveis pelo delineamento do ensaio clínico de fase III frequentemente incluirão objetivos secundários, medindo o efeito do tratamento sobre variáveis econômicas ou de qualidade de vida. Ensaios clínicos de fase III podem conter subestudos com populações específicas, que se submetem a testes adicionais, como amostra sanguínea para análise farmacocinética ou farmacodinâmica. Já se tornou comum coletar e utilizar amostras de pacientes em ensaios clínicos de fase III para avaliações de efeitos de tratamento raros (eficiência ou eventos adversos) associados com genótipos específicos.

Ensaios de fase III podem ser onerosos e demorados. Além dos custos para cuidado com o paciente, despesas substanciais estão associadas com funcionários e administração nos locais de pesquisa. Fabricação, embalagem e distribuição dos medicamentos do estudo também contribuem para os custos do ensaio, especialmente quando há numerosos locais em que se está conduzindo a pesquisa, ou o suprimento do medicamento é limitado. Ativar e monitorar múltiplos locais de investigação em países diferentes pode levar a equipe do ensaio clínico a gastar muito tempo com viagens e administração. Apesar dos avanços na coleta de dados eletrônica, o custo de registrar e limpar os dados continua elevado. A maioria dos ensaios clínicos de fase III requer contínuo monitoramento dos dados para garantir a segurança e evidências iniciais de eficiência, necessitando de limpeza regular dos dados.

O planejamento da fase III normalmente começa mais cedo no processo de desenvolvimento do medicamento, de forma que os ensaios clínicos de eficácia possam ser iniciados rapidamente se os estudos de fase II parecerem positivos. Apesar de incentivos para levar rapidamente uma nova terapia para a fase III, é mais vantajoso ter evidências de uma fase II forte, indicando uma alta probabilidade de sucesso. Estima-se que os custos médios da fase III excedam os das fases I e II em um fator de 5,7 e 3,7, respectivamente (Quadro 5.5),[6] e pode ser muito caro para uma nova terapia falhar tão tardiamente no desenvolvimento.

Após um programa de fase III de sucesso e aprovação para uso, um medicamento pode ser submetido a teste na fase IV para obter mais evidências com relação à segurança, como os efeitos do tratamento crônico ou perfis de eventos adversos em subgrupos. Agências regulamentais podem exigir estudos de fase IV delineados para avaliar riscos específicos como condição para aprovação. Outros objetivos na fase IV podem incluir o desenvolvimento de indicações adicionais ou avaliação farmacoeconômica. Os delineamentos de estudos de fase IV variam muito, desde registros de pacientes até ensaios clínicos controlados (ver Capítulo 8 para mais detalhes sobre estudos de fase III e IV).

Quadro 5.5 Custo médio de desembolso no período clínico para componentes investigativos (em milhões de 2.000 dólares)[a]

Fase de testes	Custo médio	Custo mediano	Desvio--padrão	N[b]	Probabilidade de ir para a próxima fase (%)	Custo esperado
Fase I	15,2	13,9	12,8	66	100	15,2
Fase II	23,5	17,0	22,1	53	71	16,7
Fase III	86,3	62,0	60,6	33	31,4	27,1
Animal - longo prazo	5,2	3,1	4,8	20	31,4	1,6
Total						60,6

Fonte: Reproduzido, com permissão, de DiMasi JA, Hansen RW, Grabowski HG. The price of innovation: new estimates of drug development costs. *J Health Econ.* 2003;22(2):151-185.
[a] Todos os custos foram deflacionados utilizando o Deflator de Preço Implícito do PIB. Valores ponderados foram utilizados para calcular médias, medianas e desvios-padrão.
[b] Número de componentes com dados de custo total para a fase.

RESUMO

A aplicação do método científico e os avanços tecnológicos na coleta e análise de dados permitiram aos pesquisadores estudar os efeitos dos tratamentos médicos em grandes populações, criando um corpo de evidências que pode ser usado como base para a tomada de decisões médicas. A medicina baseada em evidências se apoia em estudos clínicos bem conduzidos, delineados e analisados com hipóteses específicas em mente, e pode oferecer aos médicos acesso global a informações sobre efeitos terapêuticos, riscos de segurança e custos das opções de tratamentos disponíveis.

Um tipo especial de estudo prospectivo, o ensaio clínico, surgiu como padrão para testar e determinar os efeitos dos tratamentos propostos. Características distintas em um ensaio clínico são um desfecho quantificável e relevante, a existência de um grupo de controle e a determinação de um tratamento baseado em protocolo. Os ensaios clínicos se espelham em um método científico, por meio da especificação de uma hipótese, do delineamento de um experimento para avaliar a hipótese, da coleta e análise de dados e do relato dos resultados. O uso adequado da randomização e do cegamento ajuda a evitar viés nas comparações de tratamentos e fornece a estrutura matemática para construir afirmativas de probabilidade sobre os efeitos comparativos entre dois ou mais tratamentos. Devido à força das evidências que oferecem, os ensaios clínicos se tornaram o padrão no desenvolvimento de novos medicamentos e equipamentos.

ESTUDO DE CASO 5.1

Os próximos capítulos discutem o programa de desenvolvimento clínico das fases I-IV para eptifibatide, um inibidor da glicoproteína plaquetária IIb/IIIa que impede a agregação plaquetária. O medicamento foi testado pela primeira vez em sujeitos de pesquisa humanos em 1991, entrou em estudos de fase II no mesmo ano e começou o estudo de fase III em 1993. Um registro de medicamento novo (NDA, do inglês New Drug Application) para comercialização foi submetido em abril de 1996, e o FDA aprovou o seu uso para pacientes com síndromes coronarianas agudas em maio de 1998.[7] Dois estudos de fase IV foram completados depois disso: o estudo Aumento da Supressão do Receptor Plaquetário IIb/IIa com Terapia de Integrilina (ESPRIT, do inglês Enhanced Suppression of the Platelet IIb/IIIa Receptor with Integrilin Therapy), em 2000,[8] e o estudo Inibição da Glicoproteína IIb/IIIa na Síndrome Coronariana Aguda sem Elevação do Segmento ST (EARLY ACS), em 2008.[9]

REFERÊNCIAS

1. National Library of Medicine, National Institutes of Health. Greek Medicine –The Hippocratic Oath. 2002. http://www.nlm.nih.gov/hmd/greek/greek_oath.html Accessed April 10, 2012.
2. Yusuf S, Peto R, Lewis J, Collins R, Sleight P. Beta blockade during and after myocardial infarction: an overview of the randomized trials. *Prog Cardiovasc Dis.* 1985;27(5):335-371.
3. University of Pittsburgh Office of Clinical Research Health Sciences. Comparison of Clinical Trial Phases. 2002. http://www.clinicalresearch.pitt.edu/docs/comparison_of_clinical_trial_phases.pdf. Accessed April 10, 2012.
4. Institute of Medicine. Evaluation of Biomarkers and Surrogate Endpoints in Chronic Disease. 2010. Available at: http://www.iom.edu/Reports/2010/Evaluation--of-Biomarkers-and-Surrogate-Endpoints-in-Chronic-Disease/Report-Brief--Evaluation-of-Biomarkers-and-Surrogate-Endpoints-in-Chronic-Disease.aspx [Accessed April 10, 2012].
5. Center for Drug Evaluation and Research, US Food and Drug Administration. Guidance for Industry: Providing Clinical Evidence of Effectiveness for Human Drugs and Biological Products. 1998. http://google2.fda.gov/search?q= cache: UPKx8ZoM4vAJ:www.fda.gov/downloads/Drugs/GuidanceCompliance RegulatoryInformation/Guidances/UCM078749.pdf+Providing+clinical+evidence+of+effectiveness+for+human+and+bio&client=FDAgov&site=FDAgov&lr=&proxystylesheet=FDAgov&output=xml_no_dtd&ie=UTF-8&access=p&oe=UTF-8. Accessed April 10, 2012.
6. DiMasi JA, Hansen RW, Grabowski HG. The price of innovation: new estimates of drug development costs. *J Health Econ.* 2003;22(2):151-185.

7. US Food and Drug Administration. Drug Approval Package: Integrilin (eptifibatide) Injection. 1998. http://www.accessdata.fda.gov/drugsatfda_docs/nda/98/ 20718_Integrilin.cfm. Accessed April 10, 2012.
8. ESPRIT Investigators. Novel dosing regimen of eptifibatide in planned coronary stent implantation (ESPRIT): a randomised, placebo-controlled trial (erratum in *Lancet* 2001;357 (9265):1370). *Lancet*. 2000;356(9247):2037-2044.
9. Giugliano RP, et al. Early versus delayed, provisional eptifibatide in acute coronary syndromes. *N Engl J Med*. 2009;360(21):2176-2190.

Ensaios clínicos de fase I: pioneiros em humanos

6

Kevin M. Watt, Karen Chiswell e
Michael Cohen-Wolkowiez

INTRODUÇÃO

O processo de desenvolvimento para uma nova entidade molecular (NME, do inglês *new molecular entity*) em humanos ocorre em diversas fases de ensaios clínicos (I ao III) antes que as autoridades regulatórias nacionais possam aprová-la para comercialização (Fig. 6.1). Uma vez que se tenha obtido a aprovação regulatória, após serem submetidas a todos os ensaios clínicos obrigatórios ao longo de muitos anos, as NMEs se traduzem em medicamentos que são utilizados para tratar condições específicas.

O primeiro passo no desenvolvimento de medicamentos humanos envolve estudos "pioneiros em humanos". Esses ensaios clínicos são um marco excitante no processo de desenvolvimento de medicamentos, porque esta é a primeira vez que um medicamento investigacional é dado para humanos. Antes dos testes com pessoas, o trabalho pré-clínico (com animais e laboratorial) determina o perfil de segurança preliminar da NME e a dose inicial para uso em humanos. Ao final da fase pré-clínica nos EUA, o desenvolvedor submete um pedido de Novo Medicamento Investigacional (IND, do inglês *Investigational New Drug*) ao FDA para obter permissão de começar testes do componente em humanos.O desempenho de uma NME nos ensaios clínicos de fase I ajuda a determinar seu progresso por meio do processo de desenvolvimento do medicamento.

O principal objetivo dos ensaios clínicos de fase I é avaliar a segurança da NME em sujeitos de pesquisa humanos. Além disso, a farmacocinética da NME ("o que o corpo faz com o medicamento") é avaliada para determinar a dose mais adequada e o regime de dose em humanos. Os estudos de fase I também podem explorar os efeitos de diferentes formulações, diferentes rotas de exploração, a administração do medicamento após a ingestão de alimentos ou em jejum e as interações medicamento-medicamento. Uma vez que segurança e farmacoci-

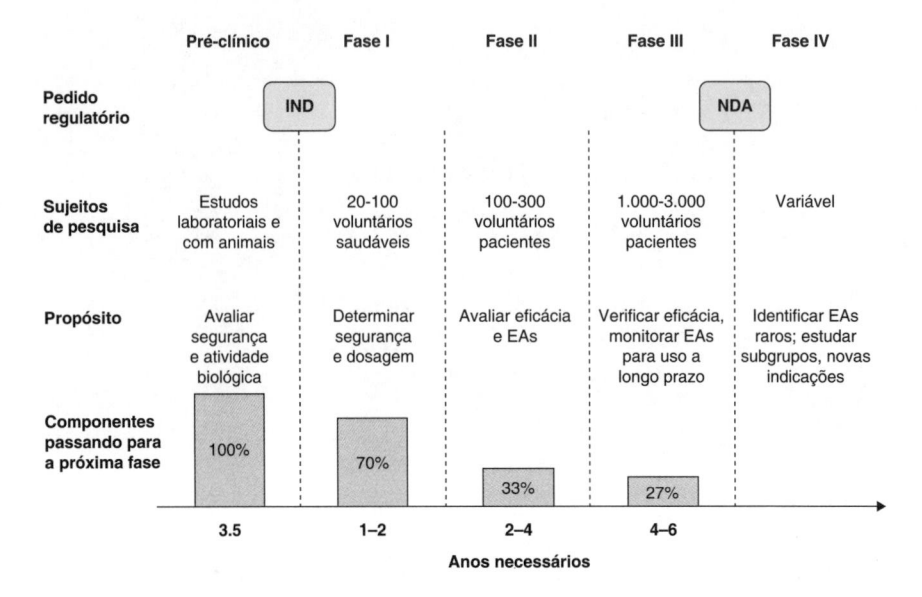

	Pré-clínico	Fase I	Fase II	Fase III	Fase IV
Pedido regulatório		IND		NDA	
Sujeitos de pesquisa	Estudos laboratoriais e com animais	20-100 voluntários saudáveis	100-300 voluntários pacientes	1.000-3.000 voluntários pacientes	Variável
Propósito	Avaliar segurança e atividade biológica	Determinar segurança e dosagem	Avaliar eficácia e EAs	Verificar eficácia, monitorar EAs para uso a longo prazo	Identificar EAs raros; estudar subgrupos, novas indicações
Componentes passando para a próxima fase	100%	70%	33%	27%	
Anos necessários	3.5	1–2	2–4	4–6	

▲ **Figura 6.1** Processo de desenvolvimento de medicamentos. O processo de levar um medicamento ao mercado é uma progressão gradual. EAs, eventos adversos; IND, pedido de novo medicamento investigacional; NDA, pedido de novo medicamento (do inglês *New Drug Application*).

nética são os principais objetivos dos ensaios clínicos de fase I, eles costumam ser realizados com voluntários saudáveis (frequentemente homens adultos). A estratégia limita fatores que podem confundir a avaliação de segurança e farmacocinética, que em geral estão presentes em pacientes que têm a doença de interesse. Entretanto, no caso de preocupações com toxicidade significativa ou um índice terapêutico limitado da NME, esses ensaios podem ser conduzidos em populações de pacientes.

O delineamento de ensaios clínicos de fase I varia segundo o principal objetivo e pode ser de ensaios clínicos randomizados abertos ou cegos. Ensaios clínicos de fase I devem mostrar que um agente investigacional é seguro o suficiente para ser usado em humanos e devem gerar dados farmacocinéticos suficientes para permitir o delineamento e a realização de ensaios clínicos de fase II. A descrição da farmacodinâmica ("o que o corpo faz com o medicamento") e testes iniciais de eficiência podem ser desfechos secundários dos ensaios clínicos de fase I, mas a ênfase é nos objetivos não terapêuticos.

Os estudos de fase I apresentam diversos desafios práticos aos fabricantes de medicamentos. Por exemplo, o componente pode não estar disponível ainda na formulação ótima para a população de pacientes de interesse. Fabricar o componente para esses estudos também pode ser muito oneroso, uma vez que a produção da NME ainda não foi aumentada. As empresas precisam equilibrar a probabilidade do sucesso do medicamento *versus* os recursos necessários para o processo de fabricação em escala total.

AVALIAÇÕES DE SEGURANÇA PRÉ-CLÍNICAS OBRIGATÓRIAS

Durante a década de 1980, cientistas na Dupont começaram a investigar uma nova classe de anti-hipertensivos que agiam antagonizando (bloqueando) o receptor de angiotensina II. Testes iniciais *in vitro* mostraram que a adição de angiotensina II ao tecido arterial causava contração da artéria, mas a adição de angiotensina II e do antagonista experimental evitava as contrações. Após extensa engenharia da molécula para aumentar a potência e obter uma formulação ativa oralmente, este candidato a medicamento, denominado DuP 753 foi testado em ratos e cachorros.[1-3] O agente foi seguro e eficiente em ambas as espécies, mas o metabolismo nos ratos criou um metabólito altamente ativo que aumentou a potência do candidato a medicamento e prolongou sua meia-vida. O metabólito não apareceu nos cachorros.

Antes de ser submetida a um ensaio de fase I, uma NME precisa passar por extensas avaliações pré-clínicas. Elas são feitas principalmente em modelos animais que se aproximam da doença e do impacto esperado da NME em humanos. Modelos animais oferecem oportunidades de elucidar os mecanismos de ação do medicamento que não seriam possíveis em estudos com humanos. Por exemplo, pesquisadores estudando a DuP 753 criaram a hipótese de que a NME baixava a pressão arterial ao inibir o sistema renina. Em um experimento pré-clínico, pesquisadores removeram ambos os rins de ratos anestesiados e observaram que, sem a renina produzida pelos rins, a DuP 753 não reduzia a pressão arterial.[1] Tal achado confirmou a hipótese acerca do mecanismo de ação da DuP 753. Esse estudo, no entanto, não poderia ter sido realizado em humanos. Outro importante achado farmacocinético a partir dos estudos pré-clínicos desta NME foi que a produção de um metabólito farmacologicamente ativo dependia da espécie, ocorrendo em ratos mas não em cachorros.[4,5] Esse achado levantou a questão sobre se os humanos produziriam tal metabólito, um importante objetivo para definir durante os testes clínicos com humanos na fase I. A presença de metabólitos ativos poderia ter implicações de segurança, de dosagem e de eficácia.

A seguir, estão listados alguns estudos pré-clínicos que devem ser completados antes de um agente poder ser administrado a humanos.

- Farmacologia de segurança em animais avaliando o impacto do medicamento em funções vitais (como o sistema cardiovascular).

- Avaliações farmacocinéticas em animais, incluindo avaliações da absorção, da distribuição, do metabolismo e da excreção (ADME) de um medicamento.
- Estudos de toxicidade para dose única (ou por escalonamento de dose) em duas espécies animais.
- Repetição dos estudos de dose-toxicidade em duas espécies animais (um não roedor), com duração igual ou superior à proposta nos estudos de fase I com humanos. Além disso, a rota de administração testada (oral, intravenosa) deve ser a mesma proposta para administração em humanos.
- Estudos de genotoxicidade *in vitro* para avaliar a mutagenicidade.
- Estudos de toxicidade reprodutiva para avaliar o impacto de um medicamento sobre o desenvolvimento fetal e fertilidade feminina, embora isso varie conforme a região:[5a]
    - EUA – estudos de desenvolvimento embrionário e fetal e fertilidade feminina não precisam ser realizados antes de ensaios de fase I em mulheres em idade fértil se as participantes do sexo feminino forem monitoradas cuidadosamente, utilizando contracepção adequada e tomando precauções para minimizar o risco de engravidar.
    - União Europeia – o impacto do medicamento no desenvolvimento embrionário e fetal deve ser avaliado antes da administração do medicamento a mulheres em idade fértil. Estudos avaliando o impacto sobre a fertilidade da mulher devem ser feitos antes dos ensaios de fase III.
    - Japão – estudos de desenvolvimento embrionário e fetal e fertilidade feminina devem ser realizados antes da administração do medicamento a mulheres em idade fértil. Essas mulheres também precisam utilizar contracepção adequada.

Além de avaliar a segurança e elucidar o mecanismo de ação em modelos animais, essa fase de estudo é utilizada para estimar uma dose inicial em humanos.

DETERMINAÇÃO DA DOSE INICIAL MÁXIMA RECOMENDADA

Os dados com animais mostraram que a DuP 753 era um antagonista do receptor de angiotensina II altamente seletivo. Esse agente, se levado ao mercado, estaria concorrendo com os inibidores da enzima conversora da angiotensina (ECA). Os inibidores da ECA não são seletivos para ECA. Eles também agem sobre a bradicinina e os sistemas de substância P, resultando em efeitos colaterais, como tosse seca e edema angioneurótico, que frequentemente limitam sua tolerabilidade. Se a DuP 753 fosse mais seletiva, esses efeitos colaterais poderiam ser minimizados, oferecendo à DuP 753 uma vantagem competitiva sobre os inibidores da ECA. Com base na seletividade da DuP 753 e seu perfil de segurança em animais, os pesquisadores estabeleceram uma dose inicial máxima recomendada (DIMR) de 40 mg.[6]

Uma vez que a DIMR será a dose testada nos ensaios clínicos de fase I, deve ser escolhida cuidadosamente, considerando a segurança e a eficácia do ensaio clínico. Uma abordagem conservadora à implementação de DIMR em humanos (escolhendo uma dose baixa) pode levar a ensaios de fase I prolongados e onerosos, testando diversos níveis de dose para determinar a mais adequada. Em contraste, uma abordagem agressiva (escolhendo uma dose alta) pode levar a excesso de toxicidade. A DIMR é frequentemente extrapolada dos dados pré-clínicos coletados de modelos animais (Fig. 6.2).[7]

Um Guia para a Indústria do FDA[8] esboça um algoritmo para estimar a DIMR em ensaios clínicos iniciais em voluntários adultos saudáveis (Fig. 6.3). O algoritmo segue estes passos:

1. Nenhum nível observado de efeitos adversos (NOAELs, do inglês *no observed adverse effect levels*) foi extrapolado a partir dos dados obtidos do modelo animal mais adequado. O NOAEL é determinado a partir de estudos de toxicologia pré-clínicos, avaliando a toxicidade declarada, marcadores de toxicidade substitutos e efeitos farmacodinâmicos exagerados. O modelo animal mais adequado geralmente é o mais sensível

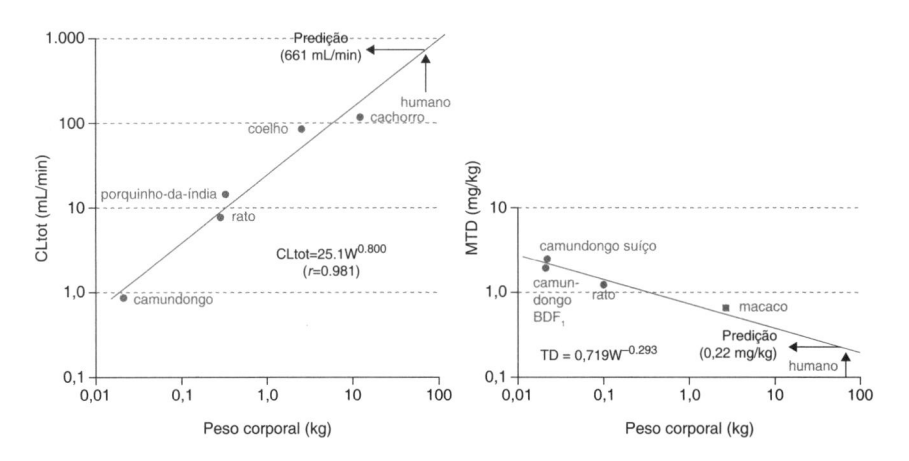

▲ **Figura 6.2** Exemplo de escala alométrica de dosagem animal para dosagem humana. Reproduzida, com permissão, de Peterson JK, Houghton PJ. Integrating pharmacology and in vivo cancer models in preclinical and clinical drug development. *Eur J Cancer*. 2004;40(6):837-844. CLtot, depuração total (do inglês *total clearance*); MTD, dose máxima tolerada (do inglês *maximum tolerated dose*); TD, dose tolerada (do inglês *tolerated dose*); W, peso (do inglês *weight*).

Passo 1 — Determine NOAELs (mg/kg) em estudos de toxicidade

Há justificativa para extrapolar NOAEL sem animais para uma dose equivalente para humanos (HED, do inglês *human-equivalent dose*) com base em mg/kg (ou outra normalização adequada)?

Sim → HED (mg/kg) = NOAEL (mg/kg) (ou outra normalização apropriada)

Não ↓

Passo 2 — Converta cada NOAEL de animal para HED (com base na área de superfície corporal; ver Quadro 6.1)

Passo 3 — Selecione HED da espécie mais apropriada

Passo 4 — Escolha o fator de segurança e divida a HED por tal fator

Dose inicial máxima recomendada (DIMR)

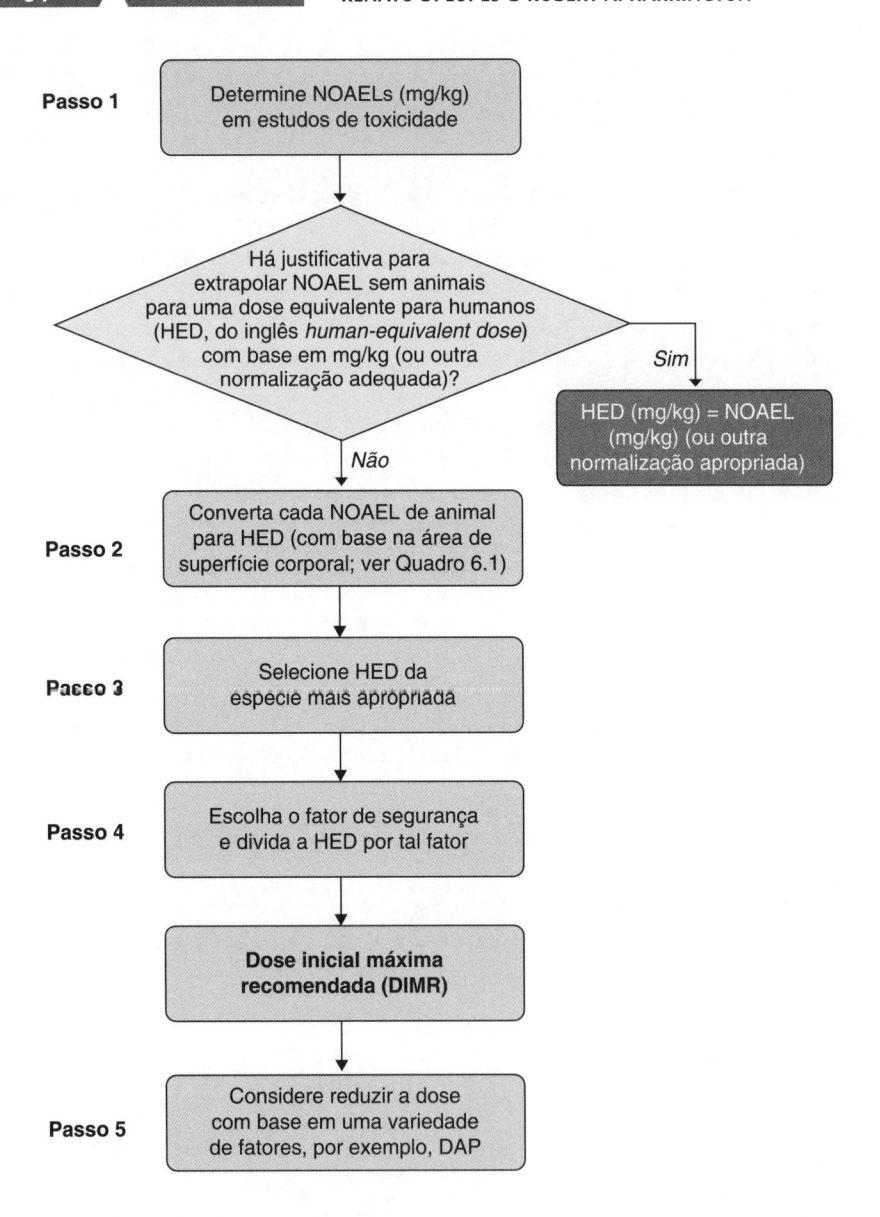

Passo 5 — Considere reduzir a dose com base em uma variedade de fatores, por exemplo, DAP

▲ **Figura 6.3** Seleção da dose inicial máxima recomendada para medicamentos administrados sistematicamente em voluntários normais. NOAELs, nenhum nível observado de efeitos adversos (medicamentos); DAP, doença arterial periférica. Reimpressa do FDA. Guidance for Industry on Estimating the Maximum Safe Starting Dose in Initial Clinical Trials for Therapeutics in Adult Healthy Volunteers; Availability.2005.
http://www.fda.gov/downloads/Drugs/GuidanceComplianceRegulatoryInformation/Guidances/UCM078932.pdf. Acessado em 11 de abril de 2012.

ao medicamento, mas outros fatores podem influenciar esta escolha, incluindo variações na ADME entre espécies e evidências de que um animal específico prevê melhor a toxicidade em humanos.
2. Os NOAELs são então normalizados e escalados para doses equivalentes para humanos (HEDs), utilizando a alometria baseada na área de superfície corporal. O FDA derivou fatores de conversão para diferentes espécies pelos quais os NOAELs podem ser multiplicados para determinar as HEDs (Quadro 6.1).[8]

Quadro 6.1 Conversão de dose animal em dose equivalente para humanos (HEDs) com base na área de superfície corporal

Espécie	Para converter a dose animal (mg/kg) em dose em mg/m², multiplique por k_m	Para converter a dose animal (mg/kg) em HED[a] (mg/kg):	
		Divida a dose animal por	Multiplique a dose animal por
Humano	37	–	–
Criança (20 kg)[b]	25	–	–
Camundongo	3	12,3	0,08
Hamster	5	7,4	0,13
Rato	6	6,2	0,16
Furão	7	5,3	0,19
Porquinho-da-índia	8	4,6	0,22
Coelho	12	3,1	0,32
Cachorro	20	1,8	0,54
Primatas			
Macaco[c]	12	3,1	0,32
Mico	6	6,2	0,16
Macaco esquilo	7	5,3	0,19
Babuíno	20	1,8	0,54
Microporco	27	1,4	0,73
Miniporco	35	1,1	0,95

Fonte: Reimpresso do FDA. Guidance for Industry on Estimating the Maximum Safe Starting Dose in Initial Clinical Trials for Therapeutics in Adult Healthy Volunteers; Availability.2005.
http://www.fda.gov/downloads/Drugs/GuidanceComplianceRegulatoryInformation/Guidances/UCM078932.pdf. Acessado em 11 de abril de 2012.
[a] Presume uma pessoa de 60 kg. Para espécies não listadas ou para pesos fora da variação padrão, a HED pode ser calculada por meio da seguinte fórmula: HED, dose animal em mg/kg × (peso do animal em kg/peso humano em kg)^{0,33}.
[b] Este valor k_m é apenas para referência, uma vez que crianças saudáveis raramente serão voluntárias para ensaios de fase I.
[c] Por exemplo, cinomolgos, rhesus e rabo-curto.

3. A extrapolação de dados de animais para humanos é imperfeita. Portanto, depois que a HED é calculada, um fator de segurança é aplicado para incorporar uma margem de erro na DIMR. Convencionalmente, a DIMR é calculada dividindo a HED pelo fator de segurança de 10. Em casos de toxicidade severa ou irreversível, índice terapêutico limitado, alvos terapêuticos novos ou um modelo animal com aplicabilidade de ADME limitada para humanos, pode-se aplicar um fator de segurança > 10. Por outro lado, pode-se aplicar um fator de segurança < 10 para uma NME que seja membro de uma classe de medicamentos bem descrita, com metabolismo, toxicidade, rota e frequência de administração semelhantes. Medicamentos com toxicidade limitada, facilmente monitorada e reversível também podem ter um fator de segurança > 10.

DELINEAMENTO EXPERIMENTAL

A mudança de ensaio pré-clínico para clínico significa um aumento significativo em investimento. O primeiro ensaio clínico de fase I para DuP 753 foi delineado em dois estágios, com o estágio 1 sendo um estudo de dose única e o estágio 2 sendo um estudo de múltiplas doses.[6] Durante o estágio 1, oito voluntários saudáveis receberam doses escaladas de DuP 753 (2,5 mg, 5 mg, 10 mg, 20 mg ou 40 mg) ou placebo. Um componente farmacodinâmico exploratório secundário foi adicionado ao ensaio com a administração de angiotensina I e monitoramento da pressão arterial. Avaliações extensas clínicas e laboratoriais foram realizadas. Os níveis plasmáticos do medicamento foram medidos em momentos específicos após cada dose para determinar a farmacocinética da DuP 753, e diversas variáveis (aldosterona, norepinefrina, angiotensina II) foram medidas como marcadores do efeito do medicamento.

O delineamento de um ensaio de fase I depende do tipo de medicamento e do objetivo do estudo. Uma vez que esses ensaios iniciais normalmente têm um objetivo não terapêutico (p. ex., segurança e farmacocinética), eles costumam ser realizados com participantes saudáveis. Esses participantes são voluntários e normalmente são compensados por sua participação. O número de participantes em estudos de fase I varia de acordo com o medicamento, mas é normalmente menor que 30, e o tamanho da amostra muitas vezes não é determinado pela consideração do poder estatístico. Diversos fatores contribuem para o número limitado de participantes registrados nos ensaios clínicos de fase I: baixa variabilidade esperada na população adulta saudável, preocupações com segurança e a falta de benefício médico para os participantes do estudo. Uma vez que os participantes dos ensaios clínicos de fase I não têm a doença de interesse, é um desafio avaliar os efeitos dos medicamentos neles. Um medicamento anti-hipertensivo dado para um participante normotenso, por exemplo, pode ter um efeito mínimo sobre a pressão arterial. O ensaio clínico de fase I da DuP 753 foi incomum, uma vez que os pesquisadores aumentaram artificialmente a pressão arterial de voluntários saudáveis utilizando angiotensina I intravenosa, para obter dados sobre eficácia, bem como sobre segurança e farmacocinética.

Em alguns casos, pacientes com a doença, em vez de voluntários saudáveis, participam de ensaios de fase I. Isso é mais comum com medicamentos investigacionais que têm um alto risco de toxicidade. No campo da oncologia, novos agentes antineoplásicos são frequentemente testados em pacientes em estado avançado da doença e com poucas opções terapêuticas. Muitas vezes, esses ensaios são complicados por uma população de participantes mais heterogênea, mas, por outro lado, frequentemente têm maior potencial de demonstrar os efeitos do medicamento. Esses participantes em geral não são compensados monetariamente, mas esperam obter algum benefício clínico ao participar do ensaio.

Marcadores de eficácia substitutos frequentemente são empregados em ensaios de fase inicial, com bom racional. Muitas doenças crônicas podem levar anos para afetar a saúde, tornando as medidas de desfechos clínicos padrão (p. ex., sobrevida, *status* funcional) nada práticas para pequenos ensaios clínicos de fase inicial. A pressão arterial elevada é um marcador substituto bem descrito para doenças cardiovasculares e fácil de medir em um ensaio clínico de fase I. A utilização de marcadores substitutos, como pressão arterial, permite aos pesquisadores decidir cedo no processo de desenvolvimento de um medicamento se uma NME tem probabilidade de se tornar um medicamento eficaz e, portanto, de reduzir a despesa de estudos de fase posterior para um medicamento ineficaz. Além disso, em alguns casos, esses marcadores substitutos são aceitos por agências regulatórias durante o processo de aprovação de medicamentos, o que reduz o tempo de espera entre a realização dos ensaios de fase I e a chegada do medicamento ao mercado.

O delineamento dos ensaios de fase I pode variar de estudos abertos com apenas um braço até delineamentos randomizados, controlados, paralelos com cegamento. O delineamento adequado depende dos objetivos do estudo. A maioria dos estudos de fase I são abertos, mas aqueles que incorporam farmacodinâmica ou medidas de eficácia geralmente requerem cegamento e inclusão de um braço placebo. Quando o objetivo é determinar a variação de doses toleráveis e a natureza das reações adversas com um agente, então um estudo combinando dose única e escalonamento de dose com um braço placebo é bastante utilizado. Por exemplo, pesquisadores no ensaio clínico da DuP 753 designaram participantes para o tratamento *versus* os braços placebo. Com esse delineamento, eles avaliaram a segurança precisamente e, ao longo de um período (múltiplas doses), descreveram a farmacocinética de escalonar as doses, além da farmacodinâmica ao comparar os braços do medicamento com o placebo. Os pesquisadores observaram uma redução significativa na aldosterona após a administração tanto da DuP 753 quanto do placebo. Sem o braço placebo neste delineamento, a queda da aldosterona provavelmente teria sido atribuída à DuP 753.

ESCALONAMENTO DE DOSE

> Durante o estágio 2 do ensaio clínico de fase I para a DuP 753, 29 participantes saudáveis foram colocados (não randomizados) em um estudo cego para um de cinco grupos de tratamento (5 mg, 10 mg, 20 mg, 40 mg ou placebo). Os participantes receberam o medicamento do estudo (ou placebo) uma vez ao dia por oito dias. Neste caso, a angiotensina II foi administrada de forma intravenosa para elevar a pressão arterial, e foram registradas as medidas da pressão arterial. A segurança clínica e laboratorial foi estritamente monitorada. Amostras farmacocinéticas foram coletadas em intervalos específicos, e os alvos do efeito do medicamento (atividade da renina plasmática, aldosterona, norepinefrina e angiotensina II) foram medidos após cada dose.

Uma vez que se tenha estabelecido uma dose inicial segura, é necessário estabelecer uma variação de doses toleradas. Esse passo informa a inclinação da curva de resposta dose-toxicidade e é explorado utilizando um esquema de escalonamento de dose. Dois desses esquemas estão descritos a seguir.

O primeiro deles, o esquema modificado da escala de Fibonacci, é a escala mais comumente empregada em ensaios clínicos de fase I. Embora tenha um excelente grau de segurança, muitas vezes não é o esquema mais eficiente. Em doses baixas, quando o risco de toxicidade limitado pela dose é baixo, o escalonamento de dose é rápido (Quadro 6.2).[9] À medida que a dose e o risco de toxicidade aumentam, a taxa de escalonamento de dose diminui. No esquema modificado da escala de Fibonacci, a taxa de escalonamento é predeterminada e ajustada somente se há toxicidade.

O segundo método é um esquema adaptável que utiliza concentrações séricas do medicamento para ajustar a dose "em tempo real" (Fig. 6.4).[9a] Esse método de utilizar escalonamento de dose orientado farmacologicamente (EDOF) se baseia na hipótese de que as doses para animais e para humanos demonstrarão a mesma toxicidade para a mesma exposição ao medicamento. Uma vez que os efeitos do medicamento dependem principalmente do componente livre (p. ex., exposição, que é medida com concentrações séricas), os pesquisadores podem utilizar os dados sobre toxicidade associada à concentração sérica em animais e extrapolar para humanos. Cada incremento de escalonamento de dose se baseia nas concentrações séricas, que individualiza o esquema de escalonamento. Essa abordagem limita a toxicidade ao evitar sobredose e maximiza o efeito ao evitar subdose.

Quadro 6.2 Esquema de busca modificado idealizado de Fibonacci para a abordagem de escalonamento de dose em um estudo de fase I

Dose inicial do medicamento (mg/m²)	Aumento a partir da dose anterior (%)
2N	100
3,3N	67
5N	50
7N	40
12N	33
16N	33
etc.	33

N, dose inicial original.
Fonte: Reproduzido, com permissão, de Goldsmith MA, Slavik M, Carter SK. Quantitative prediction of drug toxicity in humans from toxicology in small and large animals. *Cancer Res.* 1975;35(5):1354-1364.

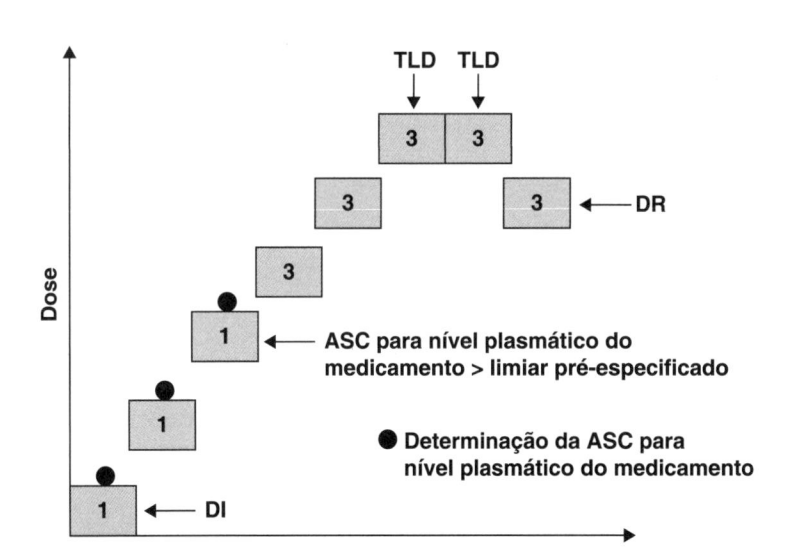

▲ **Figura 6.4** Escalonamento de dose orientado farmacologicamente em ensaios clínicos de fase I. Cada retângulo representa uma coorte contendo o número indicado de pacientes tratados com um determinado nível de medicamento. TLD, toxicidade limitada pela dose; DI, dose inicial; DR, dose recomendada; ASC, área sob a curva para concentração do medicamento como uma função de tempo. Reproduzida, com permissão, de Le Tourneau C, Lee JJ, Siu LL. Dose escalation methods in phase I cancer clinical trials. *J Natl Cancer Inst.* 2009;101(10):708-720.

O ensaio de fase I para a DuP 753 não utilizou um esquema tradicional de escalonamento de dose, embora outros o tenham feito.[10,11] Participantes do estudo de fase I receberam diversas doses, variando de 2,5 mg até 40 mg. No entanto, a DIMR foi de 40 mg – as doses mais baixas foram administradas para caracterizar melhor a farmacocinética e a farmacodinâmica do componente.

CONCLUSÃO

Os resultados do ensaio de fase I da DuP 753 eram promissores. Não foram observados eventos adversos em nenhum dos voluntários, e os achados farmacocinéticos/farmacodinâmicos sugeriram que, assim como em ratos, o metabolismo humano da DuP 753 produziu um metabólito altamente ativo que aumentou tanto a potência (permitindo doses mais baixas) quanto a meia-vida (permitindo uma única dose diária) do medicamento. Esses resultados formaram a base para outros ensaios clínicos que caracterizassem melhor o mecanismo de ação e seletividade do medicamento e que, por fim, levaram a ensaios clínicos de fases II e III, os quais demonstraram eficácia em larga escala. O medicamento foi renomeado losartana (Cozaar®) e, como pioneiro de uma nova classe de agentes anti-hipertensivos, tornou-se um medicamento de multibilhões de dólares.

O objetivo dos ensaios de fase I é estabelecer a segurança da NME em humanos. Além disso, esses ensaios visam determinar as doses máxima e mínima toleradas por humanos e caracterizar a farmacocinética da NME para essa variação de dose. Os dados gerados pelos ensaios clínicos de fase I são utilizados para delinear futuros ensaios clínicos de eficácia. À medida que os ensaios clínicos de fase I vão evoluindo, mais ênfase é colocada em medidas iniciais de eficiência, que tradicionalmente faziam parte do domínio dos ensaios clínicos de fase II.

Tanto a Agência Europeia de Medicina[12] quanto o FDA[13] agora permitem ensaios sobre ADME com doses bem baixas em humanos (denominados ensaios clínicos de fase 0 ou de microdose). Os requerimentos regulatórios para esse tipo de ensaio são muito mais baixos que para ensaios clínicos de fase I tradicionais, uma vez que as doses utilizadas são 1/100 da dose inicial para um ensaio clínico de fase I, minimizando, dessa forma, a toxicidade. O objetivo dos ensaios clínicos de fase 0 é descrever melhor a farmacocinética dos medicamentos em humanos, de forma a permitir um desenvolvimento mais eficaz dos componentes mais promissores. No entanto, as avaliações de segurança são limitadas, no sentido de que as doses utilizadas para ensaios clínicos de fase 0 são muito mais baixas do que a dose a ser usada em ensaios clínicos subsequentes de eficácia.

Em resposta à confusão dos limites entre as fases clínicas do desenvolvimento de um medicamento, a Conferência Internacional sobre Harmonização (ICH, do inglês International Conference on Harmonisation) publicou diretrizes descrevendo os estágios do desenvolvimento de medicamentos com base no objetivo: farmacologia humana, exploração terapêutica, confirmação terapêutica e uso terapêutico.[14] Embora essas mudanças possam ser confusas, elas destacam a evolução do desenvolvimento de medicamentos e a diversidade de abordagens que podem levar ao desenvolvimento de novos medicamentos seguros e eficientes.

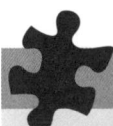

ESTUDO DE CASO 6.1

Eptifibatide

Eptifibatide é um heptapeptídeo cíclico sintético obtido no final da década de 1980/início da década de 1990 de uma proteína encontrada no veneno da cascavel-anã (*Sistrurus miliarius barbouri*).[15] Ele tem uma sequência Lis-Gli-Asp (KGD) modificada e mostra grande afinidade e especificidade para a glicoproteína integrina plaquetária IIb/IIIa. A ligação reversível do eptifibatide com a integrina inibe a agregação plaquetária e previne a trombose. O agente é altamente potente, de ação rápida e meia-vida curta,[16] necessitando de bólus intravenoso e dosagem por infusão para efeito antiplaquetário prolongado.

O eptifibatide foi examinado em seis estudos de fase I que envolveram 69 adultos saudáveis e nove com insuficiência renal moderada (Quadro 6.3).[17] Metade dos estudos incluíram administração de bólus intravenoso, seguido por uma infusão intravenosa contínua por até 24 horas. As doses de bólus variaram de 20 a 90 mg/kg, enquanto a infusão variou de 0,2 a 1,5 mg/kg/min. Dois estudos iniciais foram delineamentos com escalonamento de dose, com o eptifibatide sendo administrado por 90 minutos em uma infusão contínua de 0,2, 0,5, 1,0 ou 1,5 mg/kg/min. Três dos estudos exploraram os efeitos de diversas doses de eptifibatide quando administradas com e sem aspirina e/ou heparina, uma vez que a população-alvo de pacientes para uso de eptifibatide (aqueles submetidos à intervenção coronariana percutânea) tipicamente receberia essas terapias durante e após o procedimento.

A segurança foi avaliada com base nos eventos adversos, anormalidades laboratoriais, leituras eletrocardiográficas, o grau de hematomas no local de acesso e tempo de sangramento durante a infusão e após finalizar o medicamento de estudo. Os efeitos farmacodinâmicos foram estudados utilizando testes de agregação plaquetária *ex vivo*, e a resposta farmacodinâmica à dose foi caracterizada. Um importante foco da avaliação farmacocinética foi a meia-vida, que ajudou a informar o delineamento do regime de dose, envolvendo uma dose inicial no bólus, seguido pela infusão contínua do medicamento.

A farmacocinética do eptifibatide foi linear na variação da dose, de 0,5-1,5 μg/kg/min. A extensão da ligação do medicamento à proteína plasmática humana foi de aproximadamente 25%. A meia-vida plasmática foi de 0,59-1,72 horas em homens saudáveis e uma média de 1,8 horas nas quatro mulheres saudáveis na pós-menopausa.

Quadro 6.3 Estudos de fase I sobre eptifibatide[17]

Estudo	n	População	Dose no bólus	Taxa de infusão/duração	Outros medicamentos
91-001/001A	14	Homens adultos	–	0,2, 0,5, 1,0, ou 1,5 µg/kg/min × 90 min	–
91-002/002X	28	Homens adultos	–	0,5 ou 1,0 µg/kg/min × 90 min	Aspirina, heparina ou ambos
91-004	4	Homens adultos	–	0,5 µg/kg/min × 6 horas	–
	4	Homens adultos	–	0,5 µg/kg/min × 6 horas	Aspirina e heparina
91-006	4	Homens adultos	20 µg/kg	0,5 µg/kg/min × 6 horas	Heparina
	4	Homens adultos	40 µg/kg	1,0 µg/kg/min × 6 horas	Heparina
92-008	4	Mulheres na pós-menopausa	90 µg/kg	1,0 µg/kg/min × 90 min	–
94-020	3	Adultos com insuficiência renal moderada	70 µg/kg	–	–
	6	Adultos com insuficiência renal moderada	50 µg/kg	0,35 µg/kg/min × 24 horas	–
	7	Adultos com função renal normal, mesma idade	50 µg/kg	0,35 µg/kg/min × 24 horas	–
Total	**78**				

Os efeitos do eptifibatide na inibição da agregação plaquetária (IAP) foram relacionados à dose e à duração da infusão, com > 90% da IAP alcançada com infusões curtas (90 minutos), de 1-1,5 μg/kg/min. A IAP quase completa foi alcançada em 4-6 horas durante uma infusão de 0,5 μg/kg/min ao longo de seis horas, embora as concentrações de estado estável não tenham sido atingidas durante esse período. Isso sugeriu que concentrações ou doses mais elevadas podem prolongar o tempo necessário para retornar ao valor basal, mas podem não acrescentar nada à eficácia do medicamento. Nem o ácido acetilsalicílico nem a heparina influenciaram os efeitos do eptifibatide sobre a IAP. O tempo de sangramento utilizando Simplate, no entanto, foi três vezes maior com o ácido acetilsalicílico em comparação com a avaliação basal. A heparina e 0,5 μg/kg/min de eptifibatide ao longo de 90 minutos tiveram efeitos mínimos sobre o tempo de sangramento, mas as infusões de eptifibatide ao longo de seis horas ou de doses maiores que 0,5 μg/kg/min foram associadas com um aumento de duas vezes no tempo de sangramento em comparação com a heparina. A combinação de ácido acetilsalicílico, heparina e eptifibatide (0,5 μg/kg/min ao longo de seis horas) foi associada com um aumento em cinco a seis vezes no tempo de sangramento.

Após essas investigações de fase I, os pesquisadores concluíram que, além de prolongar o tempo de sangramento, o eptifibatide parecia ser seguro em humanos nas diversas taxas de infusão, durações e combinações estudadas. Os efeitos tanto na agregação plaquetária quanto no tempo de sangramento foram prontamente reversíveis após a interrupção da infusão, com os tempos de sangramento retornando para o valor basal em até duas horas após a interrupção e a agregação plaquetária regressando ao valor basal 4-6 horas após a interrupção da infusão.

O PAPEL DA MEDICINA TRANSLACIONAL NO DESENVOLVIMENTO DE MEDICAMENTOS

A taxa de aprovação de novos medicamentos diminuiu dramaticamente nos últimos 20 anos, com somente 110 novos medicamentos aprovados entre 2006 e 2010, contra 205 aprovados entre 1996 e 2000.[18] Existem numerosos gargalos no processo de desenvolvimento de novos medicamentos, incluindo a capacidade de transformar a pesquisa clínica em ensaios clínicos. Para superar essa limitação, unidades de pesquisa clínica de fase inicial foram criadas globalmente. Essas unidades rompem com um modelo de pesquisa em que as diversas fases do desenvolvimento de medicamentos são feitas de modo sequencial e isoladamente uma da outra e passam para um paradigma que emprega uma equipe integrada em que um processo iterativo, frequentemente paralelo, flui de uma ponta a outra e volta. Essas unidades aplicam novos sistemas biológicos e de medicina molecular a ensaios clínicos de fase inicial para alavancar o grande volume de dados. A incorporação das ciências -ômicas (genômica, proteômica e metabolômica), de avaliações fisiológicas, de técnicas avançadas de imagens, bem como da identificação e validação dos marcadores biológicos, permite às unidades de pesquisa de fase inicial expandir para além dos tradicionais ensaios de segurança farmacocinética de fase I. Por meio da integração de tecnologia de primeira linha e de equipes de pesquisadores flexíveis e eficientes, as unidades de fase inicial permitem aos pesquisadores determinar rápida e racionalmente se um medicamento deve prosseguir para o ensaio clínico de fase II.

REFERÊNCIAS

1. Wong PC, et al. Nonpeptide angiotensin II receptor antagonists. Studies with EXP9270 and DuP 753. *Hypertension*. 1990;15(6 Pt 2):823-834.
2. Wong PC, et al. Hypotensive action of DuP 753, an angiotensin II antagonist, in spontaneously hypertensive rats. Nonpeptide angiotensin II receptor antagonists: X. *Hypertension*. 1990;15(5):459-468.
3. Christ DD, et al. The pharmacokinetics and pharmacodynamics of the angiotensin II receptor antagonist losartan potassium (DuP 753/MK 954) in the dog. *J Pharmacol Exp Ther*. 1994;268(3):1199-1205.
4. Wong PC, Hart SD, Duncia JV, Timmermans PB. Nonpeptide angiotensin II receptor antagonists. Studies with DuP 753 and EXP3174 in dogs. *Eur J Pharmacol*. 1991;202(3):323-330.
5. Wong PC, et al. Nonpeptide angiotensin II receptor antagonists. XI. Pharmacology of EXP3174: an active metabolite of DuP 753, an orally active antihypertensive agent. *J Pharmacol Exp Ther*. 1990;255(1):211-217.
5a. International Conference on Harmonisation. ICH Topic M3 (R2), Non-Clinical Safety Studies for the Conduct of Human Clinical Trials and Marketing Authorization for Pharmaceuticals. London: European Medicines Agency, June 2009.
6. Christen Y, et al. Oral administration of DuP 753, a specific angiotensin II receptor antagonist, to normal male volunteers. Inhibition of pressor response to exogenous angiotensin I and II. *Circulation*. 1991;83(4):1333-1342.
7. Peterson JK, Houghton PJ. Integrating pharmacology and in vivo cancer models in preclinical and clinical drug development. *Eur J Cancer*. 2004;40 (6):837-844.
8. US Food and Drug Administration. Guidance for Industry on Estimating the Maximum Safe Starting Dose in Initial Clinical Trials for Therapeutics in Adult Healthy Volunteers; Availability. 2005. http://www.fda.gov/downloads/Drugs/GuidanceComplianceRegulatoryInformation/Guidances/UCM078932.pdf. Accessed April 11, 2012.
9. Goldsmith MA, Slavik M, Carter SK. Quantitative prediction of drug toxicity in humans from toxicology in small and large animals. *Cancer Res*. 1975;35 (5):1354-1364.
9a. Le Tourneau C, Lee JJ, Siu LL. Dose escalation methods in phase I cancer clinical trials. *J Natl Cancer Inst*. 2009;101(10):708-720.
10. Munafo A, et al. Drug concentration response relationships in normal volunteers after oral administration of losartan, an angiotensin II receptor antagonist. *Clin Pharmacol Ther*. 1992;51(5):513-521.

11. Ohtawa M, Takayama F, Saitoh K, Yoshinaga T, Nakashima M. Pharmacokinetics and biochemical efficacy after single and multiple oral administration of losartan, an orally active nonpeptide angiotensin II receptor antagonist, in humans. *Br J Clin Pharmacol*. 1993;35(3):290-297.
12. European Medicines Agency. ICH Topic M 3 (R2): Non-Clinical Safety Studies for the Conduct of Human Clinical Trials and Marketing Authorization for Pharmaceuticals. CPMP/ICH/286/95. 2008. http://www.ema.europa.eu/ema/pages/includes/document/open_document.jsp?webContentId= WC500002941. Accessed April 16, 2012.
13. Center for Drug Evaluation and Research, US Food and Drug Administration. Guidance for Industry, Investigators, and Reviewers: Exploratory IND Studies. 2006. http://www.fda.gov/downloads/Drugs/GuidanceCom plianceRegulatoryInformation/Guidances/UCM078933.pdf. Accessed April 16, 2012.
14. International Conference on Harmonisation of Technical Requirements for Registration of Pharmaceuticals for Human Use. E8. General Considerations for Clinical Trials. 1997. http://www.ich.org/products/guidelines/efficacy/efficacy-single/article/general-considerations-for-clinical-trials.html. Accessed April 16, 2012.
15. Scarborough RM, et al. Barbourin. A GPIIb-IIIa-specific integrin antagonist from the venom of Sistrurus m. barbouri. *J Biol Chem*. 1991;266(15): 9359-9362.
16. Phillips DR, Scarborough RM. Clinical pharmacology of eptifibatide. *Am J Cardiol*. 1997;80(4A):11B-20B.
17. Center for Drug Evaluation and Research, US Food and Drug Administration. Clinical Pharmacology/Biopharmaceutics Review. NDA 20–718. 1998. http://www.accessdata.fda.gov/drugsatfda_docs/nda/2001/20–718_Integrilin_ biopharmr.pdf. Accessed April 16, 2012.
18. Mullard A. 2010 FDA drug approvals. *Nat Rev Drug Discov*. 2011;10(2): 82-85.

Ensaios clínicos de fase II

Jeffrey T. Guptill e Karen Chiswell

INTRODUÇÃO

Após estudos pré-clínicos e pioneiros em humanos (fase I), um medicamento ou equipamento investigacional é estudado em indivíduos que tenham a condição de interesse. Essa fase do desenvolvimento é comumente chamada de fase II ou desenvolvimento exploratório terapêutico. Os principais objetivos dos estudos de fase II são apoiar a prova de conceito ou prova de mecanismo identificada durante o desenvolvimento pré-clínico e demonstrar evidências de eficácia que irão apoiar futuros ensaios clínicos confirmatórios (Quadro 7.1). Outros objetivos incluem a definição da população-alvo, explorando a relação farmacodinâmica entre os regimes de dose e seus efeitos sobre a doença, determinando o regime de dose proposto para futuros ensaios clínicos, além de fornecer estimativas preliminares do efeito do medicamento a serem utilizadas no cálculo dos tamanhos de amostra para ensaios clínicos de fase III.

Os objetivos da fase II apoiam uma decisão clínica de "prosseguir/não prosseguir" com relação a futuros desenvolvimentos clínicos. Os patrocinadores geralmente preferem abandonar medicamentos ineficazes mais cedo do que esperar que ensaios clínicos de fase III respondam que o tratamento falhou, após uso intenso de tempo e recursos. Deseja-se obter prova de mecanismo, de conceito, e identificação de uma variação de dose e regime terapêuticos o quanto antes. A incapacidade de definir qualquer um destes retarda o programa de desenvolvimento clínico e pode, por fim, "matar" o tratamento. Dessa forma, o programa de fase II deve apoiar os objetivos predefinidos do plano de desenvolvimento clínico e o produto-alvo. Os pontos de decisão críticos e os critérios para a decisão de prosseguir/não prosseguir são muitas vezes determinados como parte do plano de desenvolvimento clínico.

Quadro 7.1 Objetivos do desenvolvimento clínico na fase II

- Demonstrar prova de conceito, prova de mecanismo
- Obter um sinal de eficácia
- Explorar as relações farmacocinéticas/farmacodinâmicas
- Identificar o regime de dose para estudos posteriores
- Definir a população-alvo
- Avaliar a segurança a curto prazo

Dividir o processo de desenvolvimento em fases numeradas implica uma progressão linear. Na verdade, as atividades da fase II ocorrem regularmente quando ensaios clínicos de fase III cruciais estão ativos. Esta sobreposição com outras fases não é rara, especialmente quando um medicamento está sendo avaliado em estudos com subgrupos de uma população-alvo. Em alguns casos, um estudo bem elaborado de fase II para dose-resposta pode servir como um dos estudos cruciais a serem submetidos a agências regulatórias para aprovação com vistas à comercialização.

CARACTERÍSTICAS DOS ESTUDOS DE FASE II

Os ensaios clínicos de fase II em geral são curtos, envolvendo um número relativamente pequeno de participantes (até 300) e costumam utilizar desfechos substitutos em vez de clínicos.[1,2] A fase II algumas vezes é dividida em fase IIa e fase IIb (ou fase II inicial ou posterior) para indicar as mudanças nos objetivos dessa fase ao longo do tempo. As atividades de fase I e IIa representam juntas a "finalização dos ensaios clínicos que fornecem dados sobre a relação entre dose e resposta para o uso pretendido (incluindo ensaios sobre o impacto da variação da dose com relação a segurança, marcadores biológicos e prova de conceito)".[3] Em contraste com os ensaios clínicos de fase IIa, os ensaios terapêuticos exploratórios posteriores tendem a durar mais tempo, têm tamanhos de amostra maiores e colocam mais ênfase nos desfechos para eficácia clínica a serem utilizados na fase III.

A fase II busca definir as doses ideais de ataque e de manutenção, o intervalo de dose e a duração do tratamento em humanos. Os pesquisadores comumente administram múltiplas doses do medicamento de estudo contra um comparador ou placebo, e a curva de dose-resposta resultante descreve a relação farmacodinâmica entre o regime de dose e o efeito. São estudadas a forma da curva de dose-resposta, a tolerabilidade em diferentes doses, as doses máxima e mínima toleradas para alcançar o efeito máximo desejado e a segurança e eficácia em variadas doses. O medicamento de estudo também pode ser administrado junto com medicamentos comumente coadministrados para explorar as interações medicamento-medicamento. Informações de estudos sobre outros componentes com um mecanismo de ação semelhante podem ser úteis – por exemplo, para ajudar a selecionar desfecho substituto ou a população do estudo.

As doses do medicamento incorporadas em ensaios clínicos iniciais de fase II são determinadas por dados sobre eficiência e estudos farmacocinéticos de fase I. É comum utilizar um delineamento de grupos paralelos com diversas doses fixas (Fig. 7.1). Frequentemente, utilizam-se diversos grupos de tratamento com diferentes regimes de dose, e cada participante é incluído em um dos grupos de tratamento. Ensaios clínicos posteriores de fase II selecionam em estudos iniciais os regimes de dose que parecem ideais, mas também podem incluir esquemas de dose exploratórios adicionais.

Em alguns casos, utiliza-se um delineamento de estudo adaptável,[4] em que as análises de dados interinas programadas levam a mudanças predeterminadas na condução do ensaio clínico, como trocar a indicação de indivíduos para subgrupos de tratamento mais promissores ou eliminar grupos de tratamento (p. ex., um braço de dose não funcional). Para melhorar as chances de sucesso na fase III, é preciso identificar nos estudos de fase II, um regime de dose potencialmente seguro e eficaz para a população de pacientes adequada com o maior grau de certeza possível.

Estudos adicionais podem ser necessários posteriormente, durante o desenvolvimento para apoiar o uso do medicamento de estudo em subpopulações, como idosos ou pacientes com disfunção renal ou hepática. Recentemente tem sido ressaltada a inclusão de populações especiais mais cedo no desenvolvimento clínico (p. ex., durante a fase II).[5,6] Isso pode ser relevante para avaliar a dosa-

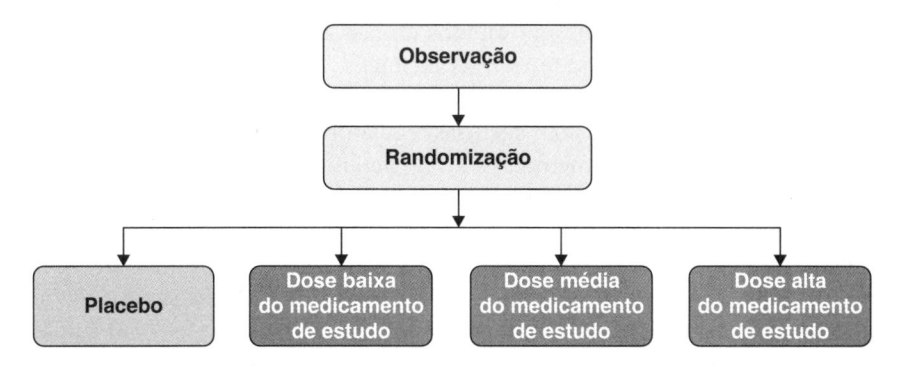

▲ **Figura 7.1** Ilustração de um ensaio clínico randomizado, de grupos paralelos, controlado por placebo. Após um período de observação, os participantes são randomizados para receber regimes de dose variada do medicamento estudado ou de placebo.

gem do medicamento em diversos estágios da doença, por exemplo, logo que ela aparece *versus* um estágio posterior, e em pacientes com diferentes níveis de gravidade.

O interesse está aumentando com relação ao uso de modelos de medicamento e simulação para ajudar a encontrar a dose ideal. Os dados farmacocinéticos e farmacodinâmicos são utilizados para simular a dose em humanos, esperando levar à identificação precoce de uma estratégia de dose eficiente e tempo de desenvolvimento reduzido.

EFEITO DA GLOBALIZAÇÃO DO DESENVOLVIMENTO DE MEDICAMENTOS NA FASE II

Embora no passado a indústria farmacêutica fizesse uso de um pequeno número de locais no próprio país para os estudos de fase II, o desenvolvimento de medicamentos está se tornando cada vez mais um empreendimento global. Mais ensaios clínicos estão sendo conduzidos fora dos EUA, e as empresas farmacológicas podem terceirizar muitos papéis em um estudo para organizações internacionais de Organizações Representativas de Pesquisa Clínica (CROs) ou Organizações Acadêmicas de Pesquisa (AROs).[7] Estudar medicamentos fora dos EUA pode trazer diversas vantagens para os fabricantes, incluindo redução nos custos, captação mais rápida de participantes e menos obstáculos regulatórios locais. Além disso, o metabolismo e os efeitos do medicamento podem variar conforme a região e as características genéticas. Se os medicamentos forem comercializados para diversas populações, muitas vezes é necessário estudá-los em regiões geográficas diferentes ou entre populações genéticas diferentes. Esses fatores, junto com possíveis grandes aumentos de mercado nos países em desenvolvimento, levaram a um crescimento no número de estudos de fase II realizados fora dos EUA. Mesmo estudos de fase II pequenos agora envolvem múltiplos centros e colaboradores internacionais. Apesar das possíveis recompensas, essa tendência aumenta a complexidade dos ensaios clínicos em muitas áreas, incluindo a interação com agências regulatórias, com comitês de ética em pesquisa (CEPs), monitoramento dos locais, gerenciamento dos dados, além da necessidade de garantir a qualidade dos dados, o suprimento do medicamento, o monitoramento da segurança e a comunicação entre os pesquisadores, patrocinadores do ensaio, fornecedores, etc. Como exemplo, um estudo de fase II que inclui múltiplas amostras de sangue para as medidas farmacocinéticas pode exigir instruções detalhadas, multilíngues, para obter as amostras, bem como a complicada logística para enviá-las ao laboratório central em outro país para processamento e armazenamento até que os testes estejam completos. Uma discussão detalhada da pesquisa internacional pode ser encontrada no Capítulo 4.

ESTUDOS DE FASE II SOBRE EPTIFIBATIDE

A história do eptifibatide servirá para exemplificar os conceitos discutidos anteriormente.

Diversos inibidores de agregação plaquetária foram desenvolvidos e têm o potencial de evitar eventos trombóticos, como infarto do miocárdio (IM) e acidente vascular encefálico (AVE).[8] O eptifibatide é um inibidor sintético da integrina plaquetária IIb/IIIa que bloqueia a agregação plaquetária induzida por ADP.[9] Após os estudos de fase I não terem demonstrado riscos imediatos à segurança, o fármaco foi administrado em indivíduos com doença arterial coronariana.

Cinco dos ensaios clínicos com eptifibatide (Quadro 7.2)[10-14] ilustram diversas características dos ensaios clínicos de fase II:

- Tamanhos de amostra relativamente pequenos resultaram em poder insuficiente para demonstrar diferenças estatisticamente significativas entre os grupos de tratamento com relação aos desfechos de eficácia clínica.
- Embora os ensaios fossem relativamente pequenos, foram conduzidos em múltiplos centros.
- Os estudos tiveram períodos de acompanhamento relativamente curtos para desfechos clínicos e de segurança (de 24 horas a 30 dias).
- Todos os estudos incluíram mais de um braço de eptifibatide para comparar regimes de dose diferentes. Os regimes podiam diferir quanto à dose inicial no bólus, à dose de infusão contínua e/ou à duração da infusão contínua.
- Diferentes ensaios clínicos registraram pacientes com estados diferentes da doença – por exemplo, pacientes com intervenção coronariana eletiva marcada, pacientes recebendo tratamento trombolítico para IM agudo e aqueles com angina instável – para explorar a segurança e a eficácia relativas do fármaco em diferentes doenças e identificar o ambiente mais promissor para os estudos de fase III.
- Todos os estudos coletaram dados sobre a inibição de agregação plaquetária e um dos principais focos da análise foi identificar um regime de doses que fornecesse doses aceitáveis de inibição de agregação plaquetária, por uma duração aceitável e demonstrasse reversibilidade rápida dos efeitos após o término da infusão de eptifibatide. É interessante notar que o ensaio *ex vivo* sobre agregação plaquetária na série de estudos sobre Integrilina (eptifibatide) para Minimizar a Agregação Plaquetária e Trombose Coronariana (IMPACT) utilizou citrato de sódio como um anticoagulante,[10-13] que posteriormente demonstrou ter superestimado a inibição da agregação e dos efeitos de ocupação do recep-

Quadro 7.2 Características de cinco ensaios clínicos de fase II sobre eptifibatide[a] controlados com placebo

Estudo (Registro)	Pacientes	n	Delineamento do estudo	Braços do Eptifibatide[b]	Medicamentos concomitantes	Desfechos de eficácia	Desfechos farmacodinâmicos	Farmacodinâmica medida?
IMPACT (1992-1993)[10]	CBA ou DCA eletiva marcada	150 em 11 locais	Randomizado, duplo-cego, grupos paralelos	90/1,0/4 90/1,0/12	Ácido acetilsalicílico, heparina	Desfecho clínico composto em 30 dias[c]	Subestudo: IAP, tempos de sangramento utilizando Simplate	Não
IMPACT High-Low (1993)[11]	CBA eletiva	73 em 3 locais	Randomizado, componentes duplo-cego e cego; grupos sequenciais	180/1,0/18-24 135/0,5/18-24 90/0,75/18-24 135-0,75/18-21	Ácido acetilsalicílico, heparina	Sucesso do procedimento,[d] composto clínico em internação[e]	IAP[f]; tempos de sangramento utilizando Simplate	Não
IMPACT-AMI (1993-1995)[12]	Trombólise para IM agudo	180 em 13 locais	Randomizado; componentes abertos e duplo-cego; grupos sequenciais com escalonamento de dose	36/0,2/24 72/0,4/24 108/0,6/24[g] 135/0,75/24 135/0,75/24 180/0,75/24 180/0,75/24[h]	Ácido acetilsalicílico, heparina, alteplase acelerada	TIMI Grau 3 fluxo em AR I90 min após o início da trombólise, recuperação do segmento ST, Desfecho clínico composto em internação[i]	IAP[j]	Não

(*Continua*)

ENSAIOS CLÍNICOS DE FASE II capítulo 7

Quadro 7.2 Características de cinco ensaios clínicos de fase II sobre eptifibatide[a] controlados com placebo (*Continuação*)

Estudo (Registro)	Pacientes	n	Delineamento do estudo	Braços do Eptifibatide[b]	Medicamentos concomitantes	Desfechos de eficácia	Desfechos farmaco-dinâmicos	Farmaco-dinâmica medida?
IMPACT-USA (1995-1997)[13]	Angina instável	227 em 15 locais	Randomizado, duplo-cego, grupos paralelos, multicêntrico	45/0,5/24-72 90/1,0/24-72	Heparina, ácido acetilsalicílico (randomizado e foi interrompido após o estudo do fármaco)	Número/duração dos episódios de ECG isquêmicos em 24h e após a interrupção do fármaco; número/duração dos episódios isquêmicos sintomáticos/ Desfecho clínico composto em internação	Subestudo: IAP,[f] tempos de sangramento utilizando Simplate	Não
PRIDE (1996-1997)[14]	Intervenção coronariana eletiva	127 em 14 locais	Randomizado, duplo-cego, grupos paralelos	135/0,75/2-24 180/2,0/20-24 250/3,0/20-24	Heparina	Eventos cardiovasculares em 30 dias	IPA,[k] ocupação do receptor com GP IIb/IIIa	Sim

[a] Esses são cinco de diversos estudos de fase II sobre eptifibatide. Todos os estudos avaliaram sangramento como foco de segurança.
[b] Braços do eptifibatide mostrados como (dose no bólus em μg/kg) (dose na infusão em μg/kg)/(duração da infusão em horas).
[c] Morte (todas as causas), infarto do miocárdio (IM), intervenção coronariana urgente ou de emergência, colocação de *stent* ou cirurgia de revascularização do miocárdio (CABG) para isquemia ou ameaça de fechamento. CBA, angioplastia coronariana com uso de balão (do inglês *coronary ballon angioplasty*); DCA, aterectomia coronariana direcional (do inglês *directional coronary atherectomy*).
[d] Estenose residual < 50% no vaso tratado, como determinado visualmente pelo cirurgião.
[e] Morte, IM, CABG, intervenção repetida (cateterismo e/ou angioplastia), ou isquemia recorrente.
[f] Inibição *ex vivo* da agregação plaquetária ativada (IPA, do inglês *activated platelet aggregation*) em sangue anticoagulado por citrato. ECG, eletrocardiograma.
[g] Sem heparina no bólus.
[h] Duplo-cego.
[i] Morte, reinfarto, AVE, revascularização, nova insuficiência cardíaca ou edema pulmonar. TIMI, trombólise no infarto do miocárdio; ARI, artéria relacionada ao infarto.
[j] Morte, IM ou isquemia refratária.
[k] IAP *ex vivo* em D-fenilalanil-L-propil-L-arginina clorometil cetona (PPACK) e sangue anticoagulado por citrato. GP, glicoproteína.

tor do eptifibatide.[15] O estudo sobre Agregação Plaquetária e Ocupação do Receptor com Integrilina – uma avaliação dinâmica (PRIDE)[14] utilizou um anticoagulante que não afeta a função plaquetária (D-fenilalanil-L-propil-L-arginina clorometil cetona; PPACK) e comparou estimativas de inibição e ocupação do receptor utilizando PPACK com aqueles obtidos das mesmas amostras de sangue, mas utilizando citrato de sódio como anticoagulante.

- Os estudos de fase II foram utilizados para informar decisões sobre procedimentos para a fase III e, neste caso, os regimes de dose a serem utilizados:
  – Os estudos IMPACT e IMPACT High-Low foram utilizados para decidir as doses a serem usadas no estudo de fase III IMPACT-II.
  – Esses mesmos estudos, junto com o estudo IMPACT-USA, informaram os regimes de dose utilizados no ensaio clínico de fase III Glicoproteína Plaquetária IIb/IIIa na Angina Instável: Supressão do Receptor usando Terapia com Integrilina (PURSUIT).[16]
  – O último estudo de fase II realizado, PRIDE, analisou as taxas de infusão de eptifibatide que foram mais altas do que as utilizadas em todos esses estudos iniciais de fase II e fase III. Um desses regimes de dose utilizados no estudo PRIDE havia sido utilizado no ensaio clínico IMPACT-II,[17] e outro no PURSUIT.[16] O objetivo do estudo PRIDE era preencher as lacunas de conhecimento com relação aos efeitos farmacocinéticos e farmacodinâmicos do eptifibatide administrado naqueles níveis de dose, em parte por causa da superestimação dos efeitos farmacodinâmicos mencionados anteriormente – mais especificamente, alcançou-se somente 50% do bloqueio máximo possível do receptor de glicoproteína IIb/IIIa com as doses utilizadas no IMPACT-II.[15] As informações obtidas com o PRIDE foram usadas para orientar o delineamento do estudo de Aumento da Supressão do Receptor Plaquetário IIb/IIa com Terapia de Integrilina (ESPRIT) para pacientes submetidos a colocação de *stent*.[14,18]
  – A indicação de IM agudo não foi explorada nos testes da fase III, talvez porque o ensaio clínico IMPACT-AMI não tenha demonstrado uma melhoria com o uso do eptifibatide para o desfecho composto em internação de morte, reinfarto, AVE, revascularização, nova insuficiência cardíaca ou edema pulmonar, mas somente para as medidas variáveis angiográficas e eletrocardiográficas.[12]

- Embora todos os estudos de fase II tenham coletado informações sobre desfechos clínicos, dois estudos (IMPACT-AMI e IMPACT-USA)[12,13] também coletaram informações de efeitos sobre marcadores eletrocar-

diográficos e angiográficos para isquemia, ambos possíveis substitutos para eventos clínicos.
- Em termos de avaliação da segurança, o sangramento foi o principal foco em todos os estudos de fase II.

O eptifibatide foi desenvolvido com o objetivo de ser um potente agente antiplaquetário com um perfil de segurança favorável. Os estudos de fase I e II trouxeram evidências tanto da inibição adequada da agregação plaquetária quanto de um baixo risco de sangramento. Nos estudos de fase I, os tempos de sangramento aumentaram um pouco com o eptifibatide, mas voltaram aos valores basais logo após a interrupção da infusão e não houve eventos de sangramento clínico. Nos estudos de fase II, a incidência de sangramentos importantes/graves e outras medidas de hemostasia não diferenciam significativamente entre os braços de tratamento. Os estudos de fase II também determinaram que o eptifibatide poderia ser administrado com segurança junto com outros fármacos antitrombóticos comumente utilizados em pacientes com cardiopatias, como ácido acetilsalicílico e heparina. Por fim, o uso do eptifibatide não revelou potencial antigênico, permitindo a possibilidade de doses repetidas sem risco sério de trombocitopenia ou uma resposta dos anticorpos. Esse tipo de evento adverso ocorreu em aproximadamente 6% dos pacientes que receberam o único outro agente antiplaquetário intravenoso na época, abciximab.[19] Não foi descoberta qualquer outra questão de segurança durante os estudos de fase II.

Nos ensaios clínicos IMPACT de fase II, o tamanho das amostras foi muito pequeno para demonstrar efeitos estatisticamente significativos sobre desfechos clínicos em pacientes com angina instável e naqueles submetidos à intervenção coronariana, mas claramente houve efeitos antitrombóticos dependentes da dose e uma tendência à redução dos eventos isquêmicos, incluindo morte, IM e revascularização repetida. O ensaio clínico IMPACT High-Low também demonstrou um rápido e prontamente reversível efeito inibitório do eptifibatide sobre a glicoproteína IIb/IIIa e forneceu diretrizes para os regimes de dose nos subsequentes ensaios de fase III IMPACT-II e PURSUIT.[16] Esses estudos são discutidos mais detalhadamente no próximo capítulo.

CONCLUSÃO

O desenvolvimento clínico de fase II avalia a segurança e explora doses e respostas farmacodinâmicas para novos tratamentos em uma população de pacientes com a doença de interesse. As atividades dessa fase frequentemente levam a uma decisão crítica sobre realizar ensaios clínicos de fase III cruciais sobre eficácia ou desistir de futuros desenvolvimentos. Patrocinadores e agências regulatórias cada vez mais apoiam o uso de marcadores biológicos, modelo e simulação de fármacos para melhorar a eficiência e a rapidez do processo de tomada de decisão. Outros esforços para melhorar a eficiência, reduzir custos e melhorar a capacidade de generalização dos achados dos ensaios clínicos por meio da globalização dos ensaios clínicos de fase II necessariamente aumentaram a complexidade até mesmo de estudos de fase II pequenos.

REFERÊNCIAS

1. Biomarkers Definitions Working Group. Biomarkers and surrogate endpoints: preferred definitions and conceptual framework. *Clin Pharmacol Ther.* 2001;69(3):89-95.
2. Fleming TR, DeMets DL. Surrogate end points in clinical trials: are we being misled? *Ann Intern Med.* 1996;125(7):605-613.
3. Center for Drug Evaluation and Research, US Food and Drug Administration. Guidance for Industry: End-of-Phase 2A Meetings. 2009. www.fda.gov/downloads/Drugs/GuidanceComplianceRegulatoryInformation/Guidances/UCM079690.pdf Accessed April 17, 2012.
4. Center for Drug Evaluation and Research, US Food and Drug Administration. Draft Guidance for Industry: Adaptive Design Clinical Trials for Drugs and Biologics. 2010. http://www.fda.gov/downloads/Drugs/Guidance ComplianceRegulatoryInformation/Guidances/UCM201790.pdf.
5. International Conference on Harmonisation of Technical Requirements for Registration of Pharmaceuticals for Human Use. E7. Studies in Support of Special Populations: Geriatrics. 1993. http://www.ich.org/fileadmin/Public_Web_Site/ICH_Products/Guidelines/Efficacy/E7/Step4/E7_Guideline.pdf. Accessed April 17, 2012.
6. International Conference on Harmonisation of Technical Requirements for Registration of Pharmaceuticals for Human Use. E11. Clinical Investigation of Medicinal Products in the Pediatric Population. 2000. http://www.ich.org/fileadmin/Public_Web_Site/ICH_Products/Guidelines/Efficacy/E11/Step4/E11_Guideline.pdf. Accessed April 17, 2012.
7. Glickman SW, et al. Ethical and scientific implications of the globalization of clinical research. *N Engl J Med.* 2009;360(8):816-823.
8. Hanson J, et al. Progress in the field of GPIIb/IIIa antagonists. *Curr Med Chem Cardiovasc Hematol Agents.* 2004;2(2):157-167.
9. Scarborough RM. Development of eptifibatide. *Am Heart J.* 1999;138(6 Pt 1):1093-1104.
10. Tcheng JE, et al. Multicenter, randomized, double-blind, placebo-controlled trial of the platelet integrin glycoprotein IIb/IIIa blocker Integrelin in elective coronary intervention. IMPACT Investigators. *Circulation.* 1995;91(8):2151-2157.
11. Harrington RA, et al. Immediate and reversible platelet inhibition after intravenous administration of a peptide glycoprotein IIb/IIIa inhibitor during percutaneous coronary intervention. *Am J Cardiol.* 1995;76(17):1222-1227.

12. Ohman EM, et al. Combined accelerated tissue-plasminogen activator and platelet glycoprotein IIb/IIIa integrin receptor blockade with Integrilin in acute myocardial infarction. Results of a randomized, placebo-controlled, dose-ranging trial. IMPACT-AMI Investigators. *Circulation*. 1997;95(4):846-854.
13. Schulman SP, et al. Effects of integrelin, a platelet glycoprotein IIb/IIIa receptor antagonist, in unstable angina. A randomized multicenter trial. *Circulation*. 1996;94(9):2083-2089.
14. Tcheng JE, et al. Clinical pharmacology of higher dose eptifibatide in percutaneous coronary intervention (the PRIDE study). *Am J Cardiol*. 2001;88(10): 1097-1102.
15. Phillips DR, et al. Effect of Ca^{2+} on GP IIb-IIIa interactions with integrilin: enhanced GP IIb-IIIa binding and inhibition of platelet aggregation by reductions in the concentration of ionized calcium in plasma anticoagulated with citrate. *Circulation*. 1997;96(5):1488-1494.
16. The PURSUIT Trial Investigators. Inhibition of platelet glycoprotein IIb/IIIa with eptifibatide in patients with acute coronary syndromes. *N Engl J Med*. 1998; 339(7):436-443.
17. Integrilin to Minimise Platelet Aggregation and Coronary Thrombosis-II Investigators. Randomised placebo-controlled trial of effect of eptifibatide on complications of percutaneous coronary intervention: IMPACT-II. *Lancet*. 1997;349(9063):1422-1428.
18. ESPRIT Investigators. Novel dosing regimen of eptifibatide in planned coronary stent implantation (ESPRIT): a randomised, placebo-controlled trial (erratum in Lancet 2001;357(9265):1370). *Lancet*. 2000;356(9247):2037-2044.
19. The EPILOG Investigators. Platelet glycoprotein IIb/IIIa receptor blockade and low-dose heparin during percutaneous coronary revascularization. *N Engl J Med*. 1997;336(24):1689-1696.

Ensaios clínicos de fases III e IV

8

Gail E. Hafley, Sergio Leonardi e Karen S. Pieper

ENSAIOS CLÍNICOS DE FASE III

Os ensaios clínicos de fase III costumam ser realizados após os estudos de fase II terem identificado uma dose potencialmente segura e eficaz com possibilidade de demonstrar um efeito sobre um desfecho clínico relevante. Em geral, a aprovação regulamentar nos EUA requer dois ensaios clínicos estatisticamente significativos e bem controlados para a mesma indicação.

Os ensaios clínicos de fase III normalmente envolvem de centenas a milhares de participantes em múltiplos centros de estudo. O principal objetivo na fase III é mostrar um efeito estatisticamente significativo sobre a medida de eficácia relevante para facilitar a aprovação do medicamento pelas agências regulatórias, confirmando as evidências coletadas na fase II de que o medicamento é seguro e eficiente para uso na população e indicação pretendidas. Os objetivos secundários podem incluir avaliar a segurança e a dosagem para o rótulo da embalagem, além de seu uso em subpopulações, populações maiores e com outros medicamentos, e efeitos sobre desfechos secundários[1] (Quadro 8.1).

Os ensaios de fase III demonstram eficiência ao comparar o novo tratamento com um controle, que pode ser a terapia padrão ou um placebo. O delineamento de ensaio clínico mais frequentemente utilizado é o de superioridade, que objetiva demonstrar que a nova terapia é melhor que o comparador. Quando tratamentos eficazes para uma condição já estão disponíveis, demonstrar superioridade contra esses tratamentos, no entanto, pode ser muito mais difícil do que demonstrá-la contra um placebo. Em alguns casos, seriam necessários números muito grandes de pacientes para declarar superioridade, o que inviabilizaria a realização do ensaio clínico. Pode ser mais razoável demonstrar que o novo tratamento é equivalente ou não inferior à terapia padrão existente, com relação à eficiência e à segurança, mostrando, ao mesmo tempo, outras características

Quadro 8.1 Objetivos do estudo de fase III

- Confirmar a eficácia do tratamento
- Monitorar os eventos adversos e os efeitos colaterais
- Comparar a eficácia com relação a tratamentos atuais
- Descrever a razão de benefício/risco entre os diferentes tipos de pacientes

que o tornam desejável, como menos efeitos colaterais, meia-vida mais curta, ser de mais fácil administração ou mais barato. O objetivo de um ensaio clínico de equivalência é demonstrar que a diferença dos efeitos do novo tratamento é clinicamente aceitável com relação àqueles da terapia sob comparação, enquanto o objetivo de um ensaio clínico de não inferioridade é demonstrar que qualquer diferença entre o novo tratamento e o controle não tem uma diferença clinicamente significativa.

Os ensaios clínicos de fase III são frequentemente designados para incluir "olhares" interinos específicos por um comitê composto de especialistas, normalmente chamado de Comitê de Monitoramento de Dados e Segurança (DSMB, do inglês Data and Safety Monitoring Board). Esse comitê avalia os dados do ensaio clínico para determinar se há razão suficiente para interromper o ensaio precocemente ou modificar sua condução. As razões para interrupção precoce incluem uma clara indicação de que o tratamento é superior, uma baixa probabilidade de atingir o benefício especificado do tratamento, eventos adversos inaceitáveis e um volume de pacientes que torne o estudo muito lento para completá-lo em um prazo aceitável. Durante a análise interina, numerosos métodos quantitativos podem ser utilizados para avaliar os dados, em busca de uma clara indicação de que o tratamento é superior. Os métodos mais amplamente aceitos e que são utilizados atualmente em ensaios clínicos são procedimentos frequencistas, como limites na avaliação sequencial em grupos. Com esses métodos, valores críticos para o teste de hipótese são estabelecidos para cada avaliação do desfecho, de forma que os critérios gerais para erro tipo I sejam satisfeitos e a taxa desse tipo de erro possa ser controlada. Ensaios clínicos também são interrompidos se houver uma pequena chance, dadas as informações disponíveis, de que um tratamento será benéfico. Poder condicional e poder preditivo são dois métodos disponíveis para avaliar a futilidade de se continuar um ensaio clínico.Independentemente dos métodos utilizados para avaliar os dados interinos, a interpretação das informações e a tomada de decisões sobre a interrupção precoce são difíceis e propensas a erro. Embora os métodos quantitativos sobre avaliação sejam importantes, é crítico ter um DSMB experiente e com conhecimento de causa para avaliar todos os aspectos do ensaio clínico e tomar decisões com base em todas as informações disponíveis e não somente em testes estatísticos.

O método de alocação de tratamento mais utilizado é a randomização. Randomização é uma forma eficaz de reduzir o viés de seleção, uma vez que a determinação do tratamento do paciente é baseada no acaso. Uma simples randomização determina um tratamento para um paciente sem se preocupar com as determinações de tratamento feitas para outros pacientes. Esse tipo de randomização pode causar efeitos indesejáveis em um ensaio clínico, como o desequilíbrio no número de pacientes em cada grupo de tratamento ou o desequilíbrio entre importantes fatores prognósticos. Embora métodos estatísticos estejam disponíveis para compensar o desequilíbrio, grandes diferenças em importantes fatores prognósticos entre os grupos de tratamento podem trazer à tona preocupações com relação à credibilidade.

Para prevenir esses desequilíbrios, frequentemente são utilizados esquemas de randomização. Um bloco é um número de determinações de tratamento especificados antecipadamente, com o tamanho do bloco sendo um múltiplo inteiro do número de grupos de tratamento. A ordem dos tratamentos dentro do bloco é permutada aleatoriamente, mas o número de cada tratamento é equilibrado dentro de cada bloco. Por exemplo, em um tamanho de bloco igual a quatro, é possível ter os seguintes seis blocos: AABB, ABAB, ABBA, BBAA, BABA e BAAB. Um bloco é escolhido aleatoriamente e define o primeiro conjunto de determinação de tratamento (Fig. 8.1). Para este delineamento de um tamanho de bloco igual a quatro, o máximo que as alocações de tratamento puderam diferir em um dos centros é por dois.

Os blocos não precisam ser do mesmo tamanho. Como ilustrado pela Figura 8.1, se os pesquisadores são capazes (ou pensam ser capazes) de determinar os tratamentos que os pacientes recebem, então uma vez que os três primeiros

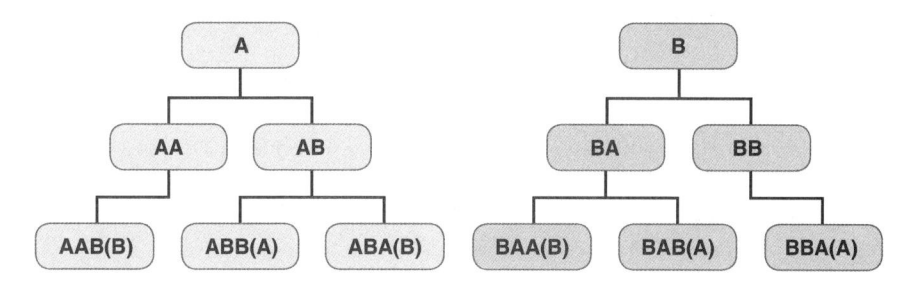

▲ **Figura 8.1** Ilustração de todos os possíveis blocos de quatro para um estudo de dois tratamentos, A e B. A primeira determinação de tratamento é A ou B (Linha 1). A segunda é A ou B, produzindo AA, AB, BA e BB para todas as possíveis determinações de tratamento para dois pacientes (Linha 2). A terceira determinação produz AAB, ABB, ABA, BAA, BAB e BBA para todas as possíveis determinações de tratamento para três pacientes (Linha 3). Uma vez que é preciso ter dois, e somente dois, de cada tratamento em cada bloco de quatro determinações, AA e BB só podem ser seguidos respectivamente por B e A, e a quarta determinação de tratamento é fixa.

tratamentos em um bloco sejam determinados, a alocação do quarto paciente seria conhecida. Isso poderia influenciar a decisão do pesquisador de registrar um determinado paciente para receber aquela quarta alocação. Para realizar o controle, pode-se utilizar um delineamento de bloco randômico. Nesse caso, são desenvolvidos blocos que são múltiplos do número de tratamentos. Para o nosso estudo de dois tratamentos, estes poderiam ser tamanhos de blocos: dois, quatro, seis, etc. A alocação de tratamento em grandes ensaios clínicos de fase III frequentemente é composta por blocos em cada centro, resultando em um número de pacientes praticamente equilibrado em cada grupo de tratamento em cada centro.

Outros tipos de alocação de tratamento incluem métodos de alocação dinâmicos ou adaptáveis. Minimização e moeda viciada (do inglês *minimization and biased coin*) são dois desses métodos. A minimização tenta equilibrar a alocação de tratamento entre os fatores prognósticos importantes. Esse método utiliza os níveis dos fatores de estratificação dos pacientes que já estão no ensaio clínico, o tratamento de cada um e os valores desses fatores para o próximo paciente na determinação da alocação do tratamento para esse próximo paciente. Um escore de desequilíbrio é criado para cada paciente para cada determinação de tratamento, e o tratamento com o menor escore é determinado. Para a moeda viciada, um paciente é alocado aleatoriamente ao braço de tratamento com menos pacientes, com uma probabilidade $P > 0,5$. No delineamento adaptável da moeda viciada, o valor de P depende do nível de desequilíbrio no número de pacientes já alocados para cada braço.

Quando se avaliam desfechos de eficácia, o princípio da *intenção de tratar* (ITT, do inglês *intention to treat*) geralmente é aplicado. Segundo o princípio ITT, a análise estatística inclui pacientes nos grupos de tratamento para os quais foram alocados por meio de randomização. Dessa forma, considera-se que pacientes que morrem ou saem antes de ser tratados, que recebem o tratamento errado, ou que mudam de um grupo de tratamento para outro durante o estudo, para as principais análises de eficácia, tenham recebido a terapia para que foram randomizados. Este método preserva o pressuposto de alocação aleatória do tratamento. Também reduz o possível viés que poderia resultar da seleção de pacientes para receber preferencialmente um tratamento ou outro.

Em alguns ensaios clínicos, pode haver uma justa razão para eliminar um ou mais pacientes da análise da ITT (p. ex., pode haver pacientes randomizados que não satisfazem nenhum dos critérios, pacientes não expostos ao tratamento do estudo ou pacientes perdidos para o acompanhamento). As análises de uma população por ITT modificada (MITT, do inglês *modified* ITT) mostram que mesmo excluindo esses pacientes pode-se ainda seguir os padrões da ITT, desde que o mecanismo para excluir pacientes não seja associado com determinação de tratamento. Para evitar preocupações sobre uma possível inflação do erro tipo I, é melhor descrever o plano para quaisquer análises de MITT no protocolo. Um grande número de exclusões não previstas da ITT poderia gerar preocupações sobre a condução de um ensaio clínico.

A fim de obter um perfil bastante seguro para novos tratamentos, os desfechos de segurança costumam ser analisados segundo o tratamento recebido e não o randomizado. Os pacientes são avaliados para desfechos de segurança rotineiros, do momento em que são expostos pela primeira vez ao tratamento do estudo até um ponto especificado após sua última exposição ao tratamento – por exemplo, 30 ou 60 dias. Eventos adversos graves e inesperados que ocorram após o término do acompanhamento planejado geralmente são relatados para o detentor da licença do tratamento do estudo e para as autoridades regulatórias apropriadas.

A quantidade de dados faltantes (do inglês *missing data*) tem um efeito substancial sobre a qualidade geral dos ensaios clínicos.[2] O problema pode ser especialmente grave com ensaios mais longos e aqueles com verificação incompleta de desfechos fatais e não fatais. Por essa razão, normalmente é importante criar uma clara distinção no protocolo entre não adesão (isto é, não receber uma intervenção randomizada) e não retenção (isto é, não verificar o desfecho de interesse). A ocorrência de efeitos colaterais, a incapacidade de tolerar a intervenção, toxicidade ou necessidade de outros tratamentos podem ser razões válidas para não adesão, mas não para não retenção. De forma ideal, a única razão válida para não retenção é a remoção do consentimento. As taxas de não retenção de > 1% poderiam trazer questionamentos acerca dos resultados do estudo.

Ensaios clínicos de fase III com eptifibatide

Com os resultados promissores dos ensaios clínicos de fase II sobre eptifibatide, um ensaio clínico de fase III, Integrilina para Minimizar a Agregação Plaquetária e Trombose Coronariana (IMPACT)-II,[3] começou a registrar participantes em novembro de 1993. Foi um ensaio de superioridade randomizado, duplo-cego, controlado por placebo em pacientes com intervenção coronariana eletiva, urgente ou de emergência, utilizando um equipamento aprovado pelo Food and Drug Administration (FDA), como angioplastia com uso de balão, aterectomia coronariana direcional, aterectomia rotacional ou ablação com *excimer laser*). Em um ano, 4.010 pacientes foram registrados em 82 centros nos EUA.

O principal desfecho foi a ocorrência, em até 30 dias, de morte, infarto do miocárdio (IM), intervenção coronariana repetida urgente ou de emergência, ou cirurgia de revascularização do miocárdio, ou colocação de um *stent* intracoronariano em um vaso devido a fechamento abrupto. A análise principal deveria ser realizada por ITT. Diversos desfechos secundários também foram definidos antecipadamente (Quadro 8.2).

Quadro 8.2 Características de dois ensaios clínicos de fase III sobre eptifibatide

	IMPACT-II	PURSUIT
Objetivos	Eficácia Segurança	Eficácia Segurança
População de estudo	Pacientes com intervenção coronariana eletiva, urgente ou de emergência[a]	Pacientes com angina instável ou IM sem ondas Q
Tamanho da amostra	4.010	10.948
Período de registro	Nov 1993-Nov 1994	Nov 1995-Jan 1997
Principais desfechos	Desfecho clínico composto[b] em 30 dias	Morte ou IM em 30 dias
Outros desfechos	Desfecho clínico composto[b] em 24 horas e em seis meses, desfecho clínico composto[b] como determinado pelo pesquisador, fechamento abrupto na angiografia, sangramento importante, transfusão de sangue, AVE	Morte ou IM em 96 horas, sete dias e seis meses
Delineamento de estudo	Randomizado, multicêntrico e duplo-cego	Randomizado, multicêntrico (no mundo todo), duplo-cego
Braços de tratamento	Bólus com eptifibatide e infusão de 0,5 µg/kg/min Bólus com eptifibatide e infusão de 0,75 µg/kg/min Bólus com placebo e infusão	Bólus com eptifibatide e infusão de 2,0 µg/kg/min Bólus com eptifibatide e infusão de 1,3 µg/kg/min Bólus com placebo e infusão

[a] Angioplastia com uso de balão, aterectomia coronariana direcional, aterectomia rotacional de alta velocidade ou ablação com *excimer laser*.
[b] Morte por todas as causas, infarto do miocárdio (IM), intervenção coronariana repetida urgente ou de emergência, cirurgia de revascularização do miocárdio urgente ou de emergência, ou colocação de um *stent* intracoronariano em um vaso devido a fechamento abrupto.

Os pacientes foram determinados aleatoriamente para um dos três braços de tratamento: um bólus com eptifibatide e uma infusão de 0,5 µg/kg/min (dose baixa), um bólus com eptifibatide e uma infusão de 0,75 µg/kg/min (dose alta) e um bólus com placebo e infusão placebo (placebo). O ensaio clínico foi delineado para detectar uma redução de 33% no desfecho principal em um ou em ambos os braços de tratamento com eptifibatide em comparação com o placebo, com um poder de 80% e $\alpha = 0,05$. Para ajustar para múltiplos testes, um nível de significância de $< 0,035$ foi usado para cada comparação, para garantir que a taxa de erro tipo I para ambas as comparações fosse $< 0,05$. O tamanho de amostra planejado foi de 3.500 pacientes. Um delineamento sequencial de grupo de

O'Brien-Fleming foi utilizado para definir as regras de interrupção para as três análises de eficácia interinas. Na conclusão da terceira análise interina, o DSMB recomendou que o tamanho da amostra fosse aumentado para 4.000 pacientes devido a uma taxa de evento mais baixa do que o esperado no braço do placebo.

A randomização ocorreu antes da decisão de realizar uma intervenção coronariana. O resultado foi que 3,5% dos pacientes não receberam o fármaco de estudo e 3,1% não foram submetidos à intervenção coronariana. Os pesquisadores pensaram que, além da análise da ITT, era importante avaliar o benefício do tratamento em pacientes que receberam de fato o fármaco em estudo. Dessa forma, o protocolo foi emendado para permitir a comparação dos grupos da ITT, mas incluindo somente pacientes tratados.

Os resultados da análise da ITT especificada no protocolo (todos os pacientes randomizados) demonstraram reduções não significativas de 21% no desfecho composto principal para o grupo de dose baixa ($P = 0,063$) e 14% para o grupo de dose alta ($P = 0,22$) em comparação com o placebo. Após excluir os 139 pacientes que não receberam o tratamento, houve uma redução significativa de 22% ($P = 0,035$) no desfecho principal no grupo de dose baixa em comparação com o placebo, enquanto os resultados no grupo da dose alta permaneceram sem alterações em uma redução de 14% ($P = 0,178$). A incidência do desfecho composto em 24 horas foi significativamente reduzida em ambos os braços de tratamento em comparação com o placebo. Em seis meses, os resultados foram semelhantes àqueles obtidos em 30 dias. O estudo também mostrou um excelente perfil de segurança para o eptifibatide – sangramento e outras taxas de eventos adversos foram semelhantes entre todos os grupos de tratamento.

Após a finalização do IMPACT-II, novos achados revelaram que seus regimes de dose estavam na extremidade inferior da curva de dose-resposta e que os benefícios significativamente precoces provavelmente eram atribuíveis à dose no bólus, sugerindo que uma dose maior poderia levar a um benefício maior. A eficiência de uma dose aumentada foi testada no ensaio clínico Glicoproteína Plaquetária IIb/IIIa na Angina Instável: Supressão do Receptor Usando Terapia com Integrilina (PURSUIT, do inglês platelet glycoprotein IIb/IIIa in Unstable angina: Receptor Suppression Using Integrilin Therapy),[4] um estudo de superioridade, duplo-cego e controlado por placebo sobre eptifibatide que registrou 10.948 pacientes com angina instável ou IM sem onda Q em 700 centros em 28 países. O principal desfecho do estudo foi a ocorrência, em 30 dias, do desfecho de morte ou IM conforme parecer de um comitê de eventos clínicos. Diversos desfechos secundários também foram definidos antecipadamente (ver Quadro 8.2).

Pacientes que tiveram dor cardíaca isquêmica nas últimas 24 horas e apresentaram alterações eletrocardiográficas indicativas de isquemia ou um nível elevado de creatinina quinase-MB foram randomizados para receber um de três tratamentos: um bólus de eptifibatide, com uma infusão de 2,0 µg/kg/min (dose alta), um bólus de eptifibatide, com uma infusão de 1,3 µg/kg/min (dose baixa), ou um bólus de placebo e infusão (placebo). O protocolo especificava que o braço de dose baixa seria interrompido se a revisão do DSMB sobre dados de segurança descobrisse que uma dose mais alta seria aceitável. Após 3.218 pacientes terem sido randomizados, o DSMB recomendou, de fato, que a dose mais baixa fosse deixada de lado. A partir de então, os pacientes foram randomizados para receber a dose mais alta ou o placebo; a análise principal se baseou exclusivamente nesses dois braços de tratamento. Uma abordagem do tipo O'Brien-Fleming foi utilizada para definir os limites para a interrupção de quatro análises interinas pelo DSMB.

Houve uma redução significativa no desfecho principal de morte ou IM em 30 dias (14,2% versus 15,7%; $P = 0,042$). A redução nos eventos ocorreu em até 96 horas do tratamento e continuou ao longo de 30 dias. O efeito do eptifibatide variou entre as regiões, com o maior benefício ocorrendo nos EUA e nenhum efeito observado no Leste Europeu e na América Latina. Sangramento e transfusão de concentrado de hemácias foram mais frequentes entre pacientes tratados com eptifibatide, embora em muitos casos o sangramento tenha sido brando.

Na conclusão do estudo PURSUIT, o FDA aprovou o tratamento com eptifibatide para pacientes com IM sem elevação do segmento ST ou angina instável.[5]

ENSAIOS CLÍNICOS DE FASE IV

Após os ensaios de fase III estarem completos e o tratamento de interesse ter recebido uma crítica favorável do FDA e/ou de órgãos regulatórios para países que não os EUA, estudos adicionais podem ser realizados. Normalmente, eles são categorizados como estudos de fase IV. Eles também podem ser considerados como parte de um esforço de vigilância pós-aprovação. Esse tipo de vigilância (também chamada de pós-comercialização) inclui diversas atividades fora do estudo, muitas das quais estão baseadas em relatos espontâneos.[6]

Os estudos de fase IV frequentemente são realizados para medicamentos que já foram aprovados pelo FDA e estão sendo prescritos ou administrados em pacientes. Esses estudos oferecem informações adicionais sobre eficácia, riscos, métodos de uso e uso ideal de um tratamento (Quadro 8.3).

Quadro 8.3 Objetivos de um estudo de fase IV

- Avaliar riscos, efeitos colaterais e benefícios durante longos períodos
- Descrever em mais detalhes o mecanismo de ação do medicamento
- Estudar o uso ideal do tratamento

Um estudo de fase IV pode ocorrer por vários motivos. O FDA pode aprovar o novo tratamento e exigir que o fabricante realize uma vigilância a longo prazo adicional. Essa vigilância irá complementar os dados dos estudos de fase III com informações sobre eficácia e segurança por períodos mais longos. Um ensaio clínico de fase IV pode ser parte de uma estratégia da avaliação e da mitigação de risco (REMS, do inglês *risk evaluation mitigation strategy*), em que seria necessário incluir na documentação o tamanho da amostra, as datas de início e término e prova de conformidade.[7] Um estudo de fase IV pode avaliar a eficácia ou a segurança do tratamento em populações que não foram incluídas nos estudos de fase I-III, como idosos, crianças, mulheres em idade fértil ou pacientes com condições comórbidas. Pode ser usado para avaliar interações com os medicamentos que o paciente típico pode estar tomando.

Se o propósito do estudo de fase IV é avaliar a dose ou comparar um tratamento com outras terapias padrão, então o delineamento do estudo deve ser semelhante ao do estudo de fase III, com randomização de alocação de tratamento e cegamento sendo fatores importantes. Se o propósito for a vigilância, então o estudo pode ser não controlado ou observacional. O período de acompanhamento para os estudos de vigilância pode ser bastante longo, com milhares de pacientes sendo acompanhados.

▶ Estudos de fase IV com eptifibatide

Os estudos de fase IV foram conduzidos para estudar o eptifibatide. Como discutido, o ensaio clínico IMPACT-II havia mostrado uma redução, aos 30 dias, no desfecho composto com o uso do eptifibatide, mas essa diferença não foi dramática (9,2% *versus* 11,4% com placebo; $P = 0,063$ na análise da ITT e 9,1% *versus* 14,6%; $P = 0,035$ na análise da ITT do grupo tratado)[3]. O estudo PURSUIT envolveu uma gama maior de pacientes com síndromes coronarianas agudas e mostrou um nível semelhante de significância estatística para a redução na incidência de morte ou IM em 30 dias ($P = 0,042$).[4] No mesmo ano que o PURSUIT foi publicado (1998), o ensaio clínico de superioridade Avaliação do Inibidor Plaquetário IIb/IIIa para STENT (EPISTENT, do inglês Evaluation of Platelet IIb/IIIa Inibitor for STENTing) demonstrou uma redução com alta significância estatística na incidência de morte, IM ou revascularização do vaso-alvo em 30 dias em pacientes submetidos à colocação de *stent* coronariano que receberam abciximab (outro inibidor da glicoproteína IIb/IIIa) *versus* placebo ($P < 0,001$).[8]

Em 1999, foi registrado o primeiro paciente no ensaio clínico de fase IV Aumento da Supressão do Receptor Plaquetário IIb/IIIa com Terapia de Integrilina (ESPRIT, do inglês Enhanced Suppression of the Platelet IIb/IIIa Receptor with Integril in Therapy).[9] Outros estudos e modelagens farmacodinâmicas do eptifibatide haviam sugerido que seria possível obter um bloqueio melhor do receptor de glicoproteína IIb/IIIa do que o visto no IMPACT-II, utilizando uma dose no bólus de 180 µg/kg, seguido por uma infusão de 2,0 µg/kg/min por 18-24 horas, com um segundo bólus de 180 µg/kg aplicado dez minutos após o primeiro.[10,11] O ensaio clínico de superioridade ESPRIT testou o uso de um regime de dose de eptifibatide *versus* placebo em pacientes submetidos a uma colocação planejada de *stent*.

Em alguns círculos, esse ensaio foi controverso. Tanto a análise secundária do IMPACT-II quanto os principais resultados do PURSUIT mostraram que o eptifibatide foi superior ao placebo para os desfechos clínicos testados ($P = 0,035$ e $0,042$, respectivamente). Dados esses resultados, questionou-se a ética de se expor pacientes a um placebo. Os líderes do ensaio rebateram que o ESPRIT estava explorando o tratamento de pacientes durante uma nova era da medicina e que os pacientes receberiam tratamentos diferentes do que em estudos anteriores: *stents* mais novos, baixa dose de heparina e tratamento concomitante com tienopiridina.[9]

Diferente do IMPACT-II, os pacientes no ESPRIT foram randomizados no laboratório de cateterismo somente após a angiografia confirmar que eles precisariam prosseguir para a colocação do *stent*, diminuindo, dessa forma, em grande parte o risco de que alguns pacientes randomizados não recebessem tratamento e/ou não realizassem o procedimento. Os resultados finais do desfecho composto de morte, IM, revascularização urgente de vaso-alvo ou *bailout* trombótico com inibição da glicoproteína IIb/IIIa em até 48 horas da randomização foram 6,6% para o eptifibatide *versus* 10,5% para o placebo ($P = 0,0015$).[9] Embora esses resultados tenham ajudado a aumentar a confiança no uso do eptifibatide no laboratório de cateterismo, ainda havia dúvida sobre a utilidade de iniciar o medicamento na sala de emergência.

Em maio de 2004, foi registrado o primeiro paciente no ensaio clínico Inibição da glicoproteína IIb/IIIa na Síndrome Coronariana Aguda sem elevação do segmento ST (EARLY ACS).[12] Esse ensaio foi delineado para testar se a estratégia do uso precoce do inibidor de glicoproteína IIb/IIIa seria superior a uma estratégia tardia, em que a decisão de utilizar o medicamento ocorreria no momento da intervenção coronariana percutânea (PCI, do inglês *percutaneous coronary intervention*). Pacientes que se esperava serem submetidos à PCI somente no próximo dia-calendário após a randomização foram randomizados em até oito horas da apresentação para receber precocemente o eptifibatide ou o eptifibatide provisório. Os envolvidos no estudo foram cegados para a alocação do tratamento. Na randomização, os pacientes receberam um bólus de eptifibatide ou de placebo, seguido por uma infusão conforme especificação no ensaio clínico ESPRIT. O médico atendente poderia solicitar o eptifibatide após o cateterismo cardíaco, mas antes da PCI. Naquele momento, os pacientes randomizados para o braço do eptifibatide precoce receberam uma dose de placebo no bólus, e os que foram randomizados para o tratamento tardio receberam um bólus de eptifibatide. A infusão randomizada foi interrompida nos dois braços, e uma infusão rotulada de eptifibatide foi iniciada, permanecendo por 18-24 horas. Os dois grupos não diferiram significativamente no desfecho primário de morte, IM, isquemia recorrente requerendo revascularização urgente ou *bailout* trombótico com inibição de glicoproteína IIb/IIIa em 96 horas ($P = 0,23$).[12]

Um exemplo final de um estudo tipo fase IV é o registro Can Rapid Risk Stratification of Unstable Angina Patients Suppress Adverse Outcomes with Early Implementation (CRUSADE).[13] O CRUSADE foi delineado como uma iniciativa de melhoria e educação sobre qualidade para departamentos de emergência e cardiologistas atendendo pacientes de alto risco, apresentando síndromes coronarianas agudas sem elevação do segmento ST. Os centros participantes receberam *feedback* sobre o seu uso em tratamentos recomendados pelas diretrizes do American College of Cardiology/American Heart Association, em comparação com normas nacionais e programas educacionais, e publicações científicas forneceram o reforço do uso adequado desses tratamentos. Esse registro ofereceu uma ferramenta valiosa para melhorar o cuidado com o paciente. Um exemplo é o estudo sobre doses antitrombóticas na população do CRUSADE. Alexander e colaboradores descobriram que os pacientes que receberam dose excessiva também tiveram uma taxa maior de sangramento significativo.[14] Uma vez que um estudo não pode ser conduzido de forma ética para examinar uma subdose ou uma sobredose de um medicamento aceito, essa informação é valiosa para ajudar a guiar as decisões sobre medicamentos para terapias antitrombóticas.

Em primeiro de janeiro de 2007, o CRUSADE se fundiu ao Registro Nacional de Infarto do Miocárdio (NRMI, do inglês National Registry fo Myocardial Infarction) para se tornar a Rede de Registros (ACTION®, do inglês Acute Coronary Treatment and Intervention Outcomes Network) de Desfechos para Tratamentos e Intervenções Coronarianos do Registro Nacional de Dados Cardiovasculares (do inglês National Cardiovascular Data Registry), que era controlado, na época, pelo American College of Cardiology.[15] Este conjunto de dados combinados se fundiu em junho de 2008 com o programa Get With The Guidelines® da American Heart Association.[16]

CONCLUSÃO

Os ensaios clínicos de fase III se baseiam na informação acumulada dos ensaios clínicos de fases I e II, bem como em estudos de componentes semelhantes. Eles fornecem informações sobre o perfil de risco-benefício do tratamento e avançam a compreensão acerca da resposta do paciente ao tratamento para ser a base da aprovação governamental para comercialização. Os estudos de fase IV continuam a fornecer informações sobre a segurança do tratamento, sobre outros possíveis usos, bem como sobre a otimização da dose.

REFERÊNCIAS

1. US Food and Drug Administration. Development & Approval Process (Drugs). 2009. http://www.fda.gov/drugs/developmentapprovalprocess/default.htm. Accessed April 23, 2012.
2. Fleming TR. Addressing missing data in clinical trials. Ann Intern Med. 2011; 154(2):113-117.
3. Integrilin to Minimise Platelet Aggregation and Coronary Thrombosis-II Investigators. Randomised placebo-controlled trial of effect of eptifibatide on complications of percutaneous coronary intervention: IMPACT-II. Lancet. 1997;349(9063):1422-1428.
4. The PURSUIT Trial Investigators. Inhibition of platelet glycoprotein IIb/IIIa with eptifibatide in patients with acute coronary syndromes. N Engl J Med. 1998;339(7):436-443.
5. US Food and Drug Administration. Drug Approval Package: Integrilin (eptifibatide) injection. 1998. http://www.accessdata.fda.gov/drugsatfda_docs/ nda/ 98/20718_Integrilin.cfm. Accessed April 10, 2012.
6. US Food and Drug Administration. Guidance, Compliance, & Regulatory Information. 2012. http://www.fda.gov/Drugs/GuidanceComplianceRegulatoryInformation/default.htm. Accessed April 23, 2012.
7. Center for Drug Evaluation and Research, US Food and Drug Administration. Surveillance – Postmarketing Surveillance Programs. 2009. http://www.fda.gov/Drugs/GuidanceComplianceRegulatoryInformation/Surveillance/ucm090385.htm. Accessed April 23, 2012.
8. EPISTENT Investigators. Randomised placebo-controlled and balloon-angioplasty--controlled trial to assess safety of coronary stenting with use of platelet glycoprotein--IIb/IIIa blockade. Lancet. 1998;352(9122):87-92.
9. ESPRIT Investigators. Novel dosing regimen of eptifibatide in planned coronary stent implantation (ESPRIT): a randomised, placebo-controlled trial (erratum in Lancet. 2001;357(9265):1370). Lancet. 2000;356(9247):2037-2044.
10. Tcheng JE, et al. Clinical pharmacology of higher dose eptifibatide in percutaneous coronary intervention (the PRIDE study). Am J Cardiol. 2001;88(10):1097-1102.
11. Gilchrist IC, et al. Pharmacodynamics and pharmacokinetics of higher-dose, double-bolus eptifibatide in percutaneous coronary intervention. Circulation. 2001;104(4):406-411.
12. Giugliano RP, et al. Early versus delayed, provisional eptifibatide in acute coronary syndromes. N Engl J Med. 2009;360(21):2176-2190.
13. Hoekstra JW, et al. Improving the care of patients with non-ST-elevation acute coronary syndromes in the emergency department: the CRUSADE initiative. Acad Emerg Med. 2002;9(11):1146-1155.
14. Alexander KP, et al. Excess dosing of antiplatelet and antithrombin agents in the treatment of non-ST-segment elevation acute coronary syndromes. JAMA. 2005;294(24):3108-3116.
15. National Cardiovascular Disease Registry. NCDR® ACTION Registry®-GWTGTM Home Page. http://www.ncdr.com/WebNCDR/Action/default.aspx. Accessed April 23, 2012.
16. Peterson ED, et al. A call to ACTION (Acute Coronary Treatment and Intervention Outcomes Network): a national effort to promote timely clinical feedback and support continuous quality improvement for acute myocardial infarction. Circ Cardiovasc Qual Outcomes. 2009;2(5):491-499.

Desafios dos ensaios clínicos na pediatria

9

Kevin N. Turner e P. Brian Smith

HOUSTON, NÓS TEMOS UM PROBLEMA

> Janna era um bebê de três meses que sobreviveu a uma cirurgia cardíaca neonatal com um bom prognóstico. Não muito diferente de outras crianças pequenas, Janna sofria de refluxo gastresofágico e estava recebendo cisaprida. Uma manhã, percebeu-se que ela estava inquieta em sua cadeira de balanço e, em 10 minutos, ficou inconsciente.

A cisaprida foi aprovada pelo Food and Drug Administration (FDA) em 1993 para azia noturna em adultos. Sua eficácia nunca foi demonstrada em crianças com menos de 16 anos e, portanto, não tinha a aprovação do FDA para ser utilizada nessa população.[1,2] Entretanto, a cisaprida rapidamente encontrou um mercado para tratar um problema neonatal comum, o refluxo gastresofágico (RGE). Um xarope com sabor havia sido liberado para uso geriátrico, mas 90% de suas vendas foram para pacientes pediátricos.[3] Bebês prematuros hospitalizados também recebem medicamentos para sintomas considerados associados ao RGE, incluindo apneia, bradicardia, tosse, sufocamento e cianose.[4,5] Em 1998, mais de 19% dos lactentes nas unidades de terapia intensiva neonatais nos EUA estavam recebendo cisaprida.[4]

Em 1995, foi publicado um relato de caso acerca de uma arritmia específica, com intervalo QT prolongado, em um paciente de 64 anos que estava recebendo uma dose alta de cisaprida.[6] O prolongamento do intervalo QT, embora não sendo perigoso de forma independente, pode levar à arritmia fatal *torsades de pointes*, especialmente durante episódios de bradicardia. Além disso, descobriu-se que a eritromicina, comumente utilizada em lactentes, trazia um risco especialmente alto de arritmia fatal quando coadministrada com a cisaprida, ambas inibindo seu metabolismo e exagerando os distúrbios do canal iônico que causam as alterações no intervalo QT.[4] Em 2000, após o relato de 80 mortes e 341 eventos adversos graves, a maioria em crianças, a cisaprida foi retirada do uso geral no mercado norte-americano.[4,6,7]

A cisaprida é somente um exemplo de muitas terapias utilizadas para crianças apesar da falta de dados sobre segurança, dose e eficácia. A trimetoprima/sulfametoxazol, um antibiótico que foi considerado seguro para crianças, é outro caso. Na década de 1950, médicos reconheceram que os lactentes que receberam o antibiótico profilaticamente tiveram uma incidência muito maior de *kernicterus*, uma complicação neurológica permanente da hiperbilirrubinemia. A hiperbilirrubinemia transitória está presente em todo recém-nascido, e o *kernicterus* é uma complicação observada quase exclusivamente nessa população. Portanto, a condição não havia sido descrita anteriormente durante o uso de trimetoprima/sulfametoxazol em adultos. Após essa associação ter sido observada, estudos com animais descobriram que a trimetoprima/sulfametoxazol separava a bilirrubina da albumina, aumentando o risco de *kernicterus* em recém-nascidos.[8]

No final da década de 1990, bebês prematuros frequentemente recebiam esteroides profiláticos para prevenir doenças pulmonares crônicas. Embora os esteroides nunca tenham recebido aprovação do FDA para essa indicação, diversos ensaios clínicos randomizados de fato demonstraram benefícios a curto prazo.[9,10] Quando o desenvolvimento neurológico foi examinado a longo prazo, no entanto, os esteroides foram associados com um aumento significativo no risco de paralisia cerebral.[11,12]

Em 1963, o Dr. Harry Shirkey cunhou o termo "órfãos terapêuticos" para descrever crianças em decorrência da falta de pesquisa ativa dedicada a definir a dose ideal, segurança e terapia nessa população.[13] Historicamente, até 75% dos medicamentos tiveram informações insuficientes acerca de segurança, eficácia e dosagem pediátrica. Essa porcentagem é ainda maior para medicamentos administrados para lactentes. Os lactentes correm risco especial de dosagem equivocada, e há uma estimativa de que 90% dos pacientes em UTIs pediátricas recebam pelo menos uma medicação *off-label*.[14] Além disso, o uso de medicação nessa população está em alta: atualmente pacientes em UTIs pediátricas recebem uma média de oito medicamentos.[15]

CRIANÇAS NÃO SÃO PEQUENOS ADULTOS

São 8h15 da manhã, e a Dra. Roberts viu seus dois primeiros pacientes do dia, com vários ainda por visitar, o que não é raro em janeiro. Sarah é um bebê de nove meses que nasceu prematuro, pesando menos de 500 g ao nascimento e que agora está com otite média aguda. Ryan é um adolescente obeso de 17 anos, que pesa 130 kg e tem sinusite bacteriana. A Dra. Roberts planeja tratar ambos com uma dose alta de amoxicilina para atacar o resistente *Streptococcus pneumoniae*. Ela dá uma passada em seu consultório para usar sua calculadora a fim de determinar a dose correta para cada paciente.

Antes de 1962, não havia requerimentos para testes com humanos para novos fármacos. A Emenda de Kefauver-Harris (Quadro 9.1) foi parcialmente inspirada pelo caso da talidomida, um fármaco amplamente utilizado para tratar enjoos matinais em mulheres grávidas no começo da década de 1960.[15,16] Após seu lançamento, descobriu-se que o medicamento era teratogênico, resultando em significativos defeitos de nascença. A Emenda codificou o atual processo de três fases para investigar novos fármacos: ensaios clínicos de segurança e farmacocinética são realizados na fase I; eficácia e variação de doses são determinadas durante a fase II; e ensaios clínicos experimentais comparativos com maior refinamento quanto à eficácia e à dosagem são explorados durante a fase III. Historicamente, o FDA não exigia estudos pediátricos até que os ensaios de fase III estivessem finalizados em adultos. Embora seja considerado eticamente adequado concluir os ensaios clínicos com adultos antes de expor crianças a novos tratamentos, os dados eram frequentemente extrapolados de adultos para estimar a farmacocinética, a segurança e a eficiência de novos fármacos em crianças.[17]

Quadro 9.1 Linha do tempo dos esforços para melhorar a segurança de medicamentos pediátricos[15,16]

Ano	Título	Descrição
1906	Ato de Alimentos e Medicamentos Puros	Início da regulamentação de medicamentos
1938	Ato Federal de Alimentos, Medicamentos e Cosméticos	Exigiu documentação de segurança e estudos sobre toxicidade
1962	Emenda de Kefauver-Harris	Estabeleceu três fases para ensaios clínicos sobre fármacos e exigiu testes pré-clínicos
1979	Requerimentos de informações pediátricas	Estabeleceu uma seção para liberação de medicamentos pediátricos
1994	Liberação de medicamentos pediátricos	Exigiu que os patrocinadores examinassem as evidências para determinar se eram suficientes para liberar a medicação para uso pediátrico. Implementou um plano voluntário para apoiar o uso pediátrico
1997	Ato de Modernização do FDA (FDAMA, do inglês FDA Modernization Act)	Ofereceu uma extensão de seis meses da proteção de patente para os patrocinadores que realizassem estudos com crianças

(Continua)

Quadro 9.1 Linha do tempo dos esforços para melhorar a segurança de medicamentos pediátricos[15,16] (*Continuação*)

Ano	Título	Descrição
1998	Regra pediátrica	O FDA exigiu ensaios clínicos pediátricos para novos fármacos que tivessem potencial para uso em crianças
2002	Anulação da regra pediátrica	O Tribunal Federal Distrital julgou que o FDA ultrapassou sua autoridade
2002	Ato de Melhores Medicamentos para Crianças (BPCA)	Estendeu as disposições do FDAMA, autorizou a colaboração entre os Institutos Nacionais de Saúde (NIH, do inglês National Institutes of Health) e o FDA para financiar estudos pediátricos para medicamentos não liberados para uso pediátrico
2003	Ato da Equidade na Pesquisa Pediátrica (PREA)	Codificou a Regra Pediátrica
2007	Ato de Emenda do FDA (FDAAA)	Reautorizou as disposições do BPCA e do PREA
2010	Rede de Ensaios Clínicos Pediátricos dos INS (REP)	Os INS estabeleceram uma rede para desenvolver e conduzir ensaios clínicos terapêuticos e para equipamentos médicos em crianças

À medida que as crianças se desenvolvem, no entanto, suas contínuas mudanças na fisiologia afetam a absorção, distribuição, metabolismo e excreção do medicamento. Essas mudanças são mais evidentes em bebês prematuros (Quadro 9.2). Como exemplo, descobriu-se que a micafungina precisa de um aumento de até cinco vezes na dose (em uma base por quilo) em bebês prematuros em comparação com adultos.[18-20] A idade e seus efeitos sobre a maturação de órgãos são de especial importância na dosagem, embora a dosagem embasada no peso ou na área de superfície corporal frequentemente seja utilizada. Essa dificuldade aumenta para os pediatras, cuja variação de peso dos pacientes pode ser de até 300 vezes.

A absorção do medicamento em crianças pode diferir significativamente daquela em adultos, produzindo concentrações imprevisíveis do fármaco após a dose oral. Muitos fatores fisiológicos que são exclusivos em pacientes jovens afetam a disponibilidade biológica do fármaco. O pH gástrico é alto em lactentes, devido tanto à redução do volume de secreções gástricas quanto da função celular parietal. Isso resulta no aumento da absorção de medicamentos acidolábeis administrados oralmente e na redução na absorção de medicamentos que são

Quadro 9.2 Alterações no desenvolvimento fisiológico – efeitos da disposição do medicamento pediátrico

Perfis farmacocinéticos	Diferenças em lactentes em comparação com adultos
Absorção: errática e imprevisível	• Função GI: secreção ácida gástrica reduzida, esvaziamento gástrico prolongado, aumento na área de superfície intestinal absortiva, aumento do tempo de trânsito intestinal, redução do volume de bile ácida e peristalse irregular • Fluxo sanguíneo: fluxo sanguíneo inconstante para os sítios de administração do medicamento (músculo, gordura) • Pele: camada de pele mais fina e hidratação crescente afetando a permeabilidade
Distribuição do medicamento: um contínuo em mudança	• Corpo: percentual mais elevado de água e mais baixo de gordura • Proteína plasmática: nível mais baixo de proteínas plasmáticas e, portanto, menos sítios de ligação fármaco-proteína • SNC: células sanguíneas imaturas causando aumento nos efeitos no SNC
Metabolismo e excreção: órgãos imaturos	• Fígado: enzimas que metabolizam fármacos alcançam níveis de maturidade adultos em idades diferentes • Rins: taxas de filtração glomerular mais baixas, fluxo sanguíneo renal reduzido, função tubular reduzida

SNC, sistema nervoso central; GI, gastrintestinal.

ácidos fracos.[21-23] O tempo de esvaziamento gástrico reduz rapidamente durante a primeira semana de vida, enquanto o trânsito intestinal amadurece rapidamente durante a primeira infância.[24] O fluxo sanguíneo esplâncnico amadurece durante as três primeiras semanas de vida. Esses fatores contribuem para taxas de absorção que mudam rapidamente durante várias semanas após o nascimento, e aos quatro meses de idade, esses processos se aproximam dos níveis adultos.[14,17,23,25] A fisiologia gastrintestinal é equivalente à dos adultos aos 10-12 anos de idade, embora hábitos de alimentação erráticos no adolescente possam continuar a contribuir para a biodisponibilidade distorcida.[23,26,27]

Lactentes têm proporcionalmente menos massa muscular e fluxo sanguíneo muscular reduzido em comparação com adultos, levando a uma absorção mais lenta de medicamentos administrados por via intramuscular.[17,23,26] Medicamentos aplicados por via tópica são afetados por diferenças na permeabilidade cutânea entre adultos e lactentes. A pele neonatal tem uma camada mais fina, o que leva a uma maior permeabilidade. A razão da área de superfície corporal dos lactentes para seu peso aumenta com relação a pacientes mais velhos, levando a uma maior absorção tópica.[23,27] Lactentes possuem uma pequena quantidade de gordura e mais água total e extracelular em comparação com crianças mais velhas, afetando a distribuição de fármacos lipo e hidrossolúveis. Eles também têm baixa ligação proteica dos medicamentos, resultando em níveis mais elevados de medicamento ativo não ligado e possível toxicidade, apesar de terem concentrações séricas normais.[23,28]

O fluxo sanguíneo renal reduzido, taxas de filtração glomerular mais baixas e tubos renais funcionalmente imaturos retardam a excreção renal dos medicamentos. O fígado amadurece marcadamente nos primeiros anos de vida. A via metabólica do citocromo P (CYP) 450 está completamente funcional aos três anos de idade.[17,27] A conjugação com os sais biliares, uma função hepática que ajuda a excreção gastrintestinal e renal, amadurece aos 3-4 anos de idade.[14,17,23]

Todos esses fatores contribuem para imprecisões na dose/segurança ao extrapolar informações de adultos para crianças.

A ÉTICA DA PESQUISA MÉDICA COM CRIANÇAS

> Janice é uma menina saudável pré-púbere de 8 anos de idade. Sua melhor amiga tem puberdade precoce, o que a deixa envergonhada, e ela precisa ir a consultas com um endocrinologista frequentemente. Janice é fascinada por biologia e acompanha a amiga em uma consulta. Lá, ela repara em um panfleto recrutando voluntários saudáveis para um estudo para ajudar a caracterizar o início da puberdade. Com seu interesse científico no auge, e tentando ser solidária com a situação desconfortável da amiga, ela se voluntaria animadamente. O estudo exige 12 amostras de sangue ao longo de um período de seis semanas.

Princípios médicos protegendo participantes humanos (respeito pelas pessoas, beneficência e justiça) se aplicam tanto a pacientes adultos quanto pediátricos. Crianças exigem considerações adicionais, uma vez que representam uma população especialmente vulnerável de participantes de estudos.[29]

Fundamental aos ensaios clínicos com humanos é a disposição de participar. Uma vez que menores de idade não podem legalmente consentir em participar (embora claramente devam estar envolvidos no processo de consentimento), o FDA exige o consentimento do progenitor do menor ou de um representante legal. Estudos sobre níveis mais elevados de risco exigem o consentimento de ambos os pais, se presentes. O processo de consentimento com crianças é semelhante ao com participantes adultos, em que são fornecidos documentos escritos com linguagem clara. A distinção está no requerimento de que as crianças também forneçam assentimento para o estudo quando este for adequado do ponto de vista do desenvolvimento. Regulamentos federais estipulam que o assentimento é "uma concordância afirmativa da criança em participar da pesquisa", e uma "mera falha em objetar não deve, na falta de uma concordância afirmativa, ser considerada como assentimento".[29]

Os comitês de ética em pesquisa (CEPs) são responsáveis por garantir que medidas adequadas tenham sido tomadas para obter o assentimento das crianças. Embora não exista uma estipulação federal, a Associação Americana de Pediatria sugere que uma criança seja considerada cognitivamente capaz de dar o assentimento somente a partir da idade intelectual de 7 anos. Além disso, se o CEP determinou que o assentimento pela criança é necessário para um estudo em específico, a divergência da criança prevalece, mesmo com a permissão dos pais. O assentimento inicial, no entanto, não é suficiente, e o CEP tem a responsabilidade ética de garantir contínua avaliação para confirmar o assentimento da criança ao longo do estudo. Em qualquer ponto do estudo, os pais ou a criança podem revogar a permissão, e a equipe do estudo e o CEP precisam estar sempre observando uma possível relutância de qualquer uma das partes.[29] Apesar desses esforços, crianças participando de ensaios frequentemente relatam que a dor da coleta de amostra de sangue é muito pior do que imaginaram durante o processo de assentimento. Em um estudo com voluntários saudáveis, crianças de até 9 anos confessaram que estavam relutantes em retirar seu assentimento, acreditando que iriam contrariar seu médico e seus pais.[30]

> Janice recebe elogios de sua família por seu gesto de apoiar a amiga e por seu interesse científico. Em silêncio, por ocasião da terceira coleta de sangue, está apavorada de voltar à clínica. Ela desenvolve um pânico de agulhas, odeia o cheiro do torniquete de látex e rapidamente passa a desprezar a gentil enfermeira que repetidamente lhe oferece o mesmo adesivo após cada visita. Aos 8 anos, ela ainda não desenvolveu a compostura para graciosamente encerrar sua participação no estudo. Calada, ressentida, obediente, completa sua parte no estudo. Anos mais tarde, ela aos poucos começa a "se esquecer" de marcar seus próprios exames anuais com seu clínico geral, secretamente com medo de que ele peça exames laboratoriais.

A maioria dos estudos pioneiros em humanos são feitos com participantes saudáveis. Contudo, regras específicas norteiam a inclusão de crianças saudáveis em pesquisas médicas. O Departamento Norte-Americano da Saúde e Serviços Humanos, sob o Ato da Saúde da Criança de 2000, regula a pesquisa em crianças. A seção 45 do CFR, Parte 46, Subparte D, Proteções Adicionais para Crianças Envolvidas como Participantes em Pesquisas,[31] define quatro categorias de pesquisa em que a participação de crianças é permitida (Quadro 9.3). As categorias 2 e 3 envolvem participantes que têm a doença que o estudo pretende tratar. Um pesquisador somente pode registrar participantes pediátricos saudáveis quando um estudo representa um risco não maior que o mínimo (Categoria 1).

Quadro 9.3 Categorias de pesquisa determinadas pelos comitês de ética em pesquisa[31]

Categoria	Descrição
1	Risco não maior que o mínimo
2	Risco maior que o mínimo, mas apresentando o prospecto de benefício direto para o participante individual
3	Risco maior que o mínimo, sem prospecto de benefício direto para o participante individual, mas com probabilidade de resultar em conhecimento generalizável sobre a doença do participante
4	Não atende aos critérios mencionados, mas provavelmente irá oferecer melhor compreensão, prevenção ou alívio de problemas sérios de saúde para crianças

Cada CEP deve determinar a qual categoria a pesquisa pertence. Os CEPs variam em sua determinação de risco não maior que o mínimo, e 18% dos presidentes dos CEPs consideram que uma única coleta de sangue excede o risco mínimo.[32] Isso praticamente elimina todos os controles dos ensaios clínicos pediátricos e cria um paradoxo em que os "controles" afetados estão definindo as normas, um padrão científico subideal que não é comum em ensaios clínicos com adultos.[29,32]

A categoria 4 foi delineada para permitir que haja controles pediátricos saudáveis se a pesquisa for considerada de grande impacto para a saúde e o bem-estar das crianças. Embora os CEPs locais determinem a categoria, eles são autorizados a aprovar pesquisas somente nas categorias 1-3. Uma vez que um CEP determine que um estudo se classifica na categoria 4, a organização recomenda o estudo ao FDA para aprovação. Desde a criação do Ato, em 2002, até o fim de 2008, somente nove propostas de pesquisas na categoria 4 foram recomendadas ao FDA para aprovação.[32]

OBSTÁCULOS ESPECÍFICOS NA PESQUISA PEDIÁTRICA

O Quadro 9.4 apresenta um resumo dos desafios inerentes à pesquisa clínica pediátrica, que cai nas amplas categorias da falta de provas, de apoio, impedimentos fisiológicos e necessidade de uma avaliação a longo prazo. Para dar somente um exemplo, estudos farmacocinéticos requerem múltiplas e cronometradas coletas de sangue e exposição ao tratamento sob estudo. Além do problema fisiológico que isso representa para crianças voluntárias participantes, também há os limites físicos encontrados. O acesso vascular muitas vezes é difícil de encontrar, e as crianças têm menos volume sanguíneo circulante do que os adultos. Os ensaios clínicos farmacocinéticos tradicionais utilizam 10-15 amostras de sangue por participante, cada uma frequentemente com > 3 mL, e a farmacocinética é defi-

Quadro 9.4 Principais problemas da pesquisa pediátrica e as soluções propostas

Problemas	Soluções propostas
Financiamento	• Legislação: BPCA, FDAAA, PREA
Dados de adultos extrapolados para crianças, erroneamente considerados precisos	• Necessidade de maior conscientização com relação a esse potencial para erro • Maior conscientização resultará em maior demanda para dados de crianças baseados em evidências
Menor volume sanguíneo circulante e difícil acesso em crianças	• Compilação de estudos farmacocinéticos em populações • Análises de sangue seco e amostras que sobraram em laboratórios
Desfechos únicos para toxicidades em crianças, desenvolvimento neurológico deficiente	• Melhor sensibilidade de exames de amostras • Financiamento para avaliações de acompanhamento a longo prazo em participantes de ensaios clínicos

BCPA, Ato de Melhores Medicamentos para Crianças (do inglês Best Pharmaceuticals for Children Act);
FDAAA, Ato para Emenda do FDA (do inglês Food and Drug Administration Amendment Act);
PREA, Ato da Equidade na Pesquisa Pediátrica (do inglês Pediatric Research Equity Act).

nida para cada participante e generalizada para uma população. Em um lactente prematuro que pesa 500 g, que terá um volume sanguíneo total de menos de três colheres de sopa, esse volume de amostras e perda sanguínea é inaceitável.

As abordagens com crianças frequentemente fazem uso de poucas amostras (duas ou três por paciente) e baixo volume (< 100 μL), levando a uma maior probabilidade de consentimento dos pais. Essa troca de frequência de amostras permite que amostras experimentais sejam coletadas junto com exames de sangue rotineiros, utilizados no cuidado padrão com o pacientes, limitando, dessa forma, o acesso via linhas centrais e punções periféricas. Além disso, o monitoramento de segurança do tratamento pode se sobrepor ao monitoramento de segurança rotineiro de um paciente doente. O uso de amostras que sobraram, isto é, amostras colhidas como cuidado padrão, mas que restaram do uso laboratorial, também pode aumentar o número de amostras coletadas por participante e a probabilidade de consentimento dos pais.[33] Essas amostras são então recolhidas, e a farmacocinética do medicamento é determinada utilizando uma análise farmacocinética populacional.

A farmacocinética populacional foi desenvolvida inicialmente para averiguar as farmacocinéticas de determinados medicamentos em populações específicas que diferiram dos participantes adultos saudáveis descritos. A farmacocinética populacional utiliza dados coletados de múltiplos participantes em uma população, estatisticamente relacionando-os por meio de um modelo não linear, de efeitos heterogêneos, para gerar uma média estimada e uma farmacocinética mediana. Este processo pode revelar quais fatores, possivelmente não reconhecidos antes, estão contribuindo para esta variabilidade, embora isso seja útil para descrever somente a população estudada. A análise farmacocinética populacional tem um papel na pesquisa de medicamentos pediátricos, dada sua necessidade implícita de ter menos amostras e sua capacidade de gerar uma curva descrevendo a farmacocinética em subpopulações diferentes de neonatos e lactentes.[34] Outra nova tecnologia na análise farmacocinética está surgindo: análises de sangue seco (DBS, do inglês *dried blood spot*). Esse método pode ser utilizado com somente 15 μL de sangue total, reduzindo ainda mais o volume de sangue necessário de cada paciente.[33,35]

Tanto os riscos a curto e longo prazo quanto a toxicologia são grandes preocupações com crianças, e eles devem ser acompanhados para descrever corretamente a segurança do medicamento. Muitas vezes, os possíveis riscos às crianças não estão claros quando se traduz um medicamento que foi cuidadosamente descrito para adultos. Aspectos como inconveniência, dor, medo e separação dos pais e amigos merecem sua própria consideração. Novos desfechos de toxicidade, como os efeitos sobre o desenvolvimento e o funcionamento de um órgão, bem como sobre o crescimento e o desenvolvimento neurológico, precisam ser monitorados. Os efeitos a longo prazo sobre o desenvolvimento imunológico, cognitivo, comportamental e do esqueleto exigem grandes estudos epidemiológicos e são fundamentais para a avaliação da segurança.[26,29]

O FDA PODE AJUDAR

> O bebê Johnson é um lactente prematuro de duas semanas que começou a mostrar sinais de infecção generalizada, embora suas hemoculturas tenham permanecido negativas para bactérias. Seus médicos suspeitam de uma infecção fúngica invasiva e tiveram sucesso com o uso de fluconazol no passado. Enquanto decidem a dose, no entanto, eles se dão conta de que os estudos anteriores sugeriram doses para lactentes nessa faixa etária que variam em até quatro vezes. Além disso, o fluconazol recebeu aprovação do FDA somente para tratamento de bebês maiores de 6 meses que apresentam infecção oral. Parece não haver consenso quanto à dose correta para essa criança, mas os médicos sabem que se a infecção não for tratada pronta e corretamente, seu paciente pode morrer.

Tentativas iniciais do FDA de incentivar informações sobre medicamentos para crianças foram voluntárias e não surtiram muito efeito.[16] Entre 1991 e 1997, os patrocinadores se comprometeram a completar 71 estudos pediátricos, mas finalizaram somente 11.[16] Isso mudou em 1997, com o Ato de Modernização do FDA (FDAMA), que ofereceu incentivos financeiros para empresas farmacêuticas:

os fabricantes teriam permissão de estender sua proteção de exclusividade de patente sobre os medicamentos em seis meses se conduzissem estudos em crianças. Esses estudos foram esboçados pelo FDA em uma solicitação por escrito ao fabricante. A patente estendida não dependia da aprovação final para uso pediátrico.

Esta legislação tem tido sucesso em gerar alterações de indicações específicas para pacientes pediátricos. A disposição foi renovada do Ato de Melhores Medicamentos para Crianças (BCPA, do inglês Best Pharmaceuticals for Children Act) de 2002 e novamente no Ato de Administração do FDA de 2007 (FDAAA, do inglês Food and Drug Administration Amendment Act).[36] Combinados, esses programas geraram 399 estudos pediátricos e resultaram em alterações na indicação de 438 medicamentos para uso em crianças desde abril de 2012.[37,38]

Embora este programa de exclusividade tenha sido voluntário, a Regra Pediátrica, estabelecida em 1998, exigia que os fabricantes de medicamentos novos em busca de aprovação do FDA realizassem ensaios clínicos pediátricos para tratamentos que tivessem potencial de ser usados em crianças. Apesar de a Regra Pediátrica ter sido derrubada, o Ato da Equidade na Pesquisa Pediátrica (PREA, do inglês Pediatric Research Equity Act) foi aprovado em 2003 e renovado em 2007. Esse Ato exigia que todas as novas terapias submetidas para aprovação junto ao FDA tivessem avaliado o uso terapêutico em crianças, a menos que tivessem recebido uma liberação devido à improbabilidade de uso em crianças. O PREA também requeria que as informações geradas por ensaios clínicos pediátricos fossem incluídas nas bulas.

O PREA vem tendo sucesso em gerar uma nova compreensão da disposição de medicamentos em crianças, mas ele somente inclui estudos de medicamentos em busca de patente. Sob o BPCA, o Congresso Norte-Americano concedeu ao FDA um mecanismo para analisar medicamentos que não estão pleiteando patente, por meio de um esforço colaborativo com os Institutos Nacionais de Saúde (NIH).[13-17,37,39]

O QUE ESTAMOS FAZENDO CERTO

O Grupo de Oncologia Pediátrica (COG) foi criado em 1955 pelo Instituto Nacional de Câncer. Naquela época, a taxa de cura para o câncer pediátrico era de menos de 10%. Hoje, 90% dos cânceres pediátricos diagnosticados nos EUA são tratados em uma instituição que faz parte do COG. O Grupo oferece um extenso manual para novos pacientes e seus familiares, incluindo a descrição de temas supersensíveis no tratamento do câncer, como os estágios e a quimioterapia, além de trazer informações substanciais sobre ensaios clínicos. Em termos claros e com diagramas, o manual descreve ensaios clínicos, randomização, a importância dos ensaios e consentimento. Esta conduta inicial resulta em 60% de todos os pacientes de câncer pediátrico se voluntariando para participar de ensaios clínicos (até 90% entre crianças com leucemia linfoide aguda), em comparação com cerca de 3% dos pacientes adultos com câncer.[40] No geral, crianças com câncer podem agora esperar uma taxa de sobrevida em cinco anos de 83%.[41] Esses esforços não encontram equivalência entre adultos.

REFERÊNCIAS

1. Wysowski DK, Corken A, Gallo-Torres H, Talarico L, Rodriguez EM. Postmarketing reports of QT prolongation and ventricular arrhythmia in association with cisapride and Food and Drug Administration regulatory actions. *Am J Gastroenterol.* 2001;96(6):1698-1703.
2. *Propulsid (Cisapride) Prescribing Information.* Titusville, NJ: Janssen Pharmaceutica; 2006.
3. Harris G, Koli E. Lucrative Drug, Danger Signals and the F.D.A. *The New York Times.* 2005. http://www.nytimes.com/2005/06/10/business/10drug.html. Accessed April 24, 2012.
4. Ward RM, Lemons JA, Molteni RA. Cisapride: a survey of the frequency of use and adverse events in premature newborns. *Pediatrics.* 1999;103(2):469-472.
5. Malcolm WF, et al. Use of medications for gastroesophageal reflux at discharge among extremely low birth weight infants. *Pediatrics.* 2008;121(1):22-27.
6. Lewin MB, Bryant RM, Fenrich AL, Grifka RG. Cisapride-induced long QT interval. *J Pediatr.* 1996;128(2):279 281.
7. Henney JE. From the Food and Drug Administration. *JAMA.* 2000;283(21): 2779.
8. Ahlfors CE. Bilirubin-albumin binding and free bilirubin. *J Perinatol.* 2001;21 (suppl) 1:S40-42; discussion S59-62.
9. Bhuta T, Ohlsson A. Systematic review and meta-analysis of early postnatal dexamethasone for prevention of chronic lung disease. *Arch Dis Child Fetal Neonatal Ed.* 1998;79(1):F26-33.
10. Halliday HL, Ehrenkranz RA, Doyle LW. Moderately early (7–14 days) postnatal corticosteroids for preventing chronic lung disease in preterm infants. *Cochrane Database Syst Rev.* 2003;(1):CD001144.
11. Yeh TF, et al. Early dexamethasone therapy in preterm infants: a follow-up study. *Pediatrics.* 1998;101(5):E7.
12. O'Shea TM, Washburn LK, Nixon PA, Goldstein DJ. Follow-up of a randomized, placebo-controlled trial of dexamethasone to decrease the duration of ventilator dependency in very low birth weight infants: neurodevelopmental outcomes at 4 to 11 years of age. *Pediatrics.* 2007;120(3):594-602.
13. Roberts R, Rodriguez W, Murphy D, Crescenzi T. Pediatric drug labeling: improving the safety and efficacy of pediatric therapies. *JAMA.* 2003;290(7): 905-911.
14. Giacoia GP, Birenbaum DL, Sachs HC, Mattison DR. The newborn drug development initiative. *Pediatrics.* 2006;117(3 Pt 2):S1-8.
15. Giacoia GP, Mattison DR. Selected proceedings of the NICHD/FDA newborn drug development initiative: Part II. *Clin Ther.* 2006;28(9):1337-1341.
16. Steinbrook R. Testing medications in children. *N Engl J Med.* 2002;347(18):1462-1470.
17. Novak E, Allen PJ. Prescribing medications in pediatrics: concerns regarding FDA approval and pharmacokinetics. *Pediatr Nurs.* 2007;33(1):64-70.

18. Smith PB, et al. Pharmacokinetics of an elevated dosage of micafungin in premature neonates. *Pediatr Infect Dis J.* 2009;28(5):412-415.
19. Benjamin DK Jr, et al. Safety and pharmacokinetics of repeat-dose micafungin in young infants. *Clin Pharmacol Ther.* 2010;87(1):93-99.
20. Hope WW, et al. Population pharmacokinetics of micafungin in neonates and young infants. *Antimicrob Agents Chemother.* 2010;54(6):2633-2637.
21. Rodbro P, Krasilnikoff PA, Christiansen PM. Parietal cell secretory function in early childhood. *Scand J Gastroenterol.* 1967;2(3):209-213.
22. Agunod M, Yamaguchi N, Lopez R, Luhby AL, Glass GB. Correlative study of hydrochloric acid, pepsin, and intrinsic factor secretion in newborns and infants. *Am J Dig Dis.* 1969;14(6):400-414.
23. Kearns GL, et al. Developmental pharmacology–drug disposition, action, and therapy in infants and children. *N Engl J Med.* 2003;349(12):1157-1167.
24. Ittmann PI, Amarnath R, Berseth CL. Maturation of antroduodenal motor activity in preterm and term infants. *Dig Dis Sci.* 1992;37(1):14-19.
25. Heimann G. Enteral absorption and bioavailability in children in relation to age. *Eur J Clin Pharmacol.* 1980;18(1):43-50.
26. Giacoia GP, Mattison DR. Newborns and drug studies: the NICHD/FDA newborn drug development initiative. *Clin Ther.* 2005;27(6):796-813.
27. Yokoi T. Essentials for starting a pediatric clinical study (1): pharmacokinetics in children. *J Toxicol Sci.* 2009;34 (suppl) 2:SP307-312.
28. Ehrnebo M, Agurell S, Jalling B, Boréus LO. Age differences in drug binding by plasma proteins: studies on human foetuses, neonates and adults. *Eur J Clin Pharmacol.* 1971;3(4):189-193.
29. Shaddy RE, Denne SC. Clinical report–guidelines for the ethical conduct of studies to evaluate drugs in pediatric populations. *Pediatrics.* 2010;125(4):850-860.
30. Koren G. Healthy children as subjects in pharmaceutical research. *Theor Med Bioeth.* 2003;24(2):149-159.
31. Department of Health and Human Services. 45 CFR Part 46 Protection of Human Subjects: Subpart D. Additional Protections for Children Involved as Subjects in Research. 2009. http://www.hhs.gov/ohrp/humansubjects/guidance/45cfr46.html#subpartd. Accessed April 24, 2012.
32. Rosenfield RL. Improving balance in regulatory oversight of research in children and adolescents: a clinical investigator's perspective. *Ann N Y Acad Sci.* 2008;1135:287-295.
33. Wade KC, et al. Population pharmacokinetics of fluconazole in young infants. *Antimicrob Agents Chemother.* 2008;52(11):4043-4049.
34. Aarons L. Population pharmacokinetics: theory and practice. *Br J Clin Pharmacol.* 1991;32(6):669-670.
35. Spooner N, Lad R, Barfield M. Dried blood spots as a sample collection technique for the determination of pharmacokinetics in clinical studies: considerations for the validation of a quantitative bioanalytical method. *Anal Chem.* 2009;81(4):1557-1563.
36. Anon. Informed consent elements. Final rule. *Fed Regist.* 2011;76(2):256-270.
37. Li JS, et al. Economic return of clinical trials performed under the pediatric exclusivity program. *JAMA.* 2007;297(5):480-488.
38. US Food and Drug Administration. New Pediatric Labeling Information Database. http://www.accessdata.fda.gov/scripts/sda/sdNavigation.cfm?sd=labelingdatabase. Accessed April 4, 2012.

39. Salazar JC. Pediatric clinical trial experience: government, child, parent and physician's perspective. *Pediatr Infect Dis J*. 2003;22(12):1124-1127.
40. Simone JV, Lyons J. Superior cancer survival in children compared to adults: a superior system of cancer care? Background paper for National Cancer Policy Board, Institute of Medicine. *Docstoc.com*. 1998. http://www.docstoc.com/docs/69303193/Superior--Cancer-Survival-in-Children-Compared-to-Adults–A. Accessed April 24, 2012.
41. American Cancer Society. Cancer Facts & Figures–2012. 2012. http://www.cancer.org/Research/CancerFactsFigures/ACSPC-031941. Accessed April 24, 2012.

Seção 3

PESQUISA OBSERVACIONAL

Pesquisa observacional

10

Michaela A. Dinan

A pesquisa clínica, no geral, pode ser dividida em dois subconjuntos: pesquisa experimental e observacional. A grande maioria das novas terapias e tecnologias médicas são testadas por meio de pesquisa experimental ou intervencionista, frequentemente na forma de ensaios clínicos randomizados antes de serem adotadas para uso clínico. Em contraste, os estudos observacionais são conduzidos principalmente para tecnologias após terem sido adotadas e estarem sendo implementadas em algum setor da comunidade de cuidado à saúde. A pesquisa observacional ocupa um nicho crítico na pesquisa do cuidado com a saúde que é complementar aos estudos experimentais. Compreender os pontos fortes e as limitações, as semelhanças e diferenças entre a pesquisa observacional e a experimental é fundamental para interpretar de forma precisa a pesquisa clínica.

UMA DEFINIÇÃO DE TRABALHO PARA A PESQUISA OBSERVACIONAL

A pesquisa observacional é uma pesquisa em que o pesquisador não consegue controlar a alocação do tratamento aos participantes, pois estes ou suas condições não são diretamente determinadas pelo pesquisador. A pesquisa observacional examina terapias, intervenções e políticas predeterminadas e seus efeitos. Em termos práticos, a pesquisa observacional de efetividade comparativa (CER, do inglês *comparative effectiveness research*) costuma ser conduzida em um de dois cenários, seja entre os registros ou como uma análise de subgrupo com ensaios clínicos randomizados. Os registros são geralmente criados com uma doença, tratamento ou população de interesse específica e podem ocorrer em uma instituição específica, rede de instituições, ou região geográfica onde desfechos clinicamente relevantes são registrados. As análises de subgrupo nos ensaios clínicos incluem qualquer subconjunto em que os pacientes não são alocados aleatoriamente. Uma vez que os subgrupos não são determinados aleatoriamente, as análises de subgrupo compartilham os mesmos pontos fortes e fracos de estudos observacionais convencionais, como viés de confusão e múltiplos testes de hipótese, além de fornecer um nível de evidências semelhante.

Em contraste com a pesquisa observacional, os pesquisadores em estudos experimentais manipulam diretamente ou alocam participantes para diferentes intervenções ou ambientes. Um terceiro tipo de pesquisa envolve os estudos descritivos, que são conduzidos sem um tratamento e não são experimentais ou observacionais.[1] Este tipo de pesquisa é utilizado na exploração e caracterização iniciais de uma questão de saúde. Os estudos descritivos desempenham um papel direto na CER, enquanto os estudos experimentais e observacionais são importantes tanto na pesquisa de desenvolvimento quanto na CER.

PONTOS FORTES E LIMITAÇÕES DA PESQUISA OBSERVACIONAL NA PESQUISA DE EFETIVIDADE COMPARATIVA

O foco recente na importância da CER foi revigorado com a aprovação do Ato de Cuidados a Preços Acessíveis e Proteção do Paciente (PPACA) em 2010.[2] Do ponto de vista da pesquisa prática, esta ênfase na CER torna importante definir e compreender a pesquisa observacional no contexto da CER.

A Agência para Pesquisa e Qualidade do Cuidado à Saúde (AHRQ), a principal agência federal responsável por melhorar a qualidade do cuidado com a saúde nos EUA, define CER como pesquisa que fornece "evidências sobre eficiência, benefícios e danos das diferentes opções de tratamento".[3] Essas evidências são geradas por estudos comparativos sobre medicamentos, equipamentos médicos, testes, cirurgias ou formas de prestar cuidados à saúde. Encontramos essas evidências em uma de duas formas: por meio de estudos experimentais ou de estudos observacionais. Cada uma dessas abordagens tem diferentes pontos fortes e limitações, e cada uma utiliza métodos que se sobrepõem e se diferenciam.

No contexto da CER, a força dos estudos experimentais é que eles oferecem a avaliação mais forte ou validação de uma intervenção ou tratamento bem definido. Em especial, os estudos experimentais oferecem o nível mais alto de evidências para avaliar novos tratamentos, que inclui o atual "padrão-ouro" na CER: o ensaio clínico randomizado controlado (RCT, do inglês *randomized controlled trial*). Nos últimos anos, surgiram diversos exemplos em que os estudos observacionais foram confundidos pelo viés de seleção, o que foi posteriormente contradito pelos RCTs (Quadro 10.1).

Um dos melhores exemplos disso é o efeito da terapia de reposição hormonal para a saúde da mulher. Numerosos estudos observacionais haviam demonstrado um benefício cardioprotetor dessa terapia para infartos e AVEs em mulheres. No entanto, mais tarde um grande ensaio clínico randomizado demonstrou que

Quadro 10.1 Exemplos de ensaios clínicos randomizados controlados que contradizem os dados observacionais

Questão clínica	Estudos observacionais	Ensaio clínico controlado	*Insight* dos RCTs
A terapia de reposição hormonal oferece proteção cardiovascular para as mulheres?	> 30 estudos recomendando o benefício cardioprotetor	HERS:[4] • Nenhuma diferença em eventos cardiovasculares • Aumento significativo nos eventos tromboembólicos venosos • Redução significativa nas fraturas	• Prevalência do viés do usuário • Mulheres que escolheram fazer a terapia hormonal eram no geral mais saudáveis
A vitamina B12 e a complementação fólica reduzem o risco cardiovascular?	> 100 estudos observacionais encontrando melhora no desfecho e redução da homocisteína	SEARCH:[5] • 12.064 sobreviventes de IM foram randomizados para receber ácido fólico e vitamina B12 e acompanhados por 6,7 anos • Taxas de eventos vasculares de 25,5% no braço de tratamento *versus* 24,8% no braço placebo ($P = 0,28$)	• Prevalência do viés do usuário • Pessoas que escolheram fazer a complementação eram no geral mais saudáveis

HERS, Estudo do Coração e da Reposição de Estrogênio/Progestina (do inglês Heart Estrogen-Progestin Study); IM, infarto do miocárdio; SEARCH, Estudo sobre a Eficácia de Reduções Adicionais no Colesterol e na Homocisteína (do inglês Study of the Effectiveness of Additional Reduction in Cholesterol and Homocysteine).

as mulheres randomizadas para receber a terapia hormonal não mostravam diferença nos eventos cardiovasculares; no entanto, foram demonstrados redução no risco de fraturas e aumentos significativos na formação de coágulos venosos e eventos embólicos.[4] Outro exemplo é o conceito de que a vitamina B12 e a complementação fólica poderiam reduzir o risco de grandes eventos coronarianos. Esta hipótese foi inicialmente apoiada por numerosos dados observacionais, mas refutada posteriormente pelo estudo randomizado sobre a Eficácia de Reduções Adicionais no Colesterol e na Homocisteína (SEARCH).[5]

Em ambos os casos, a conclusão foi de que o viés de seleção estava provavelmente confundindo os resultados dos estudos observacionais. As mulheres que estavam recebendo terapia hormonal pareciam ser sistematicamente diferentes das mulheres que não estavam recebendo o tratamento (prevalência do viés do usuário), e a associação observada anteriormente entre a terapia de reposição hormonal e a proteção cardíaca provavelmente foi resultado de viés de confusão por causa da melhora de acesso aos cuidados de saúde, dados demográficos dos pacientes e outros fenômenos não observados associados ao tratamento e à melhoria na saúde cardiovascular. O uso de terapia hormonal em mulheres e seus efeitos na proteção cardíaca permanecem tópicos amplamente debatidos. Entretanto, eles servem como exemplos importantes nas discrepâncias entre estudos observacionais e RCTs.

A força do estudo experimental – avaliação de um tratamento específico e controlável ou exposição – também é responsável por sua principal fraqueza: ser difícil, pouco prático, ou até mesmo impossível de ser conduzido em situações complexas, com definição ruim ou pouco controle. Essa limitação se torna especialmente aparente em estudos complexos ou em nível de organização sobre sistemas de cuidado da saúde, em cenários imprevisíveis ou de emergência e quando se examinam fatores que não podem ser alocados por razões éticas ou práticas, como dados demográficos de pacientes, genótipos, fatores sociais ou *status* da doença. Outra área de cautela com relação a estudos experimentais surge do fato de que ocorrem em ambientes clínicos estritamente controlados. Uma intervenção testada por especialistas em centros médicos acadêmicos de cuidado terciário pode não ter capacidade de generalização (isto é, não ser aplicável à prática clínica geral ou à população de pacientes em geral) caso o cenário do ensaio clínico seja significativamente diferente das condições no consultório (Quadro 10.2).

Por exemplo, o registro Can Rapid Risk Stratification of Unstable Angina Patients Suppress Adverse Outcomes with Early Implementation? (CRUSADE) de mais de 400 departamentos de emergência e centros médicos foi delineado para examinar práticas com relação ao manejo dos pacientes com infarto do miocárdio sem elevação do segmento ST (NSTEMI, do inglês *non-ST-segment elevation myocardial infarction*). Os pesquisadores observaram uma taxa de mortalidade em pacientes internados de ~5%,[6] aproximadamente duas ou três vezes mais que as taxas observadas em três ensaios clínicos randomizados de tratamentos para NSTEMI.[7-9] Esta mesma análise mostrou que na prática clínica a adesão às diretrizes não foi uniforme e afetou substancialmente os desfechos dos pacientes. Um aumento de 10% na adesão às diretrizes foi associado com uma redução relativa de 10% na mortalidade.[6] Em outro exemplo, a implantação de desfibriladores cardíacos ocorre com mais frequência em homens brancos que em outros grupos demográficos, com as mulheres negras tendo uma probabilidade

PESQUISA OBSERVACIONAL — capítulo 10

Quadro 10.2 Exemplos de estudos observacionais trazendo *insight* não disponíveis por meio de ensaios clínicos randomizados

Questão clínica	Estudos observacionais	Ensaio(s) clínico(s) randomizado(s)	*Insights* de estudos observacionais
Risco de mortalidade com SCA	Registro CRUSADE de ~180.000 pacientes[6] • 5% de mortalidade após SCA	PURSUIT,[7] CURE,[8] SYNERGY[9] • Taxas de comorbidades mais baixas (idade, diabetes, doença renal) e doença cardíaca anterior (insuficiência cardíaca, IM prévio): • 1-2% de mortalidade após SCA	Populações do ensaio clínico são frequentemente mais saudáveis que os pacientes na prática clínica geral
Portadores de desfibriladores cardíacos	Razão de chance *versus* homens brancos:[10] • Homens negros: 0,73 • Mulheres brancas: 0,62 • Mulheres negras: 0,54	• Cuidado desigual não capturado • Não seria ético repetir em um RCT o cuidado desigual observado na prática	Na prática clínica geral, sexo e raça do paciente afetam o tratamento
Cateterismo cardíaco inicial	• Pacientes com maior risco de doença têm menos chance de ser cateterizados[11]	• Prática clínica não capturada • Não seria ético em um RCT negar tratamento a pacientes de alto risco	Na prática clínica geral, pacientes de alto risco têm menos chance de receber cuidado
Adesão às diretrizes após SCA	• Aumento de 10% na adesão associada com 10% de redução na mortalidade[6]	• Não seria ético em um RCT não seguir as diretrizes	Na prática clínica geral, a adesão às diretrizes não é uniforme ou 100%
Adesão à medicação após alta hospitalar	• Redução na adesão ao tratamento em até seis meses após alta hospitalar[12]	• Ensaios clínicos terminam com a alta hospitalar • Impossível acompanhar pacientes indefinidamente no RCT devido à viabilidade e aos custos	Desfechos dos pacientes são frequentemente afetados por fenômenos fora das janelas de observação dos ensaios clínicos

SCA, síndrome coronariana aguda; IM, infarto do miocárdio; RCT, ensaios clínicos randomizados.

de 50% de receber o mesmo cuidado.[10] Por fim, pacientes que correm o maior risco de sofrer um evento coronariano agudo parecem ter menos probabilidade de ser submetidos de fato ao cateterismo cardíaco.[11] A conclusão geral a se ter em mente ao interpretar ensaios clínicos randomizados, então, é que tais ensaios muitas vezes não refletem a prática geral. Pacientes vistos nos consultórios podem ser mais velhos, ter mais condições comórbidas e não receber o padrão de cuidado que seria esperado de centros médicos acadêmicos. Isso é especialmente verdadeiro para tratamentos a longo prazo após a alta hospitalar. Ensaios clínicos sobre síndromes coronarianas agudas em geral terminam com a alta hospitalar, mesmo que os estudos observacionais sobre desfechos em pacientes após a hospitalização mostrem que eles frequentemente param de tomar suas medicações em até seis meses após a alta hospitalar.[12]

Por fim, estudos observacionais são onerosos em termos tanto de tempo quanto de recursos – um único estudo pode facilmente custar milhões de dólares, levar anos para estar completo e envolver grandes números de funcionários clínicos, administrativos e de pesquisa.

A abordagem observacional à CER oferece uma abordagem complementar aos ensaios clínicos randomizados, com um diferente conjunto de pontos fortes e limitações. Os pontos fortes da pesquisa observacional estão no fato de que ela pode ser convenientemente aplicada aos padrões da prática médica e para qualquer fenômeno de ocorrência natural (ou não). Ela não está limitada a cenários de pesquisa artificiais, relativamente limitados e controlados, que podem ter capacidade de generalização questionável. Os estudos observacionais podem refletir como uma intervenção está sendo de fato utilizada na prática médica geral. Além da vantagem teórica de inferências mais generalizáveis, os estudos observacionais oferecem diversas vantagens práticas. Costumam ser muito mais baratos e mais fáceis de conduzir com relação a questões práticas, clínicas e éticas. Como resultado, eles normalmente envolvem tamanhos de amostras muito maiores, o que possibilita um maior poder estatístico. Com o conjunto de dados adequado, populações inteiras podem ser estudadas diretamente, como, por exemplo, por meio de dados de registros ou censos.

A principal limitação dos estudos observacionais é que, por definição, eles não podem alocar aleatoriamente (ou de outra forma) uma intervenção para participantes do estudo. Uma vez que a alocação do tratamento não está sob controle do pesquisador, qualquer estudo observacional sempre terá o potencial para viés de confusão e, assim, trazer inferências incorretas a partir de um estudo. Pacientes ou participantes de um estudo que recebam uma intervenção podem ser – e muitas vezes são – sistematicamente diferentes dos pacientes que não recebem a intervenção. Novas intervenções investigacionais costumam ser aplicadas a pacientes para quem o cuidado padrão não funcionou e normalmente selecionam pessoas doentes. Por outro lado, novas ferramentas investigacionais são frequentemente aplicadas somente para pacientes mais saudáveis, os quais se acredita terem chance de tolerar um novo tratamento. Infelizmente, sempre há um potencial para viés de confusão em qualquer estudo observacional, tornando o delineamento correto e a interpretação precisa do estudo de fundamental importância.

PESQUISA OBSERVACIONAL NA HIERARQUIA DE EVIDÊNCIAS

Os dois principais benefícios dos estudos observacionais sobre os estudos experimentais, viabilidade e capacidade de generalização, são equilibrados por sua limitação mais crítica: o potencial para viés de confusão. Como resultado, os estudos observacionais são geralmente considerados um padrão mais baixo com relação à CER.

Em geral, a CER é utilizada para determinar a eficiência relativa de uma intervenção *versus* a outra. Quando se avalia a eficiência de possíveis tratamentos, o ensaio clínico duplo-cego, randomizado, controlado por placebo é considerado o nível mais alto ou mais forte para comprovar que uma intervenção é melhor que um placebo ou uma terapia alternativa (Fig. 10.1).[13] Existem muitas razões

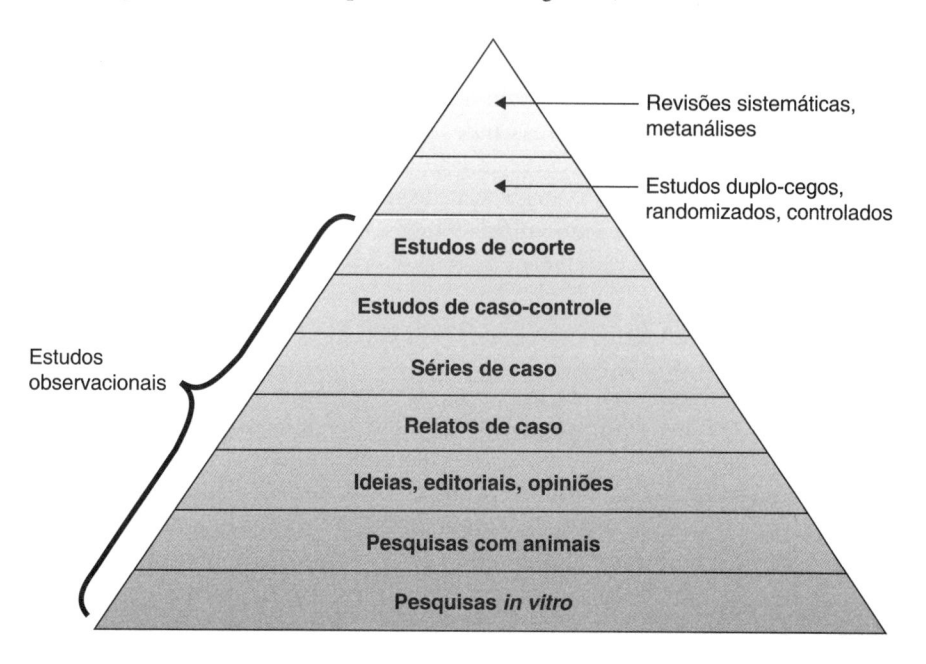

▲ **Figura 10.1** Hierarquia das evidências clínicas. Adaptada, com permissão, de SUNY Downstate Medical Center, Medical Library of Brooklyn. Evidence Based Medicine Course. A Guide to Research Methods: The Evidence Pyramid. 2004.
http://library.downstate.edu/EBM2/2100.htm. Acessado em 4 de maio de 2012.

para isso, e a mais importante é o fato de que a randomização remove o potencial para viés de confusão dos efeitos percebidos na intervenção. Outros benefícios do ensaio clínico duplo-cego randomizado controlado vêm do cegamento da equipe envolvida com o ensaio para evitar o viés do avaliador e do uso de um placebo para fornecer uma referência de controle precisa e justa. Algumas vezes, o cegamento não é utilizado porque é inconveniente ou impossível cegar os participantes ou os pesquisadores – por exemplo, quando um grupo de tratamento é facilmente identificado, pois seus pacientes passam por uma cirurgia ou recebem medicamentos que trazem efeitos colaterais significativos. O cegamento é importante quando os desfechos são subjetivos, mas é menos significativo quando desfechos "duros" (*hard endpoints*) estão sendo estudados (morte, falência de órgãos, etc.). Tais desfechos têm menos probabilidade de ser afetados pela opinião ou mentalidade do pesquisador.

Hierarquias de evidências, como a demonstrada na Figura 10.1, frequentemente se referem à avaliação de intervenções bem definidas, em que o objetivo é avaliar se uma intervenção melhora um desfecho específico. Alguns pesquisadores sugeriram que diferentes hierarquias devem ser utilizadas, dependendo do objetivo da pesquisa. Por exemplo, quando se exploram fenômenos complexos, novos ou relativamente desconhecidos, estudos observacionais ou até mesmo estudos casuais podem servir como passos iniciais para obter conhecimento e direcionar futuros estudos. Alguns investigadores e pesquisadores estão divididos entre a mentalidade experimental e a observacional, mas, independente de suas experiências prévias, é importante valorizar os pontos fortes e as limitações de cada uma. No final, pode ser melhor considerar todas as evidências disponíveis das diferentes abordagens. Na CER, tanto os estudos experimentais quanto observacionais estão tentando avaliar a mesma coisa – a causalidade de uma intervenção.[14]

SUBCONJUNTOS DA PESQUISA OBSERVACIONAL NO CUIDADO COM A SAÚDE

Na prática, os estudos observacionais sobre saúde frequentemente caem em uma de três áreas dentro da pesquisa dos cuidados com a saúde: epidemiologia, economia da saúde e pesquisas dos serviços de saúde. A distinção entre essas áreas se desenvolveu ao longo do tempo, em grande parte porque as diferentes questões de pesquisa exigem diferentes tipos de dados, métodos e conhecimento prévio para serem respondidas com sucesso. A epidemiologia evoluiu em torno das exposições, intervenções ou diferenças de ocorrência natural que são distribuídas por forças fora do sistema de saúde, enquanto as pesquisas sobre os serviços de saúde tendem a focar naquelas direta ou indiretamente causadas por um sistema de saúde. Os pesquisadores de serviços de saúde frequentemente definem seus interesses na qualidade, no acesso ou nos custos. A economia da saúde concentra-se nesse último tópico, examinando os custos com o cuidado da saúde, alocação de recursos e modelos de negócios do cuidado com a saúde. Embora cada uma dessas áreas tenha desenvolvido um conjunto de conhecimentos, métodos, dados e perspectivas específicos para o assunto, esses tipos de estudos podem se sobrepor substancialmente. Como com todas as pesquisas observacionais, eles estão interessados em inferir a causalidade, de forma que possam aprender algo sobre saúde.

▶ **Epidemiologia**

Diversas definições formais são utilizadas para descrever epidemiologia. Uma das formas mais úteis de defini-la de maneira funcional é examinando a origem da palavra. "Epi" e "dem" vêm do grego para "sobre" e "pessoas", respectivamente, para produzir a definição "sobre as pessoas". Isso provavelmente é a melhor definição do que torna a epidemiologia única como um campo dentro da pesquisa da saúde: epidemiologia é o estudo das exposições ou características trazidas "sobre as pessoas" pela natureza ou por forças externas, geralmente em contraste com exposições escolhidas ou dadas às pessoas por política, provedores de cuidado de saúde ou outra intenção direta.

O trabalho epidemiológico na pesquisa sobre os cuidados com a saúde tende a focar nas exposições ou outras intervenções que não podem ser controladas ou para as quais não exista dinheiro, interesse, tempo ou esforço suficiente para controlar em um ensaio clínico formal. Nenhum ensaio clínico randomizado formal foi conduzido para demonstrar que o tabagismo causa doenças cardíacas ou pulmonares. Mesmo assim, a associação do tabagismo com essas doenças, especialmente o câncer de pulmão, torna-o o fator de risco mais potente no cuidado com a saúde até o presente. Os efeitos do envenenamento por chumbo no desenvolvimento infantil, a identificação de agentes carcinogênicos, a interação entre ambiente e asma, e a associação da dieta e das escolhas de estilo de vida com a saúde são todas áreas importantes do conhecimento sobre saúde que avançaram em decorrência de estudos epidemiológicos.

▶ **Pesquisas sobre serviços de saúde**

A pesquisa sobre serviços de saúde como foi definida por Rosenbaum[1] é um "campo multidisciplinar aplicado, que utiliza a investigação científica para produzir conhecimento sobre os recursos, disposições, organização, financiamento e políticas de serviços de saúde a nível populacional". Dentro do "triângulo de ferro do cuidado com a saúde" – qualidade, acesso e custos –, a pesquisa sobre os serviços de saúde tende a focar mais em qualidade e acesso do que em economia, mas esta é em grande parte uma distinção artificial, causada por diferenças nos métodos. A pesquisa sobre serviços de saúde tem sua utilidade em áreas do cuidado com a saúde em que a intervenção de interesses não pode ser manipulável de forma prática, como na demografia ou distância até o cuidado, e é fundamental para analisar e orientar a política de saúde.

Exemplos de pesquisa sobre serviços de saúde incluem análises das práticas de grandes sistemas de saúde ou mudanças nas políticas de saúde. A pesquisa sobre serviços de saúde pode ser usada para analisar os efeitos de políticas de governos nacionais, estaduais ou municipais, diferenças entre sistemas de saúde e efeitos sociodemográficos sobre disparidades no cuidado com a saúde ou padrões de práticas. Esses tipos de estudos são numerosos. Eles vêm sendo utilizados para investigar como as alterações no reembolso do Medicare afetam a qualidade do cuidado, para avaliar a adoção de novas tecnologias no uso geral e para identificar associações consistentes entre raça e disparidade nos desfechos de saúde.

▶ Economia da saúde

A economia da saúde concentra-se em custos, quando eles podem ser medidos, em termos de dinheiro, tempo, uso de recursos, qualidade de vida ou alguma combinação destes. A pesquisa sobre cuidados de saúde pode ser conduzida em escala global, nacional, regional ou institucional, dependendo das partes interessadas (*stakeholders*) envolvidas e a questão sendo investigada. Esses estudos são frequentemente observacionais. Por exemplo, eles podem ser conduzidos após a implementação de uma mudança na prática médica para avaliar suas implicações financeiras e sustentabilidade a longo prazo.

Os exemplos mais prontamente disponíveis da pesquisa em economia da saúde são aqueles que examinam os custos do cuidado com a saúde e as despesas relacionadas. Tais pesquisas podem focar em uma entidade de cuidado com a saúde para examinar a eficiência da tríade trabalho-tempo-fluxo, das práticas de cobranças, geração de receita e efeitos de políticas intramuros. Exemplos desse tipo de pesquisa mais focados na sociedade incluem orçamentos a nível populacional e análises de custo-efetividade. Por exemplo, em abril de 2012, o Medicare lançou seu Relatório Anual para os Membros do Conselho, que utilizou tendências atuariais de despesas para calcular quando o Medicare deixará de ser suficiente sob as práticas atuais.[15] As análises de custo-efetividade servem para avaliar e fornecer um denominador comum com relação a quanto um grupo está disposto a pagar por uma certa quantidade de benefícios. Por exemplo, nos EUA os tratamentos são em geral considerados razoavelmente custo-efetivos em um valor de US$ 50.000 por ano de vida ajustado para a qualidade (AVAQ).[16] Tratamentos ou intervenções que são mais custo-efetivos serão, em teoria, mais pronta e vastamente adotados.

▶ Pontos comuns entre epidemiologia, pesquisas sobre serviços de saúde e economia da saúde

Embora o foco de campos específicos se diferencie nos estudos observacionais de saúde, essas disciplinas também têm muitas semelhanças e características sobrepostas.[17,18] Todas as pesquisas observacionais procuram estabelecer causalidade[14] e informar a prática médica. A mesma abordagem conceitual básica é utilizada – um tratamento, intervenção ou exposição de interesse é selecionado; o desfecho de interesse é identificado; o desfecho do estudo é avaliado por meio de análise estatística; e a magnitude do efeito é usada para avaliar as implicações. Desafios semelhantes são encontrados em todas as pesquisas observacionais, incluindo uma possível interpretação errônea e um fraco delineamento de estudo. Outra vez, a maioria dos estudos utiliza os mesmos conceitos básicos, mesmo quando utilizam uma linguagem diferente.[19] Por exemplo, o principal desfecho de um estudo pode ser referido como *dependente da variável* em alguns estudos e como *desfecho principal* em outros. A pesquisa observacional, independentemente da área, no geral, ainda utiliza os mesmos métodos estatísticos, com a única diferença real sendo um gosto pelo foco em questões práticas.[20]

CONCLUSÃO

A pesquisa observacional é a pesquisa em que a alocação do tratamento aos participantes não é diretamente determinada. Isso costuma ocorrer dentro de um grande contexto de registros de doenças ou de tratamentos ou em análises de um subgrupo não randomizado em ensaios clínicos randomizados. O principal ponto forte dos estudos observacionais é que eles podem avaliar o cuidado como ele é prestado na prática clínica, não em ambientes cuidadosamente controlados de ensaios clínicos. A cautela ao utilizar estudos observacionais vem de sua incapacidade de remover o viés de tratamento e os confundidores, o que pode levar a resultados falsos. No final, a pesquisa observacional forma um componente importante da pesquisa dos desfechos da saúde que deve ser incorporado à CER, para entender completamente como os tratamentos estudados sob circunstâncias ideais serão traduzidos quando aplicados à prática médica geral.

REFERÊNCIAS

1. Rosenbaum PR. *Observational Studies*. 2nd ed. New York, NY: Springer-Verlag; 2010.
2. U.S. Congress. *Patient Protection and Affordable Care Act*. 2010. http://www.gpo.gov/fdsys/pkg/PLAW-111publ148/content-detail.html. Accessed May 4, 2012.

3. Agency for Healthcare Research and Quality. What Is Comparative Effectiveness Research. http://effectivehealthcare.ahrq.gov/index.cfm/what-is-comparative--effectiveness-research1/. Accessed May 4, 2012.
4. Hulley S, et al. Randomized trial of estrogen plus progestin for secondary prevention of coronary heart disease in postmenopausal women. Heart and Estrogen/progestin Replacement Study (HERS) Research Group. *JAMA*. 1998;280(7):605-613.
5. Armitage JM, et al. Effects of homocysteine-lowering with folic acid plus vitamin B12 vs placebo on mortality and major morbidity in myocardial infarction survivors: a randomized trial. *JAMA*. 2010;303(24):2486-2494.
6. Peterson ED, et al. Association between hospital process performance and outcomes among patients with acute coronary syndromes. *JAMA*. 2006;295 (16):1912-1920.
7. The PURSUIT Trial Investigators. Inhibition of platelet glycoprotein IIb/IIIa with eptifibatide in patients with acute coronary syndromes. *N Engl J Med*. 1998;339(7):436-443.
8. Yusuf S, et al. Effects of clopidogrel in addition to aspirin in patients with acute coronary syndromes without ST-segment elevation. *N Engl J Med*. 2001;345(7):494-502.
9. Ferguson JJ, et al. Enoxaparin vs unfractionated heparin in high-risk patients with non-ST-segment elevation acute coronary syndromes managed with an intended early invasive strategy: primary results of the SYNERGY randomized trial. *JAMA*. 2004;292(1):45-54.
10. Hernandez AF, et al. Sex and racial differences in the use of implantable cardioverter--defibrillators among patients hospitalized with heart failure. *JAMA*. 2007;298 (13):1525 1532.
11. Tricoci P, et al. Temporal trends in the use of early cardiac catheterization in patients with non-ST-segment elevation acute coronary syndromes (results from CRUSADE). *Am J Cardiol*. 2006;98(9):1172-1176.
12. Eagle KA, et al. Adherence to evidence-based therapies after discharge for acute coronary syndromes: an ongoing prospective, observational study. *Am J Med*. 2004;117(2):73-81.
13. SUNY Downstate Medical Center, Medical Library of Brooklyn. Evidence Based Medicine Course. A Guide to Research Methods: The Evidence Pyramid. 2004. http://library.downstate.edu/EBM2/2100.htm. Accessed May 4, 2012.
14. Dowd BE. Separated at birth: statisticians, social scientists, and causality in health services research. *Health Serv Res*. 2011;46(2):397-420.
15. Boards of Trustees, Federal Hospital Insurance and Federal Supplementary Medical Insurance Trust Funds. 2012 Annual report of the Boards of Trustees of the Federal Hospital Insurance and Federal Supplementary Medical Insurance Trust Funds. 2012. https://www.cms.gov/Research-Statistics-Data-and-Systems/Statistics-Trends-and--Reports/ReportsTrustFunds/Downloads/TR2012.pdf. Accessed May 4, 2012.
16. Ubel PA, Hirth RA, Chernew ME, Fendrick AM. What is the price of life and why doesn't it increase at the rate of inflation? *Arch Intern Med*. 2003; 163(14): 1637-1641.
17. Vandenbroucke JP. Observational research, randomised trials, and two views of medical science. *PLoS Med*. 2008;5(3):e67.
18. Berwick DM. The science of improvement. *JAMA*. 2008;299(10):1182-1184.
19. Maciejewski ML, Weaver EM, Hebert PL. Synonyms in health services research methodology. *Med Care Res Rev*. 2011;68(2):156-176.
20. Kennedy PE. *A Guide to Econometrics*. 5th ed. Cambridge, MA: MIT Press; 2003.

Fontes de dados

11

Ying Xian

Este capítulo revisa diversas fontes de dados disponíveis para as pesquisas observacionais, além de examinar seus pontos fortes e limitações e identificar oportunidades para aprimorar os bancos de dados observacionais por meio da integração dos dados coletados de diferentes fontes. O foco é a pesquisa observacional, utilizando bancos de dados existentes.

REGISTROS CLÍNICOS

Os registros clínicos têm um papel importante na pesquisa observacional. Nesta seção, revisamos primeiro uma gama de registros clínicos disponíveis e que são estrita ou amplamente relevantes para as doenças cardiovasculares (Quadro 11.1). Resumimos, então, os pontos fortes e limitações dos registros clínicos para estudos observacionais.

▶ American Heart Association – Get With The Guidelines

Get With The Guidelines® (GWTG) é um registro norte-americano de doenças cardiovasculares e um programa de melhoria da qualidade desenvolvido pela American Heart Association (AHA) e a American Stroke Association. O registro GWTG inclui três módulos – um para doença arterial coronariana, um para insuficiência cardíaca e um para AVE[1] – e um programa para pacientes ambulatoriais.[2] O GWTG utiliza uma ferramenta de gerenciamento de pacientes baseada na *web* (Outcomes, em Cambridge, no estado norte-americano de Massachusetts) para obter dados clínicos detalhados, incluindo dados demográficos dos pacientes, anamnese, sintomas ao chegar, tratamento hospitalar e eventos, contraindicações de medicamentos, achados laboratoriais, tratamento na alta hospitalar e aconselhamento, além da disposição do paciente, a partir de mais 381 mil pacientes no módulo de insuficiência cardíaca e mais de um milhão de pacientes

Quadro 11.1 Evolução dos registros clínicos cardiovasculares

Banco de dados	Tamanho	Exemplos
Experiências próprias dos clínicos	10-100s	Osler, Harvey
Centros de bancos de dados únicos	1.000-10.000s	Banco de Dados de Doenças Cardiovasculares da Duke University Banco de Dados Cardíacos da Emory University
Coortes epidemiológicas	10.000s	Registro do National Heart, Lung, and Blood Institute Dynamic
Registros nacionais	Milhões	Get With the Guidelines da American Heart Association Registro nacional de dados cardiovasculares do Colégio Americano de Cardiologia Banco de dados da Society of Thoracic Surgeons National
Registros globais	Potencialmente bilhões	Registro Global de Eventos Coronarianos Agudos (GRACE) Registro Longitudinal Observacional Prospectivo de Pacientes com Doença Arterial Coronariana Estável (CLARIFY)

no módulo de AVE. Em 2008, o módulo de doença coronariana foi combinado com a Rede de Registros (ACTION®, do inglês Acute Coronary Treatment and Intervention Outcomes Network) do American College of Cardiology (ACC) para formar o Registro Nacional de Dados Cardiovasculares (NCDR, do inglês National Cardiovascular Data Registry) ACTION®-GWTG, que se tornou a fonte de dados mais abrangente para síndromes coronarianas agudas nos EUA.[3] Em 2011, o programa de pacientes ambulatoriais GWTG foi expandido para se tornar o The Guideline Advantage™, em colaboração com a Sociedade Americana do Câncer e a Associação Americana do Diabetes.[2]

▶ American College of Cardiology – National Cardiovascular Data Registry

Este é um programa abrangente de melhoria na qualidade baseado nos desfechos operado pelo ACC desde 1997.[4] Mais de 2.200 hospitais participam no NCDR por todos os EUA. O NCDR inclui o registro de pacientes ambulatoriais para Practice Innovation And Clinical Excellence (PINNACLE), com mais de 1,5 milhões de registros e diversos registros com base hospitalar, incluindo o Registro ACTION-

GWTG, para pacientes com infarto do miocárdio de alto risco; CathPCI para cateterismos cardíacos e procedimentos de intervenção coronariana percutânea; o Registro ICD, para rastreamento de procedimentos para implantação de desfibriladores cardioversores, o Registro CARE, para *stent* e endarterectomia na carótida; e o Registro IMPACT, para pacientes pediátricos e adultos com doença cardíaca congênita submetidos a cateterismos e intervenções.

▶ CRUSADE

O Can Rapid Risk Stratification of Unstable Angina Patients Suppress Adverse Outcomes with Early Implementation (CRUSADE) das diretrizes da ACC/AHA é um registro clínico de mais de 200 mil pacientes com síndromes coronarianas agudas em 600 hospitais nos EUA.[5] Os dados coletados incluem fatores de risco para pacientes, sintomas presentes, uso de medicamentos/procedimentos invasivos e desfechos clínicos no hospital, enfocando as diretrizes da ACC/AHA.

▶ Sociedade de Cirurgiões Torácicos – Banco de dados de cirurgias cardíacas em adultos

Este é o maior banco de dados para melhoria na qualidade de cirurgias cardiotorácicas e desfechos no mundo.[6] A sociedade fornece detalhes e desfechos clínicos para mais de 4,3 milhões de cirurgias de revascularização do miocárdio e outros procedimentos valvares e cardíacos de 1.014 locais participantes nos EUA.

▶ ADHERE

O Registro Nacional de Insuficiência Cardíaca Descompensada Aguda (ADHERE) é um registro norte-americano multicêntrico e patrocinado pela indústria que avalia as características, a administração e os desfechos clínicos de pacientes hospitalizados com insuficiência cardíaca descompensada aguda.[7] Mais de 150 mil pacientes de 300 comunidades e centros acadêmicos nos EUA foram incluídos entre 2001 e 2006.

▶ OPTIMIZE-HF

O Programa Organizado para Iniciar Tratamentos para Salvar Vidas em Pacientes Hospitalizados com Insuficiência Cardíaca (OPTIMIZE-HF) é um registro norte-americano delineado para avaliar e aprimorar a adesão a diretrizes entre pacientes hospitalizados com insuficiência cardíaca.[8] Diferente do ADHERE e de muitos outros registros clínicos que relatam somente eventos para pacientes hospitalizados, o OPTIMIZE-HF registra também dados de desfechos em 60 e 90 dias após a alta hospitalar para pacientes selecionados (10%). O projeto OPTIMIZE-HF se transformou no GWTG-HF em 2005.

▶ PREMIER, TRIUMPH

O Registro Prospectivo para Avaliar o Infarto do Miocárdio: Evento e Recuperação (PREMIER)[9] e a Pesquisa Translacional para Investigar Disparidades Subjacentes no Estado de Saúde de Pacientes que Sofreram Infarto Agudo do Miocárdio (TRIUMPH)[10] são registros multicêntricos prospectivos de 7.000 pacientes que sofreram infarto agudo do miocárdio (2.500 no PREMIER e 4.500 no TRIUMPH). Uma característica distinta dos dois registros é que as medidas dos desfechos centrados no paciente, incluindo sintomas, *status* funcional e qualidade de vida, são coletadas em um, seis e 12 meses após sua hospitalização.

▶ Pontos fortes e limitações dos registros clínicos

Entre os pontos fortes mais importantes dos registros clínicos estão uma cobertura mais ampla da população, sólida exposição e medidas de desfechos e dados clínicos ricos disponíveis para ajustar as variáveis confundidoras. Os registros clínicos tendem a incluir um grande número de pacientes; os achados baseados em registros podem, portanto, ser mais generalizáveis para uma grande variedade de pacientes do que os dados dos ensaios clínicos randomizados controlados (RCTs), que contêm populações mais homogêneas em situações ideais. Exposições/tratamentos e desfechos/eficiência são mais bem definidos em um registro do que em dados administrativos. Além disso, informações clínicas ricas, como fatores de risco e condições comórbidas, podem ser utilizadas para criar modelos precisos para ajuste de risco. Por fim, os registros clínicos fornecem uma oportunidade para avaliar a eficiência das intervenções nos casos em que a randomização não é ética ou prática (p. ex., estudos sobre procedimentos cirúrgicos).

Apesar dos pontos fortes claros dos registros clínicos, diversas limitações precisam ser observadas. Diferente dos ensaios clínicos, em que os pacientes são randomizados para um tratamento ou um braço de controle, a avaliação dos desfechos utilizando dados de registro pode estar sujeita a viés de seleção. Além disso, os registros são frequentemente limitados em termos de sua população-alvo. Diferente dos dados administrativos hospitalares, um registro clínico muitas vezes enfoca doenças e condições específicas. Por exemplo, é irreal utilizar um registro de AVEs para uma pesquisa sobre câncer. Outro obstáculo de muitos registros clínicos é a falta de dados de acompanhamento após a alta hospitalar ou após o atendimento de um episódio agudo. O conhecimento obtido no hospital pode não ser aplicável a desfechos intermediários ou a longo prazo. Métodos foram desenvolvidos para tratar dessa limitação, ligando os dados do registro clínico a fontes de dados externos. Essas estratégias são discutidas posteriormente neste capítulo.

DADOS ADMINISTRATIVOS

Os dados administrativos costumam ser gerados e coletados para algum propósito administrativo, como cobrança após a alta hospitalar ou pagamento por outros serviços de saúde. Essas informações frequentemente incluem os dados demográficos do paciente, além de diagnósticos de doença e medicamentos ou procedimentos administrados, o que permite seu uso em pesquisas clínicas também. Há uma crescente popularidade no uso de grandes conjuntos de dados administrativos para estudos observacionais e pesquisas observacionais de efetividade comparativa (CER, do inglês *comparative effectiveness research*). Entre todas as fontes de dados, os dados administrativos têm, talvez, a maior cobertura populacional, um atributo especialmente atraente para uma CER. Por exemplo, o Medicare (partes A e B) sozinho estava fornecendo cuidados de saúde para mais de 43 milhões de pessoas em julho de 2010, incluindo mais de 36 milhões com idade superior a 65 anos.[11]

▶ Conjuntos de dados do Medicare

Os conjuntos de dados do Medicare contêm dados sobre solicitações institucionais (pacientes internados, pacientes ambulatoriais, casas de repouso estruturadas, asilos/*hospices* ou agências de cuidado domiciliar) e solicitações não institucionais (médicos e fornecedores de equipamentos médicos duráveis).[12] A amostra de 5% é criada a partir dos 100% do arquivo Denominador com base no número da Solicitação de Seguro de Saúde (HIC, do inglês *Health Insurance Claim*). As solicitações do Medicare não contêm resultados laboratoriais ou informações sobre medicações.

O Arquivo Denominador do Medicare contém dados demográficos que incluem o identificador único do beneficiário, estado, país, código postal, data de nascimento, sexo, raça, data da morte, elegibilidade para o programa e informações de registro.[13]

O Arquivo Parte D do Medicare contém informações sobre os remédios prescritos e que foram solicitados pelos beneficiários por meio do próprio Arquivo. A partir de 2008, cerca de 25 milhões de beneficiários do Medicare estavam registrados em planos do Arquivo Parte D do Medicare. Esses dados podem ser ligados ao médico do Medicare e a solicitações hospitalares sob as Partes A e B do programa e podem servir como uma rica fonte de dados para descrever os padrões de uso de medicamentos, desfechos de saúde e eventos adversos entre os beneficiários do Medicare idosos e portadores de deficiências.[9]

O Arquivo de Análise do Provedor e Arquivo de Revisão do Medicare (MedPAR) contém as solicitações acumuladas por serviços fornecidos a um beneficiário desde sua admissão como paciente no hospital até sua alta hospitalar para casa ou para uma reconhecida casa de repouso. Ele permite rastrear as hospitalizações do paciente e os padrões de cuidado ao longo do tempo.[14]

A Pesquisa de Beneficiários Atuais do Medicare (MCBS) é uma pesquisa nacionalmente representativa da população do Medicare, com relação ao seu estado funcional e de saúde, uso do cuidado de saúde e despesas, cobertura do seguro de saúde e características sociodemográficas. O inquérito inclui beneficiários superamostrados idosos, portadores de deficiência e institucionalizados.[15]

A Extração Analítica do Medicaid (MAX), anteriormente conhecida como Arquivos de Pesquisa Estadual do Medicaid (SMRFs), é um conjunto de dados ao nível do indivíduo, contendo informações sobre a elegibilidade ao Medicaid, *status* do ingresso no plano, dados demográficos, resumo de utilização, cuidado a pacientes internados, cuidado a longo prazo, solicitações de medicamentos e solicitações de todos os serviços não institucionais do Medicaid.[16]

▶ Conjunto de dados administrativos do US Department of Veterans Affairs

O Arquivo de Tratamento dos Pacientes do US Department of Veterans Affairs (VA) contém registros para todo o cuidado recebido por pacientes internados em instituições de cuidados do VA. As informações coletadas incluem dados demográficos, diagnósticos, procedimentos e informação de resumo para cada episódio de cuidado.[17]

O Arquivo Clínico de Pacientes Ambulatoriais do VA contém registros para todos os cuidados a pacientes ambulatoriais recebidos por todas as pessoas cobertas de 1980 até o presente.[17]

O Banco de Dados de Serviços de Gerenciamento dos Benefícios Farmacológicos do VA contém todas as receitas prescritas no sistema de saúde do VA de 1999 até o presente.[18]

Os Extratos de Dados do Sistema de Suporte de Decisão do VA dos EUA (DSS) contêm informações de custos e usos de testes laboratoriais em pacientes internados e ambulatoriais, medicamentos prescritos, procedimentos radiológicos e dados demográficos para todos os pacientes do VA.[19] Diferente de outros dados administrativos, os resultados para uma lista específica de testes laboratoriais são incluídos no DSS.

O Arquivo de Estado Vital (VSF) do VA dos EUA contém informações referentes às datas de falecimento para todos os veteranos que receberam cuidados do VA após 1992, que estavam registrados junto ao VA, ou que receberam benefícios compensatórios ou pensão do VA após 2002.[20]

▶ Agência para pesquisa e qualidade do cuidado à saúde

O Projeto de Custos de Cuidado e Utilização da Saúde (HCUP, do inglês Health Care Cost and Utilization Project) inclui o maior conjunto de dados de cuidados hospitalares nos EUA.[21] Ele abrange a Amostra Nacional de Pacientes Internados (NIS) e os Bancos de Dados Estaduais de Pacientes Internados (SID). A NIS inclui mais de 100 elementos de dados clínicos e não clínicos para cada internação do paciente a partir de uma amostra estratificada de aproximadamente 20% dos hospitais comunitários por todos os EUA. As informações incluem dados demográficos do paciente, *status* na admissão e na alta hospitalar, código de diagnóstico principal e até 30 secundários, duração da internação e custos totais. O SID contém elementos de dados semelhantes, mas inclui também 100% dos registros da alta hospitalar dos pacientes internados dos estados participantes. Tanto a NIS quanto o SID contêm identificadores hospitalares que permitem a conexão com os dados da Pesquisa Anual da Associação de Hospitais Americanos, além de identificadores de condado para conexão com o Arquivo de Recursos da Área.

A Pesquisa por Painel das Despesas Médicas (MEPS, do inglês Medical Expenditure Panel Survey) é um conjunto de pesquisas de representação nacional acerca do uso do cuidado com a saúde, além de despesas, métodos de pagamento, cobertura do plano de saúde e *status* para norte-americanos não institucionalizados.[22] Uma característica exclusiva do MEPS é que ele inclui dados sobre populações tradicionalmente não representadas, como indivíduos de baixa renda, idosos, minorias e cidadãos sem cobertura de plano de saúde.

▶ Solicitações de seguro comercial

O banco de dados de Requerimentos e Encontros do MarketScan da Thomson Reuters (Healthcare) Inc. contém dados totalmente integrados, sem identificação, específicos do indivíduo, sobre ingresso no plano, uso clínico e despesas para laboratórios para pacientes internados e ambulatoriais, além de prescrições para pacientes ambulatoriais de aproximadamente 100 empresas pagantes, Medicare complementar e Medicaid.[23] O MarketScan pode ser ligado a informações detalhadas de pacientes obtidas em *sites* e tipos de provedores e ao longo do tempo.

O Kaiser Permanente é um grande sistema integrado de provisão de cuidado. Seus registros médicos eletrônicos, dados laboratoriais e bancos de dados farmacêuticos incluem dados de solicitações de serviços tanto para pacientes internados quanto ambulatoriais.[24]

▶ Pontos fortes e limitações dos dados administrativos

O principal ponto forte dos dados administrativos é a ampla cobertura populacional. Os achados dos bancos de dados administrativos podem ser facilmente implementados em cenários reais. Uma vez que muitos dos conjuntos de dados administrativos são relativamente grandes, é possível focar em grupos tradicionalmente não representados em outras fontes de dados, como minorias étnicas, mulheres e pacientes idosos. Além disso, os dados administrativos são relativamente mais fáceis de obter, já que não é necessário ter outra coleção de dados anterior. É importante ressaltar que muitos dados administrativos têm identificadores comuns que tornam possível fazer o acompanhamento a longo prazo.

Apesar desses pontos fortes, os dados administrativos podem ter grandes limitações. A primeira e mais importante, os dados podem ser "sujos". Dados administrativos em geral são obtidos para o propósito de cobrança médica. Alguns elementos de dados provavelmente são mais precisos que outros. Por exemplo, os provedores não são penalizados por fornecerem informações imprecisas, a menos que estejam associadas a pagamentos médicos. Segundo, em comparação com o ensaio clínico e os bancos de dados de registros, detalhes clínicos importantes, como diagnósticos secundários e procedimentos, não são suficientemente codificados, dificultando o ajuste de risco.[25] Terceiro, com exceção de algumas fontes, muitos bancos de dados administrativos não contêm dados laboratoriais ou farmacêuticos. Como consequência, as análises de dados secundários utilizando dados administrativos raramente conseguem fornecer um quadro clínico completo.

BANCOS DE DADOS DE ENSAIOS CLÍNICOS

Quando se fala sobre fontes de dados para estudos observacionais, as pessoas frequentemente pensam em registros clínicos e dados administrativos hospitalares. No entanto, estudos observacionais também podem ser conduzidos com o uso secundário de dados existentes de bancos de dados de ensaios clínicos. Por exemplo, os pesquisadores podem transferir informações do braço de tratamento ou de controle e avaliá-las para propósitos diferentes dos especificados no delineamento original do RCT.

Uma vez que os RCTs são geralmente aceitos como padrão-ouro para evidências clínicas, muitos atributos de um banco de dados confiável e robusto para pesquisa clínica foram incluídos nesses delineamentos de estudo. Por exemplo, bancos de dados de RCTs contêm medidas de exposições bem delineadas, avaliações objetivas de desfechos, informações clínicas ricas e poucas variáveis confundidoras. Apesar dessas vantagens, entretanto, as análises secundárias de dados de ensaios possuem as mesmas limitações das análises principais de dados de RCTs. Por exemplo, os RCTs são delineados para avaliar a eficiência e a segurança de um tratamento ou intervenção sob circunstâncias ideais. Dessa forma, a população incluída no RCT frequentemente é selecionada de forma restrita, e os resultados não são necessariamente generalizáveis para pacientes que farão uso da medicação ou do tratamento em cenários reais.

COMBINANDO CONJUNTOS DE DADOS – OPORTUNIDADES E DESAFIOS

Dados os prós e contras dos RCTs e dos registros, os pesquisadores consideraram fundi-los para criar híbridos registro-ensaio para pesquisas clínicas. A Infraestrutura Nacional de Pesquisa Cardiovascular (NCRI, do inglês National Cardiovascular Research Infrastructure) nos EUA é uma parceria entre a Fundação do American College of Cardiology (ACCF) e o Instituto de Pesquisa Clínica da Duke University (DCRI) para desenvolver um modelo de pesquisa translacional multicêntrica baseado nas atividades de coleta de dados do NCDR. A NCRI recruta locais de registros como participantes de ensaios clínicos, usa um sistema padrão de coleta de dados de registro, utilizado pelos hospitais, e acrescenta elementos de dados adicionais para ensaios clínicos específicos para a determinação do NCDR. Isso cria uma plataforma de pesquisa clínica eficiente para ensaios clínicos randomizados baseados em registros existentes.

O Estudo de Local de Acesso para Aprimoramento da Intervenção Coronariana Percutânea (SAFE-PCI) para Mulheres é um estudo multicêntrico, randomizado, aberto, controle-ativo que compara a eficiência e a viabilidade da abordagem transradial *versus* a abordagem transfemoral à intervenção coronariana percutânea (PCI, do inglês *percutaneous coronary intervention*) em mulheres (NCT01406236). É um dos primeiros ensaios de prova de conceitos a utilizar NCRI. O estudo identifica locais no sistema do NCDR, e os pacientes registrados nos locais participantes são randomizados para ser submetidos à PCI transradial ou transfemoral antes da angiografia diagnóstica. Os esforços para coletar dados são ainda mais reduzidos ao utilizar o sistema de coleta de dados do NCDR. Todos esses esforços melhoram a eficiência operacional em ensaios clínicos.

Além da integração dos ensaios aos registros contínuos, há um interesse crescente na criação de um banco de dados ligando solicitações a registros, com informações clínicas ricas, bem como avaliações longitudinais de desfechos, que faça uso dos pontos fortes de ambos os bancos de dados e supere suas limitações. O maior desafio de combinar diferentes fontes de dados é a disponibilidade das informações identificadoras em cada conjunto de dados. Alguns bancos de dados contêm identificadores pessoais padrão, como nome do paciente e número do Serviço Social, possibilitando combinar um registro clínico diretamente às fontes de dados administrativos. No entanto, muitos registros clínicos não coletam ou distribuem identificadores de pacientes não criptografados. Apesar disso, ligações de alta qualidade podem ser feitas utilizando diversas combinações de campos únicos. Hammil e colaboradores descreveram um método de ligação para dados de registro clínico de pacientes internados aos dados de solicitações ao Medicare utilizando identificadores indiretos.[26] Eles mostraram que, ao utilizar uma combinação de identificadores indiretos disponível em ambos os conjuntos de dados, como data de internação, data da alta hospitalar, idade do paciente, data de nascimento e sexo do paciente, pode-se criar um banco de dados ligados de alta qualidade sem a necessidade de identificadores diretos.

A combinação de registros clínicos e dados administrativos supera a falta de detalhes clínicos nos bancos de dados administrativos e a falta de avaliações a longo prazo nos dados de registro. De forma importante, um conjunto de dados combinados estende as aplicações de ambas as fontes de dados, fornece uma imagem completa do cuidado prestado e se aproxima do ideal de avaliação das CERs nas práticas clínicas em cenários reais. A combinação de registros clínicos e dados administrativos também tem suas limitações. Utilizar identificadores indiretos pode causar ligações imprecisas entre bancos de dados. Assim, recomenda-se a validação externa se os dados estiverem disponíveis.[27] Além disso, a combinação quase sempre limita a população de análise, que, por sua vez, traz preocupações sobre a capacidade de generalização dos achados do estudo.

Em resumo, diversas fontes de dados, incluindo registros clínicos, dados administrativos hospitalares e bancos de dados de ensaios clínicos, estão disponíveis para estudos observacionais. Os pesquisadores precisam avaliar os pontos fortes *versus* as limitações de cada tipo para determinar a fonte de dados mais adequada para responder suas questões de pesquisa.

REFERÊNCIAS

1. Hong Y, LaBresh KA. Overview of the American Heart Association "Get with the Guidelines" programs: coronary heart disease, stroke, and heart failure. *Crit Pathw Cardiol*. 2006;5(4):179-186.
2. American Heart Association. The Guideline Advantage. 2011. http://www.guideline-advantage.org/TGA/. Accessed May 7, 2012.
3. National Cardiovascular Disease Registry. NCDR® ACTION Registry®-GWTG™ Home Page. http://www.ncdr.com/WebNCDR/Action/default.aspx. Accessed April 23, 2012.
4. American College of Cardiology. NCDR®. 2011. http://www.ncdr.com/webncdr/common/. Accessed May 7, 2012.
5. Hoekstra JW, et al. Improving the care of patients with non-ST-elevation acute coronary syndromes in the emergency department: the CRUSADE initiative. *Acad Emerg Med*. 2002;9(11):1146-1155.
6. Society of Thoracic Surgeons. STS National Database | STS. http://sts.org/national-database. Accessed May 7, 2012.

7. Fonarow GC. The Acute Decompensated Heart Failure National Registry (ADHERE): opportunities to improve care of patients hospitalized with acute decompensated heart failure. *Rev Cardiovasc Med.* 2003;4 (suppl) 7:S21-30.
8. Outcome Sciences, Inc. OPTIMIZE-HF home page. 2005. http://optimize-hf.org/. Accessed May 7, 2012.
9. Spertus JA, et al. The Prospective Registry Evaluating Myocardial Infarction: Events and Recovery (PREMIER)–evaluating the impact of myocardial infarction on patient outcomes. *Am Heart J.* 2006;151(3):589-597.
10. Arnold SV, et al. Translational Research Investigating Underlying Disparities in Acute Myocardial Infarction Patients' Health Status (TRIUMPH): design and rationale of a prospective multicenter registry. *Circ Cardiovasc Qual Outcomes.* 2011;4(4):467-476.
11. Centers for Medicare & Medicaid Services. Medicare Enrollment Reports. http://www.cms.gov/Research-Statistics-Data-and-Systems/Statistics-Trends-and-Reports/MedicareEnrpts/index.html. Accessed May 7, 2012.
12. Centers for Medicare & Medicaid Services. Carrier Line Items. 2012. https://www.cms.gov/Research-Statistics-Data-and-Systems/Statistics-Trends-and-Reports/BSAPUFS/Carrier_Line_Items.html. Accessed May 7, 2012.
13. Centers for Medicare & Medicaid Services. Denominator LDS. 2012. https://www.cms.gov/Research-Statistics-Data-and-Systems/Files-for-Order/LimitedDataSets/DenominatorLDS.html. Accessed May 7, 2012.
14. Centers for Medicare & Medicaid Services. Medicare Provider Analysis and Review File. 2012. https://www.cms.gov/Research-Statistics-Data-and-Systems/Files-for--Order/IdentifiableDataFiles/MedicareProviderAnalysisandReviewFile.html. Accessed May 7, 2012.
15. Centers for Medicare & Medicaid Services. Medicare Current Beneficiary Survey (MCBS). 2012. http://www.cms.gov/Research-Statistics-Data-and-Systems/ Research/ MCBS/index.html?redirect=/mcbs. Accessed May 7, 2012.
16. Centers for Medicare & Medicaid Services. MAX General Information. 2012. https://www.cms.gov/Research-Statistics-Data-and-Systems/Computer-Data-and-Systems/MedicaidDataSourcesGenInfo/MAX GeneralInformation.html. Accessed May 7, 2012.
17. US Department of Veterans Affairs. VHA Medical SAS® Datasets–Description. http://www.virec.research.va.gov/DataSourcesName/Medical-SAS-Datasets/SAS.htm. Accessed May 7, 2012.
18. US Department of Veterans Affairs. Pharmacy Benefits Management Services (PBM)–Database. http://www.virec.research.va.gov/DataSourcesName/PBM/PBM.htm. Accessed May 7, 2012.
19. US Department of Veterans Affairs. VHA Decision Support System (DSS)–Introduction. http://www.virec.research.va.gov/DataSourcesName/DSS/DSSintro.htm. Accessed May 7, 2012.
20. US Department of Veterans Affairs. VHA Vital Status File. http://www.virec.research.va.gov/DataSourcesName/VitalStatus/VitalStatus.htm. Accessed May 7, 2012.
21. Agency for Healthcare Research and Quality. Health Care: Healthcare Cost and Utilization Project (HCUP) Subdirectory Page. http://www.ahrq.gov/data/hcup/. Accessed May 7, 2012.
22. Agency for Healthcare Research and Quality. Medical Expenditure Panel Survey Home. http://meps.ahrq.gov/mepsweb/. Accessed May 7, 2012.

23. Cecil G. Sheps Center for Health Services Research, University of North Carolina at Chapel Hill. MarketScan® Commercial Claims and Encounters and Medicare Supplemental Databases. 2012. http://www.shepscenter.unc.edu/marketscan/index.html. Accessed May 7, 2012.
24. Division of Research, Kaiser Permanente. Research Topics. http://www.dor.kaiser.org/external/DORExternal/research/index.aspx. Accessed May 7, 2012.
25. Quan H, Parsons GA, Ghali WA. Validity of information on comorbidity derived from ICD-9-CCM administrative data. *Med Care.* 2002;40(8):675-685.
26. Hammill BG, et al. Linking inpatient clinical registry data to Medicare claims data using indirect identifiers. *Am Heart J.* 2009;157(6):995-1000.
27. Méray N, Reitsma JB, Ravelli ACJ, Bonsel GJ. Probabilistic record linkage is a valid and transparent tool to combine databases without a patient identification number. *J Clin Epidemiol.* 2007;60(9):883-891.

Delineamentos de estudos observacionais

12

Bradley G. Hammill

INTRODUÇÃO

Estudos observacionais na pesquisa clínica podem ser classificados como analíticos ou descritivos (Quadro 12.1). Estudos observacionais analíticos são semelhantes a ensaios clínicos randomizados controlados, uma vez que o objetivo de ambos é estimar o efeito causal de uma exposição para um desfecho. Semelhantes também aos ensaios clínicos, os estudos observacionais analíticos sempre incluem algum tipo de grupo de comparação, contra o qual a experiência do grupo exposto é comparada. Estudos analíticos bem delineados podem gerar evidências fortes a favor ou contra uma hipótese feita. Estudos descritivos, por outro lado, objetivam descrever as características ou experiências de um grupo específico de pacientes. Mesmo estudos descritivos bem delineados não podem ser utilizados para tirar conclusões fortes sobre os efeitos de uma exposição ou um desfecho. Em vez disso, esses estudos são frequentemente utilizados para gerar hipóteses de estudo que possam ser testadas por métodos mais rigorosos.

Embora muitos delineamentos de estudos observacionais estejam disponíveis para pesquisadores,[1] alguns são mais amplamente utilizados e são descritos a seguir. Os delineamentos de estudos analíticos apresentados são o estudo de caso-controle e o estudo de coorte. Os delineamentos de estudos descritivos apresentados são o estudo ecológico, a pesquisa de prevalência transversal e os relatos ou séries de caso.

DELINEAMENTOS DE ESTUDOS ANALÍTICOS

▶ Estudos de caso-controle

Em um estudo de caso-controle, a população estudada é selecionada com base no *status* do desfecho de um indivíduo.[2] Para a maioria dos estudos de caso-controle,

Quadro 12.1 Comparação de características de delineamentos de estudos analíticos e descritivos

	Delineamentos analíticos		Delineamentos descritivos		
	Estudo de caso-controle	Estudo de coorte	Estudo de prevalência	Estudo ecológico	Relato de caso Série de casos
Propósito do estudo	Teste de hipótese	Teste de hipótese	Geração de hipótese	Geração de hipótese	Geração de hipótese
Principais características do estudo	Seleção da população do estudo por *status* do desfecho Necessidade de garantir exposições prévias	Seleção da população do estudo por *status* da exposição Necessidade de garantir desfechos subsequentes	Pesquisa em um ponto único no tempo das exposições e desfechos	Dados de exposição e desfecho são medidas agregadas	Informação detalhada com relação a um ou múltiplos casos de interesse médico
Tamanho típico da população do estudo	Pequeno	Grande	Pode ser pequeno ou grande	(Não é em nível individual)	Muito pequeno
Relação temporal entre exposição e desfecho	Difícil de estabelecer	Mais fácil de estabelecer	Desconhecida	Difícil de estabelecer	Normalmente estabelecida

(Continua)

DELINEAMENTOS DE ESTUDOS OBSERVACIONAIS — capítulo 12

Quadro 12.1 Comparação de características de delineamentos de estudos analíticos e descritivos (*Continuação*)

	Delineamentos analíticos				Delineamentos descritivos	
	Estudo de caso-controle	Estudo de coorte	Estudo de prevalência		Estudo ecológico	Relato de caso Série de casos
Melhor uso do delineamento do estudo	Quando o desfecho é raro	Quando a exposição é rara	Para estabelecer a prevalência de uma doença na população amostrada		Quando não é viável medir a exposição em nível individual (p. ex., exposições ambientais)	Relatar resultados iniciais ou possíveis sinais de segurança para um novo tratamento ou procedimento
Principal desafio	Seleção dos controles adequados Evitar viés de memória diferencial quando avaliar a exposição	Para delineamentos prospectivos, acompanhamento de pacientes do estudo ao longo do tempo e esperar a ocorrência dos eventos	Normalmente não é possível discernir entre momento da exposição e desfechos		Não há garantia de que os indivíduos expostos sejam os mesmos que experimentaram o desfecho	Não há grupo de controle para comparação Tamanho da população muito limitado

o desfecho é uma doença. Os casos são aqueles que apresentam ou apresentaram o desfecho. Os controles são aqueles que não apresentam o desfecho. Os casos normalmente são identificados quando buscam o tratamento para a condição de interesse. Os bancos de dados dos sistemas de saúde e os registros específicos para a doença podem ser úteis para identificar os casos. Os controles são identificados de muitas formas, incluindo a seleção aleatória na população ou no mesmo sistema de provisão de cuidado ou, ainda, na mesma área geográfica que os casos. O princípio que orienta a seleção dos controles é que eles devem ser representativos da população subjacente que gerou os casos. No mínimo, isso significa que os controles precisaram ser elegíveis para ter o desfecho de interesse. Uma vez que os casos e os controles tenham sido selecionados, o *status* de exposição prévio de cada membro do estudo é confirmado. Então, a análise estatística é utilizada para determinar se as taxas de exposição são ou não diferentes entre o grupo de casos e o de controles.

Esse delineamento apresenta múltiplas vantagens. A maioria dos estudos de caso-controle tem tamanho modesto e podem ser finalizados relativamente rápido. Uma vez que não há necessidade de esperar para que os eventos ocorram, grande parte das despesas está relacionada à identificação de controles e à entrevista dos casos e dos controles selecionados sobre seu *status* de exposição. O delineamento do estudo de caso-controle também inclui o estudo de desfechos raros. Tipos raros de câncer, por exemplo, podem ser difíceis de observar em qualquer coorte, mas um registro de pacientes que desenvolveram aquele câncer pode ser um ponto inicial adequado para um estudo desse tipo.

Os desafios do delineamento de caso-controle, no entanto, não devem ser ignorados. Primeiro, identificar uma amostra representativa dos controles pode ser difícil e caro. Um grupo de controle mais conveniente pode estar disponível, mas sua taxa de exposição pode não refletir a taxa basal nas populações que geraram o caso. Segundo, pedir aos participantes do estudo que relembrem detalhes sobre a exposição no passado pode ser problemático, especialmente se a exposição não tiver sido recente. Isso introduz a possibilidade da memória diferencial, se os casos tiverem se esforçado mais para lembrar suas possíveis exposições que os controles.

Um exemplo de estudo de caso-controle na literatura cardiológica vem de Christiansen e colaboradores, que examinaram se o uso de glicocorticoide estava associado com fibrilação atrial incidente.[3] Seus casos, selecionados de registros hospitalares, eram pacientes que tiveram um diagnóstico enquanto internados por fibrilação atrial incidente. Os controles foram pareados para idade e sexo. Com mais de 20 mil casos e 200 mil controles, este grande estudo de caso-controle foi possível graças ao uso de bancos de dados médicos de base populacional na Dinamarca. A exposição aos glicocorticoides foi confirmada pela pesquisa nos bancos de dados farmacêuticos. Uma vez que esses dados farmacêuticos já existiam tanto para os casos quanto para os controles, este estudo pôde evitar um pouco do viés de averiguação (do inglês *ascertainment bias*) presente em típicos estudos de caso-controle epidemiológicos que fazem uso de autorrelatos de exposições anteriores. No fim, os autores descobriram que o risco para fibrilação atrial praticamente dobrou com o uso de glicocorticoides.

▶ Estudos de coorte

Diferente de um estudo de caso-controle, um estudo de coorte começa com a classificação do *status* de exposição entre um grupo em risco de sofrer o desfecho.[4] Em alguns estudos de coorte, a seleção real dos participantes de um estudo se baseia no *status* da exposição. Isso é especialmente importante se a exposição de interesse é rara. Somente após o *status* da exposição ter sido determinado é que se confirma a ocorrência do evento. Os eventos podem ser confirmados de forma prospectiva ou retrospectiva, mas em ambas as situações o desfecho deve seguir a exposição. Em um estudo de coorte prospectivo, tanto o grupo exposto quanto o não exposto (ou grupo de comparação) são acompanhados ao longo do tempo à medida que os eventos ocorrem. Em um estudo de coorte retrospectivo, os dados longitudinais já terão sido coletados para o grupo de estudo, de modo que os eventos já terão ocorrido e precisam ser simplesmente computados. A análise estatística para um estudo de coorte determina se as taxas de desfecho são diferentes entre o grupo exposto e o grupo de comparação.

Estudos de coorte bem delineados têm algumas características importantes. Primeiro, o tempo relativo da exposição e do desfecho é mais correto em um estudo de coorte do que em um estudo de caso-controle. Segundo, a confirmação da exposição não pode ter viés porque o desfecho ainda não havia ocorrido quando a exposição foi medida. Terceiro, a confirmação do desfecho também não pode ter viés se os procedimentos estiverem sendo seguidos para coletar eventos sistematicamente para todos os participantes do estudo, independente do *status* de exposição.

Se os dados da coorte já tiverem sido coletados, um estudo de coorte retrospectivo pode ser finalizado de forma barata e rápida. Por outro lado, um estudo de coorte prospectivo pode ser oneroso e levar anos para ser finalizado. O acompanhamento de participantes do estudo ao longo do tempo é difícil se eles se mudam e impossível caso eles escolham deixar o estudo. Os estudos de coorte retrospectivos também podem ser limitados se as informações necessárias sobre exposição ou desfecho não tiverem sido coletadas durante os primeiros encontros. É bastante difícil voltar e obter dados históricos adicionais.

O National Heart, Lung, and Blood Institute financiou uma série de estudos de coorte prospectivos sobre o desenvolvimento de doenças cardiovasculares e outras relacionadas nos EUA. O Estudo Multiétnico de Aterosclerose (MESA) é um desses estudos. Aproximadamente 7.000 adultos de seis comunidades foram incluídos entre 2000 e 2002. Exames periódicos de acompanhamento foram conduzidos desde o início da coorte. Um exemplo de publicação baseado nos dados do MESA é Kestenbaum e colaboradores.[5] Eles analisaram se as diferenças na função renal estavam associadas com hipertensão incidente em pacientes que não tinham a condição no início. Sua exposição de interesse, a função renal, foi medida pelos níveis de cistatina C durante o primeiro período de coleta de dados. O desenvolvimento de hipertensão foi determinado em exames subsequentes, garantindo que os tempos de exposição e de desfecho estavam corretos. O acompanhamento médio na coorte foi de pouco mais de três anos. Eles descobriram que níveis mais elevados de cistatina C estavam significativamente associados a um aumento no risco de hipertensão incidente. Uma vez que se tratava de uma coorte prospectiva, os pesquisadores tiveram que esperar pelos exames de acompanhamento antes de poder determinar se a doença incidente havia se desenvolvido.

DELINEAMENTOS DE ESTUDOS DESCRITIVOS

▶ Estudos ecológicos

Os estudos ecológicos são aqueles em que a medição é feita em nível populacional em vez de individual, mas para o qual a hipótese do estudo envolve exposições e desfechos em nível individual.[6,7] Um estudo ecológico pode comparar as taxas de desfecho entre as populações em diferentes regiões geográficas que tenham níveis de exposição diferentes, ou pode examinar taxas de desfecho em uma única população ao longo do tempo para ver como elas se correlacionam com as alterações nos níveis de exposição ao longo do tempo. Uma das principais razões para os pesquisadores utilizarem este delineamento é que as taxas de agregados da doença e outras características populacionais muitas vezes estão facilmente disponíveis e podem ser analisadas de forma rápida e barata. As conclusões desses estudos são mais fracas que as conclusões baseadas em outros delineamentos, contudo, pois não há uma forma de garantir que os membros expostos de uma população sejam os mesmos que tiveram o desfecho que contribuiu para as taxas observadas. Sem essa informação, os estudos ecológicos são utilizados principalmente para gerar evidências.

Um estudo ecológico representativo examinou os efeitos da poluição do ar sobre as internações hospitalares relacionadas a problemas cardiovasculares.[8] Utilizando dados da Agência de Proteção Ambiental, Schwartz obteve medições diárias da poluição do ar para oito condados nos EUA. Medidas específicas incluíam a quantidade de material particulado e de monóxido de carbono no ar. O desfecho de interesse foi o número de internações hospitalares diárias para causas cardiovasculares nos mesmos condados. O aumento nos níveis de material particulado e monóxido de carbono foi significativamente associado com pequenos aumentos no número de internações. É importante observar que esse estudo fez uso de dados em nível de condado e não conseguiu medir desfecho e exposição em nível individual. De fato, é extremamente difícil medir a poluição do ar e outras exposições ambientais em nível individual. Como resultado, o estudo dos riscos à saúde em decorrência de exposições ambientais é uma área da pesquisa que confia fortemente nos estudos ecológicos.

▶ Estudos transversais (de prevalência)

Os estudos transversais coletam dados sobre a saúde e o *status* de exposição de uma população em um único ponto no tempo. Diferente dos estudos de coorte, os membros de um estudo transversal não são acompanhados longitudinalmente. Dessa forma, embora seja possível comparar taxas de exposição entre indivíduos pesquisados com e sem a doença, não é possível tirar conclusões sobre causa, uma vez que o momento em que as informações foram coletadas é difícil ou impossível de determinar. Na verdade, por causa da falta de informações sobre o momento da coleta, eles frequentemente são chamados de *estudos de prevalência*.

Os melhores estudos transversais utilizam amostragem estatística para selecionar indivíduos para o estudo que representem precisamente a população de interesse. Isso, por sua vez, torna quaisquer resultados de estudo prontamente generalizáveis. Por exemplo, as estimativas de prevalência da doença e prevalência de exposição na população pesquisada serão medidas precisas da prevalência na população. Por essa razão, os estudos transversais são úteis para estimar o peso da doença na população, o que pode ser proveitoso para o planejamento de cuidados de saúde. Da mesma forma que com outros delineamentos descritivos, eles também são úteis para relatar associações interessantes entre exposição e desfecho que podem merecer uma investigação mais aprofundada.

A Pesquisa Nacional de Exame de Saúde e Nutrição (NHANES, do inglês National Health and Nutrition Examination Survey) é uma pesquisa transversal contínua utilizada para avaliar a saúde de norte-americanos adultos. Ela utiliza um complexo delineamento de amostragem para garantir que os respondentes selecionados sejam representativos da população nacional. Selvin e Erlinger utilizaram dados do NHANES de 1999 a 2000 para examinar os fatores de risco e sua prevalência para doença arterial periférica (DAP).[9] Eles descobriram que pouco mais de 4% da população adulta nos EUA tinha DAP. Este achado foi importante por si próprio, pois a estimativa anterior da prevalência da doença variava entre 3 e 30%. Eles relataram que a DAP estava associada de forma positiva a muitas outras condições de saúde, incluindo diabetes, redução na função renal e hipercolesterolemia. Eles tiveram o cuidado de não inferir causa entre DAP e qualquer outra condição, precisamente porque a determinação da causalidade é difícil em um estudo de prevalência. Por exemplo, eles apontaram que os níveis mais elevados da proteína C-reativa, um marcador de inflamação, em pessoas com DAP, podia ser causa ou efeito de uma doença.

▶ Relatos de caso e séries de casos

Um relato de caso é uma apresentação escrita sobre um caso específico encontrado por um médico. Uma série de casos é uma compilação de relatos de casos. Relatos de caso e séries de casos são muito úteis quando um grupo de casos compartilha alguma característica não usual. Este agrupamento poderia ser geográfico ou poderia representar pacientes que compartilham uma característica ou tratamento específico. A característica não usual pode ser uma doença rara ou ainda não reconhecida, uma associação não relatada anteriormente ou um novo tratamento. Muitas séries de casos publicadas são a primeira indicação de que um evento adverso raro pode estar associado com um tratamento ou procedimento. Uma vez que os ensaios clínicos normalmente não têm poderes para detectar eventos raros, as séries de casos podem desempenhar uma importante função na detecção de sinais de segurança. Mais testes formais seriam necessários para confirmar as suspeitas de associação. Para esse fim, os casos identificados poderiam ser utilizados em um estudo de caso-controle subsequente.

Gaita e colaboradores apresentaram uma das primeiras séries de casos para ablação por cateter com radiofrequência em 1998.[10] Eles estavam interessados em descobrir se a ablação no átrio direito era um procedimento seguro e eficiente para fibrilação atrial. A população do estudo incluía 16 pacientes consecutivos com fibrilação atrial idiopática, para os quais o tratamento com medicação havia falhado. Após aproximadamente um ano de acompanhamento, nove desses pacientes (56%) não haviam tido recidiva de fibrilação atrial e a ablação foi considerada bem-sucedida. Além disso, não foram observadas complicações durante o procedimento de ablação em sua população de estudo. Típico de relatos de caso e séries de casos publicados, os achados são sugestivos; nesse caso, a ablação para fibrilação atrial é segura e eficiente. No entanto, sem um grupo de controle, não é possível saber a proporção de casos semelhantes de fibrilação atrial que poderia ter sido resolvida sem intervenção médica nesse mesmo período. E sem uma amostra grande, é difícil saber se realmente há quaisquer problemas de segurança. Eventos adversos que ocorram em uma taxa de mesmo 1:100 requerem uma população de estudo muitas vezes maior que a apresentada.

CONCLUSÃO

Cada um dos delineamentos de estudo descritos neste capítulo representa uma abordagem diferente para responder uma questão de pesquisa. Se possível, os pesquisadores deveriam esforçar-se para conduzir um estudo analítico bem delineado, o que deveria levar a conclusões mais fortes do que qualquer estudo descritivo. No fim, é claro, isso pode não ser possível. A seleção de um delineamento em detrimento de outro depende tanto dos detalhes da questão do estudo (população de pacientes, exposição e desfecho) quanto dos recursos disponíveis para realizar o estudo (tempo, dinheiro e fontes de informação existentes).

REFERÊNCIAS

1. Rothman KJ, Greenland S, Lash TL. *Modern Epidemiology*. 3rd ed. Philadelphia, PA: Lippincott, Williams & Wilkins; 2008.
2. Wacholder S. Design issues in case-control studies. *Stat Methods Med Res*. 1995;4(4):293-309.
3. Christiansen CF, et al. Glucocorticoid use and risk of atrial fibrillation or flutter: a population-based, case-control study. *Arch Intern Med*. 2009;169(18):1677-1683.
4. Prentice RL. Design issues in cohort studies. *Stat Methods Med Res*. 1995;4(4):273-292.
5. Kestenbaum B, et al. Differences in kidney function and incident hypertension: the multi-ethnic study of atherosclerosis. *Ann Intern Med*. 2008;148(7):501-508.
6. Tu JV, Ko DT. Ecological studies and cardiovascular outcomes research. *Circulation*. 2008;118(24):2588-2593.
7. Morgenstern H. Ecologic studies in epidemiology: concepts, principles, and methods. *Annu Rev Public Health*. 1995;16:61-81.
8. Schwartz J. Air pollution and hospital admissions for heart disease in eight U.S. counties. *Epidemiology*. 1999;10(1):17-22.
9. Selvin E, Erlinger TP. Prevalence of and risk factors for peripheral arterial disease in the United States: results from the National Health and Nutrition Examination Survey, 1999-2000. *Circulation*. 2004;110(6):738-743.
10. Gaita F, et al. Atrial mapping and radiofrequency catheter ablation in patients with idiopathic atrial fibrillation. Electrophysiological findings and ablation results. *Circulation*. 1998;97(21):2136-2145.

Desafios dos delineamentos observacionais

13

David M. Vock

INTRODUÇÃO

Embora os experimentos randomizados controlados permaneçam como o padrão-ouro para a pesquisa médica, os estudos observacionais – estudos em que o pesquisador não aloca ou altera qualquer fator de interesse – ainda desempenham um papel importante.

Algumas questões de pesquisa servem exclusivamente a delineamentos observacionais. Em muitas ocasiões, o fator de interesse não pode ser controlado pelo pesquisador. Considere-se um estudo sobre o impacto da etnia na eficiência do interferon peguilado e da ribavirina no tratamento da infecção pelo vírus da hepatite C.[1] O pesquisador não pode alocar aleatoriamente indivíduos brancos para um grupo de pacientes e indivíduos negros para o outro grupo; tal estudo precisa ser observacional. De forma semelhante, estudos de associação ampla de genoma precisam ser observacionais porque os pesquisadores não podem alterar as características genéticas das pessoas. Outras questões de pesquisa podem não envolver o relacionamento de um fator de interesse a um desfecho. Estudos que buscam somente caracterizar um desfecho em uma única população de interesse irão, por definição, ser observacionais. Por exemplo, um estudo recente buscou determinar a proporção de pacientes que perderam a independência ou a funcionalidade física um ano após sofrer um infarto do miocárdio (IM).[2]

Mesmo para questões de pesquisa que poderiam ser respondidas por um ensaio clínico randomizado, um estudo observacional pode ser vantajoso. Um ensaio clínico randomizado é caro e demanda tempo, além de exigir que sua condução esteja em conformidade com regulamentos complexos.[3,4] Utilizar dados de um registro ou um ensaio clínico finalizado anteriormente e investigando uma questão de pesquisa diferente permitiria a análise dos dados muito mais rapidamente. Na verdade, mais dados podem estar disponíveis de registros do que pode ser obtido em um novo ensaio. Por exemplo, considere-se estudos iniciais sobre a eficiência da cirurgia de revascularização do miocárdio (CABG, do inglês *coronary artery bypass surgery*) em comparação com a eficácia da intervenção coronariana percutânea (PCI, do inglês *percutaneous coronary intervention*). Uma análise compilada de oito ensaios clínicos controlados randomizados envolveu um total de somente 3.371 pacientes (uma média de 421 pacientes por ensaio clínico),[5] enquanto uma análise de um único registro incluiu 6.814 pacientes.[6] Dados observacionais também podem permitir que os pesquisadores considerem um grupo maior de pacientes do que seria possível em um ensaio controlado. Muitos experimentos randomizados excluem grandes subpopulações, especialmente aquelas que apresentam outras comorbidades ou fatores de risco significativos. Por fim, em muitas instâncias, pode ser antiético considerar randomizar alguns fatores que sabidamente comprometem a saúde do paciente, como tabagismo ou nível de atividade física.

Embora a utilização de dados observacionais para pesquisas biomédicas possa ter vantagens sobre a implementação e a execução de um ensaio clínico randomizado controlado, há muitas armadilhas no uso de dados observacionais que podem diminuir a validade das conclusões obtidas com tal análise. Os pesquisadores precisam estar cientes desses possíveis problemas, de forma que possam atenuá-los quando considerados como limitações.

Este capítulo concentra-se nos cenários em que os dados não foram coletados para responder especificamente a uma questão de interesse – isto é, quando o registro geral dos dados ou dados de um ensaio clínico anterior são utilizados. (Estudos observacionais em que o pesquisador planeja a coleta de dados para responder uma questão que possa ser utilizada exclusivamente em um delineamento observacional são menos propensos às armadilhas que vamos discutir, embora certamente não sejam imunes a elas.) O capítulo denomina "tratamento" o fator sob estudo com relação a um desfecho, mesmo que o fator não tenha nada a ver com tratamento médico e não possa ser alocado por um pesquisador.

Muitos tipos de vieses denominados e questões podem surgir a partir do uso de dados observacionais (Quadro 13.1). Nós discutiremos os mais comumente encontrados na pesquisa biomédica, mas a causa subjacente da maioria dos tipos de vieses são os confundidores ou a obtenção de uma amostra que não seja representativa da população de interesse. Na verdade, o problema subjacente com os confundidores, como discutiremos em breve, é que não se consiga uma amostra representativa da população de interesse em todos os grupos de tratamento. Portanto, se for possível reconhecer situações em que a amostra não seja representativa da população de interesse, é possível reconhecer quase todos os problemas associados aos dados observacionais e não seria necessário ter de memorizar uma longa lista de armadilhas. Isso destaca a importância de definir claramente a população.

Quadro 13.1 Tipo de viés

Viés de ausência de resposta	Viés de informação
Viés de retirada	Viés de memória
Viés do voluntário	Viés de resposta
Viés de seleção (amostra de conveniência)	Viés de sobrevivência/viés do trabalhador saudável

PRINCIPAIS CONCEITOS

Como exemplo motivacional, consideramos a questão de pesquisa no relato de Pocock e colaboradores.[5] Os pesquisadores estavam interessados em determinar a diferença entre o tempo de sobrevida médio após CABG e PCI em adultos norte-americanos com doença arterial coronariana (DAC) recém-submetidos a um cateterismo coronariano. Nesse exemplo, a *população* ou o grupo de pacientes que o pesquisador está interessado em estudar compõe-se de adultos norte-americanos com DAC que foram encaminhados para ou submetidos ao cateterismo coronariano. O *parâmetro* de interesse, ou medida sumária da população, é a diferença entre o tempo de sobrevida médio *se toda a população tivesse sido submetida à CABG* e o tempo de sobrevida médio *se toda a população tivesse sido submetida à PCI*. Uma vez que não é possível, do ponto de vista logístico, coletar o tempo de sobrevida de todos os pacientes norte-americanos com DAC, nem é possível submeter todos os pacientes tanto à CABG quanto à PCI ao mesmo tempo, é preciso coletar os dados em um número menor de pacientes que são submetidos a somente um dos procedimentos. Em outras palavras, os dados são obtidos de uma *amostra* de todos os pacientes incluídos na população. Presumindo que todos os pacientes foram acompanhados até sua morte, pode-se calcular a diferença no tempo de sobrevida médio para CABG *versus* PCI entre os pacientes incluídos na amostra. Uma medida sumária da amostra, como a diferença no tempo de sobrevida médio, é chamada de uma *estatística*. Esperamos utilizar as estatísticas computadas para *inferir* valores prováveis para o parâmetro.

A diferença no tempo de sobrevida médio calculado na amostra provavelmente não equivale à verdadeira diferença média na população, embora se espere que os dois sejam próximos. Parte da diferença pode ser resultado do *erro de amostragem*, talvez descrito de forma mais precisa como *variabilidade de amostragem* ou *desvio de amostragem*. Se o estudo fosse refeito utilizando os mesmos métodos para identificar e selecionar os participantes, uma amostra diferente seria obtida e, portanto, uma estatística diferente. A diferença entre as duas estatísticas calculadas a partir de duas amostras é resultado da variabilidade da amostra. Esse desvio ocorre porque os dados são observados somente para uma porção da população total. Podemos pegar amostras da população e calcular a estatística de interesse, muitas vezes com a esperança de que a média das estatísticas calculadas de cada amostra seja igual ao parâmetro. Se esse for o caso, então a estatística é considerada uma estimativa *válida* do parâmetro. Podemos garantir que a estatística da amostra é válida ao confirmar que a amostra é representativa da população. Qualquer discrepância entre a média da estatística e os resultados do parâmetro é resultado do *erro sistemático*, e a discrepância é conhecida como *viés*. Este capítulo identifica cenários em que a amostra provavelmente não é representativa da população.

▶ Viés de confusão

Um *confundidor* é qualquer variável associada tanto com o desfecho de interesse quanto com a probabilidade de receber um tratamento específico na amostra selecionada pelo pesquisador. Em outras palavras, um confundidor é qualquer fator prognóstico (isto é, um fator associado com o desfecho) que também seja utilizado para decidir qual tratamento um paciente recebeu. Dando continuidade ao exemplo anterior,[5] os dados utilizados na análise foram obtidos a partir do registro de pacientes em um centro médico acadêmico. Os pesquisadores não decidiram qual tratamento o paciente recebeu (CABG ou PCI); isso ficou a cargo dos pacientes e dos médicos. Embora os cardiologistas presumidamente tenham seguido diretrizes clínicas no momento da análise, houve pouco consenso com relação ao tratamento de preferência e significativa variação em qual tratamento os pacientes receberam. No entanto, os pacientes submetidos à CABG tinham tendência de apresentar mais vasos doentes do que aqueles submetidos à PCI. Se os pesquisadores tivessem simplesmente computado o tempo de sobrevida médio para os pacientes submetidos a cada procedimento, não poderiam ter determinado se as diferenças na sobrevida refletiram as diferenças no tratamento ou no número médio de vasos doentes. O número de vasos doentes é, portanto, um confundidor para o efeito do tratamento para a sobrevida (Fig. 13.1). A diferença no tempo de sobrevida observado na amostra sofrerá viés para a diferença no tempo de sobrevida na população de interesse porque os pacientes submetidos à CABG na amostra tendiam a ter mais vasos doentes do que a pessoa comum na população, enquanto aqueles que foram submetidos à PCI tiveram, em média, menos vasos doentes do que o observado na população. Em resumo, a amostra de paciente em cada braço de tratamento não é representativa do total da população de interesse.

Novamente enfatizamos a importância de definir a população de interesse. Considere-se um cenário semelhante com o fornecido anteriormente, exceto que agora estamos interessados em determinar a diferença no tempo de sobrevida

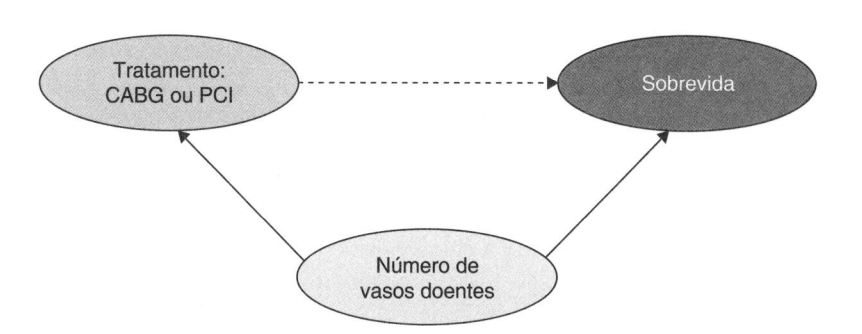

▲ **Figura 13.1** Ilustração do viés de confusão. O número de vasos doentes influencia a probabilidade de um paciente submetido à CABG *versus* PCI em Peacock e colaboradores.[5] Uma vez que pacientes que têm múltiplos vasos doentes tendem a ter menos tempo de sobrevida, o número de vasos doentes é um confundidor. Se os pesquisadores simplesmente computam o tempo de sobrevida médio entre os pacientes recebendo CABG ou PCI, não conseguem determinar se uma diferença na sobrevida reflete as diferenças no tratamento ou diferenças no número médio de vasos doentes.

entre pacientes submetidos à CABG e aqueles submetidos à PCI. Não estamos preocupados com a diferença no tratamento entre *todos* os pacientes com DAC que foram submetidos a um cateterismo coronariano. Em vez disso, queremos examinar a diferença no desfecho entre todos os pacientes norte-americanos com DAC que *foram submetidos* à CABG ou à PCI. Nesse caso, as amostras serão representativas das populações de interesse e não há nenhum confundidor. Em outras palavras, ao redefinir ou restringir a população de interesse, podemos eliminar o viés de confusão.

▶ Viés de confusão e ensaios clínicos randomizados

Ensaios clínicos randomizados são considerados o padrão-ouro da pesquisa clínica porque evitam problemas relacionados aos fatores de confusão ao alocar o tratamento aleatoriamente. Não há fatores associados com a alocação do tratamento e desfecho, e os pacientes alocados para cada tratamento serão representativos da população de onde foram identificados e recrutados. Em outras palavras, enquanto forem recrutados pacientes que sejam representativos da população de interesse, os pacientes em cada braço de tratamento serão representativos da população se o tratamento for alocado aleatoriamente.

▶ Viés de confusão dependente de tempo

O viés de confusão é tradicionalmente descrito utilizando cenários em que o tratamento é alocado em um momento de tempo fixo (p. ex., imediatamente após o cateterismo) e pode estar associado com outros fatores prognósticos medidos naquele ponto no tempo. No entanto, o viés de confusão também ocorre em estudos em que as decisões de tratamento variam ao longo do tempo. Considere a situação encontrada por Pieper e colaboradores,[7] em que a dose de ácido acetilsalicílico administrada aos pacientes com síndromes coronarianas agudas (SCA) foi determinada pelo paciente e pelo médico atendente e alterada com o tempo, em resposta a mudanças no estado clínico. Os pesquisadores podem estar interessados em determinar o efeito da dose de ácido acetilsalicílico em futuros IMs. Uma vez que a dose de ácido acetilsalicílico não foi randomizada, o regime que os pacientes seguiram não foi controlado pelo pesquisador – os médicos tinham liberdade para alterar a dose a qualquer momento. Um método de abordar a questão da pesquisa seria examinar as taxas de IM entre aqueles tomando doses semelhantes de ácido acetilsalicílico ao longo do tempo, mas o uso do medicamento pode causar confusão com outros fatores prognósticos que podem variar com o tempo. Por exemplo, um aumento na pressão arterial pode ser uma indicação para começar a administração de ácido acetilsalicílico. Neste exemplo, o confundidor depende do tempo; é a pressão arterial atual, não o valor encontrado no ingresso no estudo, que está associada com o início do ácido acetilsalicílico.

Mesmo em ensaios clínicos randomizados, as análises de subgrupos secundários podem ser observacionais. Fatores de confusão dependentes de tempo são cruciais para entender os perigos de examinar os efeitos do tratamento em subgrupos definidos por *covariáveis pós-randomização*, isto é, covariáveis que sejam mensuráveis ou definidas após o medicamento do estudo ter sido randomizado. Uma questão que surge de ensaios para inibidores da glicoproteína IIb/IIIa na síndrome coronariana aguda sem elevação do segmento ST é se o efeito do tratamento é diferente em pacientes submetidos à PCI em comparação com somente o tratamento médico.[7] Nesses ensaios clínicos, o tratamento é randomizado no registro, de forma que não haja preocupações com viés de confusão quando se analisam os efeitos dos inibidores da glicoproteína IIb/IIIa, em comparação com placebo, no tempo de sobrevida médio após o registro. No entanto, os pesquisadores também estão interessados em avaliar a diferença no tempo de sobrevida daqueles recebendo inibidores da glicoproteína IIb/IIIa e os que estão recebendo placebo entre os pacientes que serão submetidos à PCI. A população de interesse agora é formada por todos que se submeterem à PCI. É importante observar que a alocação do tratamento não foi randomizada nessa população, nem seria viável randomizar o tratamento no momento inicial (basal) entre o subgrupo que por fim foi submetido à PCI. Na verdade, a alocação do tratamento randomizado pode afetar a probabilidade de ser submetido ao procedimento. Pieper e colaboradores[7] descrevem diversas razões biologicamente possíveis por que a probabilidade de ser submetido a uma PCI pode ser diferente entre o tratamento ativo e os braços de controle. Dessa forma, o paciente comum recebendo inibidores da glicoproteína IIb/IIIa e sendo submetido à PCI pode ser diferente em termos prognósticos do paciente comum que recebeu placebo e foi submetido à PCI. Após a PCI, os dois grupos de tratamento inicialmente randomizados representam duas populações diferentes. Aqui, a história do tratamento é o confundidor.

Outro exemplo comparando grupos pós-randomização é quando os pesquisadores comparam os efeitos do tratamento randomizado (que foi randomizado na internação hospitalar, digamos) entre pacientes que receberam alta hospitalar em até 30 dias após a internação. Como antes, o subgrupo de interesse, pacientes que receberam alta hospitalar em até 30 dias da internação, é determinado após a randomização do tratamento. Estimativas do efeito do tratamento nesse subgrupo não são representativas do efeito do tratamento em todos os pacientes que são hospitalizados, uma vez que a história do tratamento pode ser um confundidor. Em muitas ocasiões, o viés na estimativa da eficiência do tratamento é chamado de *viés de sobrevida*, pois estamos examinando os efeitos somente entre sobreviventes, pacientes que receberam alta hospitalar em até 30 dias após a admissão. Em estudos epidemiológicos sobre o efeito da exposição tóxica, esse viés é denominado *viés do trabalhador saudável*. Frequentemente criamos amostras somente de trabalhadores que permanecem (sobrevivem) na força de trabalho, embora o nosso interesse sejam os efeitos em todas as pessoas que foram expostas.

Além de alocar aleatoriamente o tratamento ou redefinir a população de interesse, o viés que resulta dos fatores de confusão pode, em alguns casos, ser superado com o uso de métodos estatísticos sofisticados e normalmente por suposições fortes (ver Capítulo 15). No entanto, é preciso conhecer e medir todos os confundidores para esses métodos para produzir resultados válidos. Infelizmente, não é possível determinar se todos os confundidores foram medidos. Quando possível, é melhor tentar evitar situações em que o viés de confusão esteja possivelmente presente.

AMOSTRA NÃO REPRESENTATIVA

Quando se utiliza uma amostra não representativa, os resultados podem sofrer viés. A razão para o surgimento de viés depende se dois ou mais tratamentos estão sendo comparados ou se um desfecho está sendo descrito para uma única população (p. ex., prevalência de doença). No primeiro caso, o viés resulta quando a diferença de tratamento entre os subgrupos excluídos ou sub-representados não é a mesma da diferença de tratamento em outros subgrupos. No caso posterior, o viés ocorre quando um subgrupo excluído ou sub-representado tem uma prevalência diferente da doença em questão. É importante entender isso, uma vez que os pesquisadores médicos raramente conseguem obter amostras que sejam representativas da população em todas as facetas imagináveis. Para propósitos puramente ilustrativos, considere-se um estudo que faça amostragem aleatória de todos os pacientes com diabetes melito, mas que exclua pacientes nascidos no décimo dia de cada mês. Uma vez que estamos interessados em todos os pacientes que tenham diabetes melito, tecnicamente essa amostra não é representativa, mas o dia do mês em que um paciente nasceu pouco provavelmente esteja relacionado à prevalência da doença.

▶ Viés de ausência de resposta

O viés de ausência de resposta ou viés de não resposta (*non response bias*) ocorre quando os participantes identificados pelo pesquisador para inclusão no estudo não fornecem dados para ou não participam do estudo, e os pacientes que não se inscrevem são clinicamente diferentes daqueles que participam. Por exemplo, pacientes participando em ensaios clínicos ou registros que necessitam comprometimento a longo prazo muitas vezes perdem consultas de acompanhamento ou abandonam totalmente o estudo. Os pacientes que têm todos os dados coletados podem não ser representativos dos pacientes com dados faltando, porque os pacientes que abandonam o estudo ou não comparecem às consultas intermediárias de acompanhamento em geral não estão apresentando melhora com seu tratamento alocado ou estão tendo efeitos colaterais graves. O viés resultante de participantes deixando um estudo frequentemente é chamado de viés de retirada (*withdrawal bias*). Os pacientes identificados para inclusão em um estudo, mas que não consentem em se inscrever em um ensaio clínico ou registro, podem ser considerados outra forma de ausência de resposta. Essa ausência de resposta pode levar a viés, pois os pacientes que não aceitam os riscos e não são incluídos em um ensaio clínico têm pouca probabilidade de representar uma população de interesse inteira. Em outras palavras, pode haver viés, com frequência chamado de *viés do voluntário*, pois os pacientes que se *autosselecionam* para um estudo não são representativos.

▶ Viés de seleção

Enquanto o viés de ausência de resposta reflete uma amostra que se torna menos representativa em decorrência dos pacientes que se recusam a fornecer dados após se inscrever em um estudo, o viés de seleção reflete um pesquisador selecionando uma população de interesse não representativa desde o início. Isso frequentemente ocorre em estudos observacionais quando a amostra vem de um ensaio clínico finalizado com critérios rígidos de inclusão/exclusão, mas o pesquisador está interessado em estudar um corte transversal muito maior de pacientes. Tanto os registros quanto os ensaios clínicos muitas vezes apresentam dados de pequenas redes de clínicas e hospitais. Os pacientes incluídos nessas redes podem não ser representativos de todos os pacientes com uma doença específica no país, e a amostra selecionada é chamada de *amostra de conveniência*.

▶ Viés de informação

Mesmo se identificarmos uma amostra e os pacientes nela forem representativos de uma população de interesse mais ampla, ainda podemos não obter as informações que sejam representativas da população geral. Quando pacientes relatam suas medidas, as informações podem não ser sistematicamente verdadeiras (de propósito ou sem intenção), de forma que os dados obtidos não são representativos. Medidas relatadas pelos pacientes são comumente utilizadas em registros e em alguns ensaios clínicos em que as informações de acompanhamento são obtidas por telefone. Os pacientes podem não se lembrar do tratamento recebido ou de eventos médicos, especialmente se as entrevistas forem marcadas com intervalos grandes. O viés resultante do fato de os pacientes algumas vezes não conseguirem lembrar seu histórico médico é conhecido como *viés de memória*. Além disso, os pacientes podem tentar responder usando formas mais socialmente aceitas ou que acreditam ser mais benéficas para a pesquisa médica. Por exemplo, os pacientes têm mais probabilidade de enganar o pesquisador dizendo que ainda estão tomando a medicação do estudo quando, na verdade, não estão. A tendência dos participantes oferecerem respostas que sejam consideradas mais aceitáveis socialmente pode levar a estimativas de parâmetros influenciada por viés e é conhecida como *viés de resposta*.

Assim como com o viés de confusão, se soubermos *como* a amostra não é representativa, podemos utilizar métodos estatísticos que nos permitem obter uma estimativa válida para a população de interesse. Isso, contudo, costuma exigir algumas suposições rígidas, sendo melhor tentar obter uma amostra representativa.

CONCLUSÃO

Os estudos observacionais continuam sendo uma importante parte da pesquisa biomédica. Como discutido longamente na introdução, os estudos observacionais são mais baratos, mais rápidos e menos onerosos do que a pesquisa experimental, e podem ser capazes de testar determinadas hipóteses em uma população maior do que a pesquisa experimental. No entanto, existem diversos possíveis problemas com os dados observacionais que podem impedir os pesquisadores de chegar a conclusões válidas. Mais digno de nota, o efeito do tratamento pode ser confundido com outras covariáveis, e a amostra da qual os dados são coletados pode não ser representativa de uma população de interesse maior. Um tema comum discutido em capítulos subsequentes é que se conhecermos os possíveis confundidores e soubermos como a amostra pode não ser representativa, então os métodos estatísticos existentes podem ajudar a obter inferências válidas da população.Entretanto, a existência de métodos estatísticos avançados não atenua a necessidade de entender esses problemas. De fato, nunca teremos certeza de que enumeramos todos os confundidores ou todas as formas pelas quais uma amostra não é representativa. Além do mais, nenhum teste estatístico consegue avaliar se todos os confundidores foram identificados. Boas análises observacionais sempre declaram explicitamente essas possíveis limitações.

REFERÊNCIAS

1. Conjeevaram HS, et al. Peginterferon and ribavirin treatment in African American and Caucasian American patients with hepatitis C genotype 1. *Gastroenterology.* 2006;131(2):470-477.
2. Dodson JA, et al. Physical function and independence 1 year after myocardial infarction: observations from the Translational Research Investigating Underlying disparities in recovery from acute Myocardial infarction: Patients' Health status registry. *Am Heart J.* 2012;163(5):790-796.
3. Glickman SW, et al. Ethical and scientific implications of the globalization of clinical research. *N Engl J Med.* 2009;360(8):816-823.
4. Califf RM. Simple principles of clinical trials remain powerful. *JAMA.* 2005; 293(4):489-491.
5. Pocock SJ, et al. Meta-analysis of randomised trials comparing coronary angioplasty with bypass surgery. *Lancet.* 1995;346(8984):1184-1189.
6. Jones RH, et al. Long-term survival benefits of coronary artery bypass grafting and percutaneous transluminal angioplasty in patients with coronary artery disease. *J Thorac Cardiovasc Surg.* 1996;111(5):1013-1025.
7. Pieper KS, et al. Differential treatment benefit of platelet glycoprotein IIb/IIIa inhibition with percutaneous coronary intervention versus medical therapy for acute coronary syndromes: exploration of methods. *Circulation.* 2004; 109(5):641-646.

Técnicas de regressão específicas

14

Phillip J. Schulte e Laine E. Thomas

INTRODUÇÃO

Regressão é uma ferramenta utilizada por estatísticos e clínicos para estabelecer e identificar uma relação entre uma ou mais covariáveis explicativas e uma variável de resposta (desfecho). Muitos livros-texto são dedicados a modelos e estratégias de regressão específicas. O *Regression Modeling Strategies with Applications to Linear Models, Logistic Regression and Survival Analysis*, de Harrell,[1] é uma excelente referência. Neste capítulo, resumimos brevemente e exemplificamos as técnicas que são fundamentais para a pesquisa de desfechos.

Primeiro, tratamos de questões comuns, ou "macro", no modelo de regressão, independente da escala do desfecho. Discutimos o propósito de uma análise e a relação da seleção de covariáveis, complexidade de modelo e os critérios para desempenho do mesmo. O foco está na interpretação dos modelos em uma escala "macro" ou geral. Posteriormente, então, são abordadas as características de modelos específicos (regressão linear, logística e de risco), prestando especial atenção às hipóteses e dados por trás de uma análise. Parâmetros e respostas são interpretados em uma escala "micro" para cada um dos três modelos de regressão.

ESTRATÉGIAS GERAIS

▶ Propósito

Antes de construir um modelo de regressão, o estatístico e o médico devem discutir o propósito da análise, as principais hipóteses e os dados disponíveis. Cada um desses vai orientar uma análise de regressão adequada.

O propósito de uma análise pode não ser direto ou único. Alguns propósitos comuns vistos na prática objetivam estabelecer um modelo preditivo para um desfecho (predição), identificar associações de covariáveis que possam subsidiar o entendimento da etiologia da doença (associação), ou examinar uma variável de interesse específica enquanto ajusta para os efeitos de outras (ajuste). Se conhecêssemos o "modelo real", incluindo todas as variáveis importantes e suas relações funcionais com o desfecho, então o modelo seria útil para todos os propósitos. Na prática, não conhecemos a verdade, e nossas decisões são comprometidas. Compreender o propósito do modelo nos ajuda a criar um modelo que seja útil, embora imperfeito. Como seu nome sugere, um modelo preditivo é utilizado quando os clínicos estão interessados em predizer o desfecho para futuros pacientes com base nos dados atualmente disponíveis. Ter um risco predito do desfecho pode orientar o tratamento e as terapias, bem como informar o paciente. O objetivo é alcançar predições precisas de futuros desfechos, em vez de interpretar estimativas de parâmetros específicos. Não há benefício em incluir covariáveis para as quais o efeito não pode ser estimado corretamente. Os pesquisadores podem estar dispostos a gerar algum viés nas estimativas de covariáveis individuais em troca de maior precisão. Dessa forma, os estatísticos e os médicos precisam trabalhar para identificar as covariáveis que são mais importantes para prever o desfecho. Técnicas de seleção de variáveis automatizadas são comumente empregadas. Tais técnicas são discutidas adiante, neste capítulo. No entanto, qualquer seleção de variáveis precisa ser orientada, em parte, pela prática clínica. No estudo preditivo, a interpretação do modelo pode ser amplamente focada nas estatísticas de desempenho, como o índice C, para avaliar o modelo de predição como um todo. Algumas dessas ferramentas de avaliação de predição estão descritas nas próximas páginas. Os pesquisadores frequentemente publicam um modelo de predição completo ou criam um nomograma para ajudar os médicos a estabelecerem o risco para o paciente, utilizando um modelo preditivo.[1]

Roe e colaboradores[2] exemplificam o duplo propósito de estudar a associação, mas enfatizar a predição. Neste caso, o desfecho foi mortalidade a longo prazo para pacientes idosos que sofreram infarto do miocárdio (IM) sem elevação do segmento ST inscritos no registro Can Rapid Risk Stratification of Unstable Angina Patients Suppress Adverse Outcomes with Early Implementation? (CRUSADE). Os autores inicialmente enfatizaram uma comparação de associações e a importância de covariáveis relativas, em um modelo com 22 variáveis estatisticamente importantes. Subsequentemente, eles focaram na predição, utilizando julgamento clínico para definir um modelo reduzido com 13 covariáveis, mas com desempenho preditivo praticamente equivalente (discriminação comparável [índice C] 0,75 para a amostra de derivação do modelo completo *versus* 0,73 para o modelo reduzido). O modelo reduzido foi levemente inferior e não representa uma estratégia ideal para predição. No entanto, ele alcança maior simplicidade e conveniência com relativamente pouco comprometimento do desempenho. O foco na predição foi ainda mais enfatizado com a criação de um escore de risco. É interessante notar que eles não utilizaram um procedimento automático de seleção de variável, incluindo, em vez disso, todas as 22 covariáveis invariavelmente significativas ($\alpha = 0,05$) no modelo inicial.

Existem técnicas superiores para o modelo preditivo. No entanto, no enorme registro CRUSADE, é pouco provável que técnicas alternativas ofereçam um desempenho preditivo diferente, pois há poder suficiente para detectar covariáveis até mesmo marginalmente importantes e pouca chance de ajustes excessivos (*overfitting*).

Na outra extremidade do espectro do modelo de predição está o modelo para ajuste. Muitas vezes surgindo quando um médico quer examinar o efeito de uma covariável, os modelos de ajuste não precisam empregar seleção de variável automatizada. Como discutido nos Capítulos 13 e 15, os fatores de confusão podem levar a estimativas com viés de coeficiente quando a variável de confusão não é adequadamente ajustada. Dessa forma, no modelo de ajuste, o foco está em minimizar o viés do coeficiente estimado ao incluir todos os confundidores conhecidos. De forma ideal, eles podem ser identificados a partir de publicações anteriores, incluindo estudos maiores e populações clinicamente semelhantes. Essas variáveis não precisam alcançar significância estatística no conjunto de dados sob análise, uma vez que os pesquisadores podem estar dispostos a aceitar "ruído" adicional para minimizar o viés. No geral, há menos preocupação com o sobreajuste; entretanto, não se deve incluir covariáveis inadequadas em excesso. Por exemplo, se uma característica específica foi considerada importante na literatura, mas não é estatisticamente significativa em uma amostra, ela ainda deve ser ajustada. Em um estudo de ajuste, somente a covariável de interesse específica deve ser interpretada. Na verdade, estudos de ajuste não precisam publicar o modelo completo, mas mencionar as covariáveis de ajuste e mostrar a resposta somente para a covariável de interesse.

Para um exemplo de modelo de ajuste, considere Piccini e colaboradores.[3] Os autores buscaram identificar as relações que os dois fármacos para tratamento de arritmia ventricular – amiodarona e lidocaína – tiveram com mortalidade em 20 dias e em seis meses, utilizando dados dos ensaios clínicos randomizados Uso Global de Estratégias para Desobstruir Artérias Coronárias Oclusas em Síndromes Coronarianas Agudas (GUSTO)-IIB e GUSTO-III. Em parte devido à natureza secundária da análise, os autores ficaram preocupados com os fatores de confusão. Dessa forma, a tentativa de identificar o risco atribuível a cada medicação exigiu ajustar para características clínicas. Um modelo publicado para mortalidade em uma população semelhante,[4] junto com a orientação especializada dos pesquisadores, foi utilizado para identificar 17 covariáveis de ajuste. Os autores observaram essas variáveis de ajuste, mas relataram razões de risco e resultados somente para as variáveis de interesse no tratamento.

Por fim, alguns clínicos gostam de explorar associações entre muitas covariáveis e desfecho, com um foco nos processos biológicos que conduzem os desfechos. Este propósito em comum é provavelmente o mais difícil de alcançar. Como com os modelos de ajuste, os pesquisadores querem estimativas livres de viés, pois irão interpretar parâmetros, mas como com a predição, estão preocupados em minimizar o ajuste excessivo e querem incluir somente covariáveis importantes. Essencialmente, os pesquisadores querem evitar a inclusão de numerosas covariáveis insignificantes que iriam acrescentar ruído ao sistema e complicar a interpretação. A multicolinearidade – quando duas ou mais variáveis são altamente correlacionadas e afetam o desfecho – é uma preocupação e deve-se pensar em determinar a via causal e biológica adequada. As técnicas de seleção de variáveis podem ser empregadas, mas deve-se levar em consideração e compreender a fundo como as covariáveis interagem e mudam durante a seleção, em vez de utilizar uma solução "pronta para uso" para seleção das variáveis, que pode ser de difícil interpretação ou biologicamente inconsistente. A interpretação deve ser feita do modelo completo, talvez com foco em sistemas biológicos de interesse específicos.

O relato de Forman e colaboradores[5] oferece um exemplo de modelo associativo. (Observe, no entanto, que os propósitos associativos variam e podem ser apresentados de muitas formas diferentes.) Utilizando dados do estudo Insuficiência Cardíaca: Um Ensaio Clínico Controlado para Investigar os Desfechos do Treinamento Físico (HF-ACTION), os pesquisadores buscaram um modelo associativo para medir a capacidade física que incluía 34 outras variáveis candidatas. A principal conclusão considerava idade como um fator chave para a fisiopatologia e o manejo clínico da redução do desempenho físico de indivíduos mais velhos com insuficiência cardíaca. A seleção *stepwise* foi utilizada para selecionar variáveis para seu modelo, seguida de um procedimento para isolar ainda mais os fatores mais significativos na avaliação da capacidade física. Por fim, para alguns de seus modelos, as principais covariáveis que foram consideradas clinicamente relevantes foram acrescentadas aos modelos. Interações com idade foram exploradas para cada desfecho. Em específico, os pesquisadores estavam interessados em interpretar se as diversas covariáveis que afetavam o desfecho teriam associações diferenciadas com o desfecho dependendo de a idade ser maior ou menor, ou se independiam de idade. Efeitos estimados foram determinados para todas as covariáveis para um dos principais desfechos.

▶ Técnicas de seleção de variáveis

Muitos estudos coletam numerosas medidas de variáveis sobre os participantes, algumas das quais podem estar relacionadas a um desfecho específico e outras não. Na presença de tantos candidatos a variáveis, a seleção pode ser empregada para determinar quais variáveis incluir em um modelo final. Técnicas tradicionais de seleção de variáveis incluem a seleção *forward*, *backward* e *stepwise*. Os métodos modernos utilizam os métodos de regressão penalizada e de contração (*pena-*

lized regression e *shrinkage methods*), como a regressão LASSO (*least absolute shrinkage and selection operator*), LASSO adaptável e variações modernas em métodos tradicionais, como seleção de variável por taxa rápida de seleção falsa (FSR, do inglês *false selection rate*).

As seleções *forward*, *backward* e *stepwise* (chamadas coletivamente de FBS) estão entre os métodos de seleção de variáveis tradicionais mais comuns. São procedimentos iterativos que sistematicamente introduzem ou removem variáveis do modelo estatístico, um por vez, até que os critérios sejam preenchidos.

Na seleção *forward*, os pesquisadores precisam especificar um requerimento de entrada, como $P < 0,05$. Os critérios podem se basear em uma variedade de estatísticas, como R^2 ajustado, critério de informação de Akaike (AIC, do inglês *Akaike information criterion*), critério de informação bayesiana (BIC, do inglês *Bayesian information criterion*) ou *Mallows' Cp*, mas comumente um teste F é empregado quando um valor de corte de P é utilizado. O *software* estatístico começa presumindo que não existem variáveis no modelo, e verifica um modelo para cada variável. A variável com o menor valor de P é inserida no modelo se corresponder ao requerimento de entrada. As variáveis restantes, então, são verificadas novamente, utilizando um modelo condicional sobre a primeira variável selecionada. Mais uma vez, a menor é selecionada e inserida se corresponder aos critérios de entrada. Esse processo é repetido até que mais nenhuma variável candidata preencha os critérios de entrada. Uma consequência desse processo é que o modelo final pode conter variáveis não significativas que preencham o critério de entrada, mas não continuam significativas após o acréscimo de outras variáveis.

A seleção *backward* utiliza o processo reverso. Primeiro, os pesquisadores precisam especificar um critério de saída, por exemplo, $P > 0,20$ baseado em um teste F condicional. O *software* encaixa um modelo que inclui todas as possíveis variáveis candidatas. A variável com o maior valor de P é selecionada e, se o critério de saída for preenchido, é retirada do modelo. O modelo é então reexecutado sem a variável retirada, e a seleção continua até que nenhuma variável no modelo preencha o critério de saída.

Por fim, a seleção *stepwise* emprega elementos tanto da seleção *forward* quanto da *backward* e é cada vez mais comum na literatura médica. Os critérios de entrada e o de saída são especificados. Após a variável ser inserida, o modelo é verificado para variáveis que preencham o critério de saída. O procedimento entrada-saída é repetido até que nenhuma das candidatas a variável restantes preencha o critério de entrada e nenhuma variável incluída preencha o critério de saída.

Alguns desenvolvimentos recentes concentraram-se nos métodos de penalização e de contração (*shrinkage*). Entre esses métodos modernos, podem ser aplicadas as variações da regressão LASSO.[6] Em resumo, LASSO estima coeficientes enquanto otimiza os critérios do modelo, como AIC ou BIC. Há alguns coeficientes que não vale a pena estimar, pois suas estimativas não seriam melhores que zero, segundo os critérios de AIC ou BIC. Como resultado, algumas estimativas são estipuladas como zero, enquanto outras são "encolhidas" para próximo de zero. Em geral, os melhores preditores verão pouco "encolhimento" das estimativas, enquanto os preditores fracos serão substancialmente "contraídos" para próximo ou até mesmo completamente para zero. Variáveis com coeficientes não zero são interpretadas como importantes, no sentido de que acrescentam à predição.

Outros desenvolvimentos recentes incluem a seleção da variável rápida de FSR.[7] A FSR rápida é comumente aplicada como um ajuste para a seleção *forward* para aprimorar o erro do modelo e reduzir a seleção falsa. O procedimento intencionalmente acrescenta variáveis ruidosas e não informativas à lista de possíveis covariáveis e as rastreia para ver quando ingressam no modelo. Ao fazer isso, o procedimento pode ser interrompido antes de permitir que muitos preditores fracos entrem no modelo, o que frequentemente ocorre na seleção *forward* tradicional.

Não existe método de seleção de variável sem críticas. A regressão LASSO e a LASSO adaptável são frequentemente criticadas porque não oferecem valores de P nem limites de confiança para estimativas de parâmetros. Por sua vez, os métodos de regressão FBS e FSR rápida fornecem valores de P e limites de confiança impróprios. Muitas vezes ignorado na literatura médica, o valor de P fornecido por esses métodos tradicionais é condicionado ao modelo final e não é responsável pela variação induzida por buscas iterativas e múltiplas comparações feitas ao longo do caminho. Dessa forma, os valores de P relatados são extremamente otimistas. O uso literal desses valores de P e os limites de confiança podem resultar em taxas maiores de falsas descobertas, e as estimativas podem não ser validadas em futuros estudos. Esses valores de P impróprios devem ser utilizados somente como uma ferramenta exploratória para pesquisadores, especialmente se o número de covariáveis testadas na seleção de variáveis for grande.

Estimativas com viés são uma preocupação para todos os métodos de seleção de variáveis. Sob os métodos LASSO, todas as estimativas são "encolhidas" próximas ao zero, algumas mais que outras. Dessa forma, mesmo no cenário mais próximo do ideal, as estimativas LASSO têm viés próximo de zero. No entanto, é importante lembrar que para bons preditores, este viés (contração) será mínimo. Os métodos FBS podem muitas vezes levar a modelos com ajuste excessivo, embora trabalhos recentes, como o procedimento da FSR rápida, tenham começado a abordar este assunto. Se um método FBS ou FSR rápida identificar o modelo real, mas desconhecido, então as estimativas não terão viés. Entretanto, na prática, isso não acontece muito.

Apesar do aumento no uso da seleção *stepwise* na literatura médica e das críticas a cada método identificado anteriormente, a preferência estatística quando se desenvolve um modelo preditivo costuma ser por métodos de contração, (do inglês *shrinkage*), como LASSO e LASSO adaptável. O avaliador LASSO demonstrou bom desempenho preditivo em comparação com métodos tradicionais.[8] Quando se desenvolve um modelo associativo ou de ajuste, a FSR rápida pode fornecer o melhor conjunto de ferramentas para minimizar as estimativas com viés enquanto controla para ajuste excessivo, mais do que os métodos FBS sozinhos. Novamente, qualquer método de seleção de variáveis não deve ser usado casualmente, mas orientado pelo conhecimento clínico e estatístico.

▶ Complexidade do modelo

O propósito do estudo também pode influenciar outras suposições do modelo de regressão, incluindo a complexidade do modelo. Considere duas importantes suposições do modelo relacionadas à linearidade e a interações (aditividade). Primeiro, considere se o modelo irá empregar somente efeitos lineares ou se *splines* lineares ou quadráticos devem ser considerados.* Em muitos casos, os efeitos lineares são suficientes, mas esse pressuposto deve ser testado para adequação e, se necessário, transformações devem ser feitas. É fácil mostrar exemplos em que uma variável específica não tenha efeito linear, mas um efeito significativo presente quando *splines* são considerados. Por exemplo, a idade pode ter uma forte associação positiva com desfecho para indivíduos com menos de 50, mas deve ser associada com desfechos piores/negativos para aqueles com mais de 50. O efeito linear da idade pode ser alterado pelas associações contraditórias vistas acima e abaixo do ponto de cruzamento.

Os pesquisadores também precisam decidir se as interações entre as covariáveis deveriam ser consideradas. As interações podem rapidamente complicar um modelo que tem muitas covariáveis, de forma que frequentemente se evitam os termos da interação, a menos que o clínico tenha um motivo para esperar associações no subgrupo. Para ilustrar a complexidade, imagine-se que os pesquisadores estão considerando 10 covariáveis (idade, peso, etc.) para seus principais efeitos. Nesse caso, existem 45 possíveis interações de segunda ordem (digamos, entre idade e peso), além de numerosas interações de ordem superior de três ou mais variáveis. Ignorar as múltiplas comparações necessárias para testar as 45 interações e requalificar os dados para cada uma seria extremamente irresponsável. Dessa forma, as interações devem ser consideradas somente quando houver conhecimento especializado ou estudos que as sustentem.

Quando muitas variáveis diferentes são testadas e retestadas, múltiplas comparações estão sendo feitas. Não ajustar para o processo de forma adequa-

---

* N. de R.T. *Splines* se aplicam a funções definidas segmentarmente ou por partes.

da pode resultar em um modelo com ajuste excessivo. Por exemplo, considere 20 variáveis não correlacionadas distribuídas aleatoriamente que também são completamente não relacionadas com o desfecho. Se todas as variáveis fossem consideradas em um modelo para desfecho, esperaríamos, apenas com o acaso, em média, que uma em cada 20 tivesse um valor observado de $P < 0,05$. Se os testes e retestes das muitas possíveis covariáveis são feitos de forma desorganizada, a probabilidade de obter resultados espúrios aumenta.

O quadro maior a considerar é que existe uma troca quando se tomam decisões relacionadas à complexidade do modelo. Incluir interações pode levar ao ajuste excessivo do modelo se não existir nenhuma interação real, mas deixar interações de fora do modelo pode resultar em viés. De forma semelhante, os termos *spline* ou quadrático não são sempre adequados, mas a omissão de termos importantes pode levar a significativo viés, digamos, ao declarar que a idade é insignificante, apesar das significativas associações em determinados subgrupos de idades. É importante prestar atenção o tempo inteiro para não fazer múltiplas comparações sem o ajuste adequado. Novamente, a opinião de especialistas e os processos biológicos precisam orientar o uso das interações.

Roe e colaboradores[2] exemplificam essas considerações. Os autores avaliaram a linearidade de todas as variáveis contínuas e utilizaram os *splines* lineares para explicar a não linearidade. Por exemplo, a associação entre mortalidade e a concentração de hematócrito inicial foi forte quando o hematócrito era maior que 35%, com menor concentração de hematócrito correspondendo aos piores desfechos nessa gama de valores, mas quando a concentração de hematócrito estava abaixo de 35%, o incremento foi menor. Essencialmente, houve uma linha modesta. Para explicar a não linearidade, foi necessário fazer testes adicionais para sete variáveis de modelo contínuas. Por outro lado, houve 231 possíveis interações de duas vias entre as covariáveis do modelo, de modo que elas não foram exploradas. De forma alternativa, um subconjunto de interações biológicas plausíveis poderia ter sido explorado e poderia ter melhorado a predição ao representar mais precisamente o risco de indivíduos que apresentam uma combinação de fatores de risco.

▶ **Avaliação**

A estratégia geral final discutida aqui diz respeito aos modelos de avaliação. Especialmente para modelos preditivos, é importante avaliar o desempenho do modelo para acurácia preditiva. A discriminação é a capacidade preditiva de um modelo de distinguir entre indivíduos com respostas diferentes. A calibragem descreve o viés de predição, que é o grau de concordância entre risco preditivo do modelo e risco observado para classes de indivíduos. A avaliação do modelo permite aos pesquisadores compararem seu modelo com outros modelos publicados para a mesma população, além de quantificar a utilidade do modelo e verificar tanto a falta de ajuste quanto o ajuste excessivo.

Desfechos contínuos, modelados pela regressão linear (ver adiante), são normalmente avaliados por R^2, o múltiplo coeficiente de determinação. É uma medida de desempenho geral que reflete a proporção de variação na resposta que é explicada pelo modelo. Seu valor varia entre 0 e 1, com valores maiores sendo melhores.

Considere um desfecho binário. Um modelo com boa discriminação deve ser capaz de avaliar o risco predito de quaisquer dois indivíduos, de forma que se um teve o desfecho e o outro não, o indivíduo que de fato teve o desfecho recebe o maior risco preditivo. O índice de concordância (índice C ou estatística C) é uma ferramenta de discriminação popular. Outras incluem o índice de melhoria na discriminação integrada (IDI, do inglês *integrated discrimination improvement*) e o índice de reclassificação geral (NRI, do inglês *net reclassification index*).[9] Os desfechos de sobrevida também podem utilizar uma versão do índice C para discriminação. O índice C pode ser interpretado como a proporção de indivíduos dissonantes que foram classificados corretamente pelo modelo, em termos de risco. Seus valores variam de 0,5, que representa um modelo que não é menor que o palpite aleatório, até 1, que representa a perfeita discriminação.

Além de incluir corretamente as covariáveis, a capacidade de um modelo de discriminar depende do "ruído" inerente no desfecho. Não podemos esperar boa discriminação de um desfecho ruidoso. Por exemplo, a progressão para o diabetes é definida por medidas altamente variáveis da tolerância à glicose (como o nível de glicose em jejum). Mesmo se soubéssemos os determinantes exatos para intolerância à glicose, seria difícil discriminar o resultado impreciso de um único exame de glicose. Assim, um bom índice C para discriminação de diabetes pode ser muito mais baixo que um bom índice C para discriminação de mortalidade. Os índices de discriminação são melhores para comparar modelos de um desfecho comum e populações comuns.

A calibragem é um pouco mais difícil de avaliar. Um modelo com boa calibragem deve produzir probabilidades preditas que sejam próximas às probabilidades de risco real. Um método de avaliação é comparar, via um lote, as respostas médias preditas e observadas em subgrupos, como decis das probabilidades preditas. Com este subgrupo específico, as respostas médias observadas devem seguir uma tendência linear positiva com os decis. Em tais lotes, a boa calibragem é determinada pelos pesquisadores, revisores e leitores. Outra ferramenta é o teste Hosmer-Lemeshow para qualidade do ajuste,[10] que pode identificar a falta de ajuste para um modelo, como subajuste ou quando outras suposições são incorretas.

Tanto a discriminação quanto a calibragem precisam ser consideradas. A seguir, há uma ilustração, embora extrema, das armadilhas de descrever somente a discriminação ou a calibragem de um modelo, mas não ambas. Considere-se uma população na qual, em média, 30% dos pacientes apresentam o evento. Se um modelo prognóstico determina, de forma pouco realista, uma probabilidade preditiva de 0,8 para todos os pacientes sem o evento e 0,9 àqueles que de fato apresentam o evento, o modelo teria perfeita discriminação, ou um índice C de 1, uma vez que todos os pacientes que não apresentaram o evento tinham um risco preditivo menor do que aqueles que apresentam o desfecho. No entanto, o risco preditivo médio sofre viés para cima, pois deveria ser em média 0,3. Assim, não está bem calibrado. De maneira semelhante, considere-se um modelo para esse mesmo desfecho, em que todos os pacientes, novamente de forma pouco realista, têm o risco preditivo de 0,3. Tal modelo seria perfeitamente calibrado para toda a população. No entanto, ele não pode discriminar entre indivíduos, pois eles têm um risco preditivo igual.

Uma consideração final é que as medidas de discriminação e calibragem serão otimistas quando calculadas no mesmo conjunto de dados a partir do qual o modelo foi desenvolvido. Portanto, é comum utilizar um conjunto de dados de validação ou um processo de validação *bootstrap*. Medidas de desempenho podem ser calculadas em um conjunto de validação independente e completamente novo ou em uma pequena parcela da amostra que tenha sido mantida fora da análise inicial. Para a validação *bootstrap*, o processo completo do modelo é aplicado a amostras repetidas que são retiradas do conjunto de dados original, com substituição. Os resultados da amostra *bootstrap* ou da coorte de validação têm mais probabilidade de refletir o nível de desempenho que pode ser esperado em aplicações futuras do modelo para novos conjuntos de dados.

Considere-se novamente Roe e colaboradores,[2] que identificaram um modelo preditivo para mortalidade a longo prazo em pacientes idosos com IM sem elevação do segmento ST. Os pesquisadores escolheram dividir aleatoriamente sua amostra de 43.239 pacientes em duas coortes: a primeira, uma coorte de derivação de 34.640 (80% da amostra) e a segunda, uma coorte de validação de 8.599 (20% da amostra). O modelo preditivo foi criado utilizando a coorte de derivação e avaliado utilizando tanto a coorte de derivação quanto a de validação. O modelo foi avaliado assim: primeiro, uma discriminação do modelo bom foi observada por meio da avaliação dos índices C nas coortes de derivação e validação ($C = 0,754$ e $C = 0,744$, respectivamente). Segundo, um gráfico de calibragem comparado à curva de Kaplan-Meier para mortalidade *versus* probabilidade predita de mortalidade em um ano sob seu modelo na coorte de validação. Uma boa calibragem do modelo foi demonstrada. Nela, as curvas dos gráficos de probabilidades preditas *versus* probabilidades observadas foi praticamente linear com um declive igual a 1. Por fim, o modelo como um todo foi completamente avaliado utilizando a coorte de validação. As razões de risco do modelo preditivo foram praticamente idênticas entre a coorte de validação e a de derivação, e os valores do índice C foram semelhantes.

TÉCNICAS DE REGRESSÃO ESPECÍFICAS   capítulo 14   191

MODELOS ESPECÍFICOS

Regressão linear, logística e de risco (análise de sobrevida) são métodos comuns utilizados na pesquisa clínica para relatar covariáveis e desfechos. A regressão linear é o método padrão para desfechos contínuos. A regressão logística é adequada para desfechos binários. Quando desfechos binários são medidos prospectivamente, eles também são associados com um tempo para o evento. Neste caso, a regressão logística ou a análise de sobrevida podem ser adequadas. A regressão logística fornece um modelo para taxas de desfecho/evento em um ponto específico no tempo, por exemplo, a probabilidade de morte em até 30 dias. A regressão de risco, em geral o risco proporcional de Cox, lida com dados de tempo até o evento e relações de covariáveis com o desfecho ao longo do tempo. A seguir, descrevemos cada método brevemente, usando exemplos da literatura.

▶ **Regressão linear**

Embora seja possível dedicar um curso inteiro para cada uma das técnicas de regressão descritas nesta seção, a regressão linear é a mais fácil de entender. Ela relaciona covariáveis ao valor médio de um desfecho contínuo. Pode ser descrita por um exemplo ilustrativo.

Novamente, considere-se a análise de Forman e colaboradores.[5] Os pesquisadores criaram a hipótese de que a idade mais avançada pode estar relacionada a um pior desempenho físico, independente do aumento de condições comórbidas relacionadas à idade. Utilizando dados de testes de exercícios cardiopulmonares do HF-ACTION, eles avaliaram a relação da idade com o consumo de oxigênio máximo (VO_2) na linha de base e o declive na produção de dióxido de carbono na ventilação (VE/VCO_2). Eles criaram um modelo de associação para cada medida de capacidade física, utilizando idade e outras 34 variáveis candidatas para avaliar e esclarecer a relação entre idade e capacidade física.

O VO_2 máximo é um desfecho contínuo (mL/kg/min) medido em um ponto distinto no tempo. Dessa forma, um modelo de regressão linear foi adequado para identificar como a idade e outras covariáveis estão associadas com este substituto para o desempenho físico. Os resultados completos do estudo não foram incluídos aqui por uma questão de espaço, mas sugerem tanto idade quanto sexo como dois preditores significativos de VO_2 máximo (Quadro 14.1).

Em um modelo de regressão linear, o coeficiente para uma covariável contínua deveria ser interpretado como a mudança na resposta que seria vista, em média, para o aumento unitário na covariável após ajustar para outras covariáveis no modelo. Durante o modelo, a idade foi mais bem ajustada com um *spline* linear. Isso reflete uma relação não linear, em que uma única alteração unitária na idade não teve uma relação constante com o VO_2 máximo. O *spline* linear permitiu que a idade tivesse efeitos lineares separados abaixo e acima do ponto

Quadro 14.1 Preditores independentes selecionados de consumo de oxigênio máximo (em mL/kg/min) no estudo HF-ACTION: modelo de regressão linear

Variável	Coeficiente	Intervalo de confiança de 95%	Valor de P
Idade			< 0,001
≤ 40 anos	0,03	-0,05–0,10	
> 40 anos	-0,14	-0,16–0,13	
Índice de massa corporal[a]	-0,16	-0,18–0,13	< 0,001
Sexo feminino (vs. masculino)	-2,08	-2,43–1,72	< 0,001
Etnia (vs. branca)			< 0,001
Negra	-2,16	-2,53–1,80	
Outros	-1,10	-1,81–0,39	

Extraído de Forman e colaboradores.[5]
[a] Incremento não relatado.

de cruzamento. Em específico, o modelo sugeriu que cada ano de idade acima de 40 reduziria o VO_2 máximo predito por 0,14 mL/kg/min após ajustar para outras covariáveis no modelo. Os pesquisadores tinham 95% de certeza de que a redução real para cada ano adicional após os 40 era entre -0,16 e -0,13 mL/kg/min. Esse é o intervalo de confiança (IC) de 95%. Idades ≤ 40 anos não foram fortemente associadas com VO_2 máximo predito maior ou menor (0,03; IC 95%, -0,05–0,10) após considerar as outras covariáveis. Um teste para o efeito geral da idade sugeriu que esse é um preditor forte para a capacidade física ($P < 0,001$).

O coeficiente para uma covariável contínua depende, em grande parte, das unidades, e a magnitude só pode ser interpretada em um contexto clínico. Se um pesquisador quer saber a mudança esperada na resposta para um aumento de 10 unidades (ou qualquer outro aumento) em uma covariável contínua, ele pode simplesmente multiplicar o coeficiente (e os limites de confiança) por 10. Alterar a escala dessa forma não causa nenhum impacto no valor de P ou significância de associação.

Para covariáveis dicotômicas, o coeficiente é interpretado como a diferença na resposta que seria vista, em média, entre os dois níveis da covariável. Por exemplo, após considerar as demais covariáveis no modelo, o sexo feminino foi associado a um VO_2 máximo de 2,08 mL/kg/min menor que no sexo masculino, em média. Os pesquisadores tinham uma confiança de 95% de que a redução real na capacidade física entre mulheres na comparação com homens foi de 1,72 e 2,43 mL/kg/min. O estudo sugeriu que sexo também é um forte preditor para capacidade física ($P < 0,001$).

Após identificar seu modelo preditivo inicial, os pesquisadores exploraram as interações de idade com condições comórbidas. Eles buscavam saber se os efeitos da idade seriam mediados pelas condições frequentemente associadas com a idade avançada, observando que "a interação se manifesta da seguinte maneira: as reduções relativas com idade no VO_2 máximo médio entre pacientes com DAP (doença arterial periférica) e diabetes foram menos pronunciadas do que entre aqueles sem comorbidades". Os pesquisadores utilizaram a seleção de variável tipo *stepwise* para identificar inicialmente as covariáveis e os confundidores significativos, e então continuaram explorando relações de idade e comorbidade com capacidade física. Dessa forma, é possível descrever este estudo como associativo, explorando as vias biológicas entre idade, condições comórbidas e capacidade física na presença de covariáveis. Entre suas conclusões: "embora o declive VE/VO_2 não se altere de forma significativa como função para idade entre adultos saudáveis, ele fica relativamente mais íngreme em associação com insuficiência cardíaca diastólica e sistólica".[5]

▶ Regressão logística

Quando um estudo examina um desfecho não contínuo, é necessário utilizar uma abordagem de modelo diferente. A regressão logística é um método para avaliar desfechos binários (sim/não). Em vez de um modelo para determinar a resposta esperada, os pesquisadores utilizam um modelo para a probabilidade do desfecho. Tecnicamente, o logaritmo da chance ou *log-odds* (*logit*) da probabilidade de desfecho se relaciona de forma linear com as covariáveis. Essa função específica tem vantagens matemáticas. O resultado é que as relações de covariáveis são geralmente relacionadas em termos de mudanças multiplicativas nas chances do desfecho. Um estatístico irá muitas vezes apresentar uma tabela que consiste nas razões de chances para cada covariável de interesse, de forma que os pesquisadores possam identificar o efeito da covariável sobre a chance de um desfecho acontecer. Ilustramos a regressão logística a seguir.

Considere o seguinte exemplo de Boersma e colaboradores.[11] Os pesquisadores estavam interessados em determinar quais covariáveis afetavam os desfechos de morte e morte ou (re)infarto do miocárdio (IM) em até 30 dias no estudo Glicoproteína Plaquetária IIb/IIIa na Angina Instável: Supressão do Receptor usando Terapia com Integrilina (PURSUIT). Ao modelar seus dados adequadamente, eles sugeriram um subconjunto de fatores que devem ser considerados quando se tomam decisões clínicas.

Para o desfecho binário de mortalidade em até 30 dias, a regressão logística é a abordagem adequada para tratar das hipóteses do estudo. Os resultados selecionados estão disponíveis no Quadro 14.2. No modelo logístico, uma covariável contínua terá uma razão de chances correspondente. A razão de chances é um aumento multiplicativo na chance do desfecho esperado, em média, para um aumento unitário na covariável. Para uma covariável dicotômica, a razão de chances simplesmente oferece as chances do evento sob um valor da covariável em comparação com as chances do evento sob a outra variável.

Os pesquisadores neste estudo apresentaram razões de chances específicas para a mediana e para os percentis 25º e 75º da distribuição das covariáveis contínuas no estudo, utilizando a mediana como referência. Neste estudo, a razão de chances para altura foi de 0,98, de forma que para cada centímetro adicional de altura, as chances de mortalidade diminuíam em cerca de 2%. Assim, após considerar as demais covariáveis, esperaríamos uma redução média de 2% nas chances de morte em até 30 dias. Como mostrado no Quadro 14.2, as chances de morte em até 30 dias para um paciente de 1,63 m de altura são 1,18 vezes maiores que as chances de um paciente de 1,70 m, mantendo outras covariáveis constantes. Este não é um achado isolado, mas um simples cálculo a partir da razão de chances linear, permitindo o relato de uma redução de 7 cm. Os pesquisadores tinham 95% de confiança de que o aumento real na razão de chances estava entre 1,04 e 1,33 em comparação com o do grupo de referência (1,70 m).

Para as variáveis dicotômicas, a interpretação é mais fácil, sugerindo que as chances de morte em até 30 dias para as mulheres foram somente 0,61 vezes as chances de morte em até 30 dias para os homens, mantendo outras covariáveis constantes. Há evidências significativas de que altura e sexo ($P < 0,01$ e $P < 0,05$ respectivamente) estão associados com mudanças nas chances de morte em até 30 dias.

Quadro 14.2 Preditores independentes selecionados da mortalidade em 30 dias em pacientes no ensaio clínico PURSUIT

Variável	Razão de chances	Intervalo de confiança de 95%	Valor de P
Sexo feminino	0,61	044-0,84	< 0,005
Altura			
1,63 m (vs. 1,70 m)	1,18	1,04-1,33	< 0,01
1,76 m (vs. 1,70 m)	0,87	0,78-0,97	< 0,01
Região de registro[a]			
América Latina	3,04	1,93-4,78	< 0,001
América do Norte	0,90	0,68-1,21	ns
Europa Oriental	1,03	0,74-1,43	ns

Extraído de Boersma e colaboradores.[11]
ns, não significativo.
[a]Comparado com o registro na Europa Ocidental.

Da mesma forma que com a regressão linear, o coeficiente para os desfechos contínuos depende da escala e da magnitude. No entanto, a transição do incremento de uma unidade para o incremento de 10 unidades (ou qualquer outro, como o incremento de sete unidades utilizado aqui) não é tão simples quanto multiplicar a razão de chances ou o IC. Em vez disso, é preciso utilizar transformações usando logaritmos e exponenciais, o que deve ser feito com cuidado. Contudo, o valor de P associado com a covariável não se altera.

Os pesquisadores indicaram que "o índice C para o modelo de mortalidade foi 0,814, refletindo a boa habilidade de discriminar entre pacientes que sofreram e não sofreram o desfecho fatal".[11] O estudo não realizou uma análise formal da calibragem, mas, durante a construção do modelo, verificou-se a adequação de seu pressuposto linear e foram aplicados *splines* de alta ordem quando necessário, reduzindo a probabilidade de uma calibragem ruim. "Um esquema de avaliação de risco baseado nos fatores prognósticos mais importantes" foi desenvolvido para complicações em até 30 dias (mortalidade e mortalidade combinada ou [re]infarto). Os pesquisadores sugeriram que o "conhecimento do perfil de risco pode afetar o processo de tomada de decisão clínica".

▶ Regressão de riscos (análise de sobrevida)

Quando desfechos são associados com tempo até o evento, não estamos limitados a estudar um ponto específico no tempo. Em vez disso, podemos perguntar se a probabilidade do evento tende a ser maior ao longo de todo período de acompanhamento. A análise de sobrevida é utilizada para responder esta questão mais ampla. Da mesma forma que utilizamos a razão de chances para os desfechos do modelo binário, existem razões técnicas para focar em uma quantidade alternativa que seja relacionada à probabilidade do evento, o risco. Um risco, algumas vezes chamado de taxa de falha condicional, como uma função do tempo, é definido imprecisamente como a probabilidade instantânea de o evento ocorrer a qualquer momento. As probabilidades do evento podem ser calculadas a partir do risco e vice-versa.

O modelo de sobrevida mais comum é o modelo de riscos proporcionais de Cox.[12] Ele relaciona covariáveis diretamente ao risco de um desfecho e não requer que entendamos a distribuição dos tempos do evento. Tecnicamente, isso se traduz em não haver suposições sobre o risco basal. As relações de covariáveis são geralmente relatadas em termos de mudanças multiplicativas nos riscos de desfecho, ou seja, as razões de risco. A razão de risco nos diz se uma mudança na covariável altera totalmente a curva de risco para cima ou para baixo, correspondendo a uma sobrevida pior ou melhor, respectivamente.

O modelo de riscos proporcionais de Cox presume que a razão de chances é constante ao longo do tempo. Isto é, embora o risco basal não seja modelado e possa se alterar de alguma forma desconhecida ao longo do tempo, presumimos que as covariáveis têm um efeito constante no risco com o passar do tempo. Isso é conhecido como um pressuposto de risco proporcional. Quando os estatísticos detectam uma violação de riscos proporcionais, podem empregar coeficientes que variam com o tempo. Ou seja, algumas covariáveis podem não ser mais capazes de presumir riscos proporcionais com o tempo, pois o risco se altera com o tempo. Infelizmente, mesmo a detecção do desvio do risco proporcional não é algo direto; além disso, não há garantia de identificar a forma correta de uma não proporcionalidade. Assim, deve-se ter cuidado ao interpretar riscos não proporcionais, exceto quando se utiliza conhecimento científico suficiente para orientar a escolha da não proporcionalidade. Maiores discussões sobre este tópico estão além do escopo deste livro, mas referimos os leitores a Fisher e Lin[13] para uma explicação aprofundada.

Apesar de algumas preocupações, a análise de sobrevida e a regressão de risco continuam sendo ferramentas importantes e amplamente utilizadas para avaliar hipóteses de tempo até o evento. Apenas incentivamos os leitores a terem atenção com as muitas possíveis questões e fazer a devida pesquisa. O exemplo a seguir ilustra o modelo de riscos proporcionais de Cox para a interpretação de estimativas.

Mahaffey e colaboradores oferecem um bom exemplo da regressão de riscos.[14] Eles buscaram estabelecer um modelo preditivo para sobrevida de um ano entre pacientes que sobrevivem 30 dias no ensaio clínico Superior Yeld of the New strategy of Enoxaparin, Revascularization and GlYcoprotein IIb/IIIa inhibitors (SINERGY). Utilizando o modelo adequado, eles identificaram importantes preditores e estabeleceram um nomograma para mortalidade em um ano para esses pacientes. Resultados selecionados de seu modelo são apresentados no Quadro 14.3.

Quadro 14.3 Preditores independentes selecionados para mortalidade em um ano em pacientes que sobrevivem 30 dias no ensaio clínico SYNERGY

Variável	Razão de risco	Intervalo de confiança de 95%	Valor de P
Sexo masculino	1,991	1,495-2,652	< 0,001
Uso de estatina no Dia 30	0,607	0,477-0,772	< 0,001
Idade (a cada aumento de 10 anos)	1,262	1,078-1,476	< 0,0037

Adaptado de Mahaffey e colaboradores.[14]

A razão de riscos é interpretada como um aumento multiplicativo na função de risco por aumento unitário em uma covariável contínua. De forma semelhante, é um aumento multiplicativo na função de risco para um valor de uma variável dicotômica em comparação com o outro valor. Assim, embora o risco basal não seja identificado por meio do modelo e possa ser bastante complexo, a razão de riscos indica se uma alteração em uma covariável muda a curva para cima ou para baixo de forma multiplicativa.

Os pesquisadores, no estudo referido, identificaram diversos preditores de sobrevida importantes. Cada aumento de 10 anos em idade foi associado com um aumento médio de 26,2% no risco de mortalidade em um ano, após considerar outras covariáveis. O IC de 95% para esse aumento ficou entre 7,8% e 47,6% ($P = 0,0037$). Dessa forma, a idade parece ter um efeito significativo na sobrevida de um ano entre aqueles que sobrevivem 30 dias. Além do mais, o risco de mortalidade de um ano entre os que sobrevivem 30 dias foi 1,991 vezes (IC de 95%, 1,495-2,652) maior para homens *versus* mulheres, mantendo outras covariáveis constantes. Isto é, o aumento na idade e o sexo masculino estão associados com o aumento no risco e, de forma equivalente, probabilidade de sobrevida reduzida.

Novamente, variáveis contínuas são interpretadas no contexto de magnitude e escala. Aqui, os autores incluíram idade em unidades de 10 anos. Da mesma forma que com a regressão logística, as funções logarítmicas e exponenciais devem ser utilizadas com cuidado para alterar a escala de unidades empregada para a razão de chances, mas o valor de P não se altera.

Os autores também apresentaram um nomograma, um quadro determinando escores para os diferentes níveis de preditores, de modo que a soma dos escores possa predizer o risco do evento. "Os escores estão associados com probabilidades de sobrevida no dia 365 (presumindo que a linha basal seja no dia 30) e podem, dessa forma, ser utilizados para estimar um evento subsequente".[14] O modelo preditivo completo tinha um índice C de 0,822, indicando boa discriminação preditiva, com um índice C de 0,734 para o modelo reduzido para o nomograma.

Até agora não discutimos dados censurados (*censored*). A censura, ou a perda de informações sobre desfecho, é comum em um acompanhamento longitudinal. Indivíduos censurados não se encaixam nas categorias binárias da regressão logística. Nesses casos, um modelo de riscos pode ser mais apropriado, de forma a utilizar as informações disponíveis. A censura sozinha não é um indicador de qual método escolher; a regressão de riscos pode ser realizada com os dados não censurados, e a regressão logística pode ser utilizada quando houver censura moderada. De preferência, tanto os dados disponíveis quanto as hipóteses devem orientar as decisões sobre o modelo.

Considere-se novamente o exemplo da regressão de riscos de Mahaffey e colaboradores.[14] Embora os pesquisadores pudessem ter postulado um modelo logístico para o desfecho, o modelo de riscos foi utilizado. O modelo de riscos estima o efeito médio de cada covariável de sobrevida sobre o intervalo, em oposição aos efeitos sobre as taxas de evento em um ponto específico no tempo. O acompanhamento completo ao longo de um ano estava disponível para 99,4% dos pacientes do estudo, indicando que seus interesses determinaram o uso de um modelo de riscos sobre um modelo logístico. A escolha não foi feita em decorrência do volume de censura.

RESUMO

A regressão exige consideração tanto de problemas macro quanto micro. Para problemas macro, os pesquisadores e estatísticos deveriam discutir cuidadosamente o propósito do modelo, decidindo se estão interessados em um modelo de predição, de ajustes ou associativo. O propósito do modelo pode influenciar o uso de técnicas de seleção de variáveis, o grau da complexidade do modelo a ser considerado e a melhor forma de avaliar esse modelo. Uma consideração cuidadosa desses tópicos pode ajudar a produzir análises significativas que tratem as hipóteses de maneira adequada para fazer avançar a prática médica baseada em evidências.

REFERÊNCIAS

1. Harrell FE. *Regression Modeling Strategies: With Applications to Linear Models, Logistic Regression, and Survival Analysis*. New York, NY: Springer; 2010.
2. Roe MT, et al. Predicting long-term mortality in older patients after non-ST-segment elevation myocardial infarction: the CRUSADE long-term mortality model and risk score. *Am Heart J*. 2011;162(5):875-883.e1.
3. Piccini JP, et al. Antiarrhythmic drug therapy for sustained ventricular arrhythmias complicating acute myocardial infarction. *Crit Care Med*. 2011;39(1):78-83.
4. Lee KL, et al. Predictors of 30-day mortality in the era of reperfusion for acute myocardial infarction. Results from an international trial of 41,021 patients. GUSTO-I Investigators. *Circulation*. 1995;91(6):1659-1668.
5. Forman DE, et al. Relationship of age and exercise performance in patients with heart failure: the HF-ACTION study. *Am Heart J*. 2009;158 (suppl): S6-S15.
6. Tibshirani R. Regression shrinkage and selection via the LASSO. *J R Stat Soc Series B*. 1996;58:267-288.
7. Boos DD, Stefanski LA, Wu Y. Fast FSR variable selection with applications to clinical trials. *Biometrics*. 2009;65(3):692-700.
8. Tibshirani R. The lasso method for variable selection in the Cox model. *Stat Med*. 1997;16(4):385-395.

9. Pencina MJ, D'Agostino RB Sr, D'Agostino RB Jr, Vasan RS. Evaluating the added predictive ability of a new marker: from area under the ROC curve to reclassification and beyond. *Stat Med*. 2008;27(2):157-172; discussion 207-212.
10. Hosmer DW, Lemeshow S. *Applied Logistic Regression*. New York, NY: Wiley; 2000.
11. Boersma E, et al. Predictors of outcome in patients with acute coronary syndromes without persistent ST-segment elevation. Results from an international trial of 9461 patients. The PURSUIT Investigators. *Circulation*. 2000;101(22):2557-2567.
12. Cox DR. Regression models and life tables (with discussion). *J R Stat Soc Series B*. 1972;34:187-220.
13. Fisher LD, Lin DY. Time-dependent covariates in the Cox proportional-hazards regression model. *Annu Rev Public Health*. 1999;20:145-157.
14. Mahaffey KW, et al. Prediction of one-year survival in high-risk patients with acute coronary syndromes: results from the SYNERGY trial. *J Gen Intern Med*. 2008;23(3):310-316.

Métodos analíticos para ajuste de variáveis de confusão

15

Eric M. Reyes e Laine E. Thomas

INTRODUÇÃO

O Capítulo 13 discutiu muitos dos obstáculos inerentes à análise dos dados de estudos observacionais, com o viés de confusão sendo provavelmente a principal dessas preocupações. O viés de confusão pode ser visto como uma questão de "identidade trocada", em que a causa de um efeito observado é atribuída à parte errada. Como exemplo, considere um estudo de coorte realizado para avaliar a eficácia de um tratamento. Nessa coorte, pessoas mais novas têm mais probabilidade de receber o tratamento e menos provavelmente sofrerão o desfecho de interesse (Fig. 15.1). Se o efeito de um tratamento é observado, fica pouco claro se ele ocorre por causa do tratamento ou devido à idade do paciente jovem recebendo o tratamento. Isto é, diz-se que idade e tratamento são confundidos. Do mesmo modo, a idade é considerada um confundidor. Formalmente, um confundidor é qualquer variável relacionada *tanto* com o desfecho de interesse quanto com o tratamento estudado. Em nosso exemplo, idade afeta *tanto* a taxa do evento *quanto* o tratamento que o indivíduo recebe.

Ao longo deste capítulo, vamos nos referir a "tratamento" não randomizado. Esse termo não se restringe a uma medicação. Ele pode se referir a um procedimento médico ou a qualquer variável de interesse. A principal característica desse "tratamento" é que ele *não* foi alocado aleatoriamente durante o estudo. Para facilitar a discussão, vamos considerar um tratamento binário usual, isto é, os pacientes podem ser divididos em dois grupos de tratamento (ou de exposição). Tudo que for apresentado neste capítulo pode ser generalizado para o caso de múltiplos grupos de tratamento.

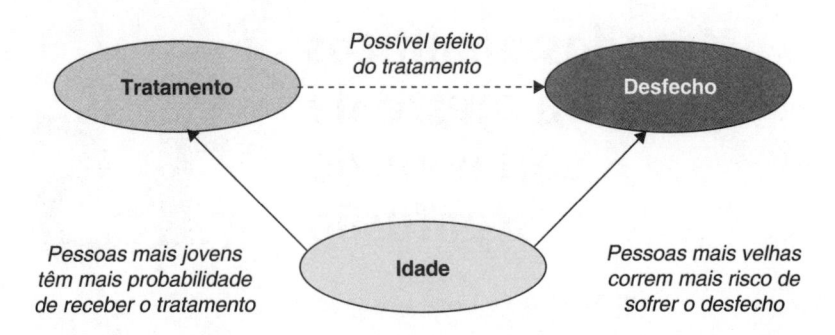

▲ **Figura 15.1** Ilustração de viés de confusão. Neste cenário hipotético, a idade é um confundidor, pois está relacionada tanto ao tratamento de interesse quanto ao desfecho estudado.

Sempre que a exposição a um "desfecho" não ocorrer por causa da randomização (como em um estudo observacional), há probabilidade de viés de confusão. Se não conseguimos abordar os confundidores quando conduzimos a análise, podemos atribuir de forma equivocada uma diferença observada ao tratamento estudado quando, na verdade, a diferença se deve a um segundo fator. Neste capítulo, introduzimos diversas abordagens analíticas comumente utilizadas para tratar do viés de confusão. Também discutiremos as suposições clínicas subjacentes a cada método e armadilhas a serem evitadas.

AJUSTE DE REGRESSÃO

Suponha que um paciente com um diagnóstico recente de hipertensão solicita uma recomendação de tratamento. O médico deve fazer essa recomendação sem examinar o paciente? Ou ele primeiro quer considerar a anamnese do paciente, obter os sinais vitais, etc.? Esta última abordagem – tomando decisões sobre tratamento *em decorrência* de características específicas do paciente – sugere uma abordagem "condicional" para tratar do viés de confusão. Isto é, se as decisões de tratamento são feitas condicionalmente, talvez o efeito do tratamento que queremos estimar seja uma decorrência de outras características do paciente. Essa é a motivação por trás do ajuste de regressão. Embora os detalhes dos modelos de regressão tenham sido tratados no Capítulo 14, consideramos brevemente como um modelo de regressão pode ser utilizado para ajustar para o viés de confusão.

O conceito é direto: inclui o tratamento e quaisquer possíveis confundidores (variáveis relacionadas tanto ao tratamento quanto ao desfecho) em um modelo de regressão. O efeito do tratamento estimado nesse modelo de regressão multivariável é, então, ajustado para os confundidores incluídos no modelo. Identificar todos os possíveis confundidores, no entanto, não é algo em linha reta. Uma vez que a questão de identificar confundidores subjaz a cada um dos métodos apresentados, voltaremos a ela no final deste capítulo. Por enquanto, vamos presumir que sabemos quais variáveis contribuem para o viés de confusão.

Matthews e colaboradores[1] investigaram o benefício de utilizar o transporte do sistema de emergência médica (SEM) *versus* o transporte próprio para pacientes que estavam sofrendo um infarto agudo do miocárdio (IM). Os autores primeiro compararam os tempos "crus" ou sem ajuste desde o início do sintoma até a chegada ao hospital entre pacientes transportados por SEM e aqueles em transporte próprio (Quadro 15.1), descobrindo que as pessoas transportadas por SEM chegaram ao hospital significativamente mais cedo após o início dos sintomas do que os pacientes que utilizaram transporte próprio. Eles posteriormente repetiram a comparação após ajustar para fatores sociodemográficos (incluindo idade e etnia) e fatores clínicos (incluindo pressão arterial sistólica e AVE prévio) que foram então associados com o uso do transporte por SEM. Após ajuste multivariável, os pacientes transportados por SEM ainda tinham aproximadamente duas vezes mais chance de chegar ao hospital em até 120 minutos após o início dos sintomas ($P < 0,001$) do que os pacientes que utilizaram transporte próprio. O modelo logístico para a probabilidade de chegar ao hospital em até 120 minutos após o início dos sintomas incluiu tanto o modo de transporte utilizado pelo paciente quanto todas as variáveis de confusão. A razão de chances associada com o modo de transporte para essa multivariável é o valor relatado pelos autores.

Os resultados sugerem que *entre dois pacientes com valores comuns para todas as variáveis de confusão*, aqueles que utilizam transporte do SEM chegam ao hospital mais cedo, em média, do que aqueles que fazem seu próprio transporte. Observe que este resultado é interpretado como condicional ao conhecimento de outras variáveis.

Uma armadilha comum na análise de regressão é a extrapolação – presumir que o efeito do tratamento é válido para um paciente que não está representado na amostra. Uma vez que numerosas variáveis são inseridas em um modelo, pode ser difícil determinar quando a extrapolação ocorre. Por exemplo, no estudo mencionado sobre SEM, o resultado pode não ser aplicável a um homem

Quadro 15.1 Resultados não ajustados de um estudo investigando o benefício do transporte do sistema de emergência médica (SEM) para pacientes com infarto agudo do miocárdio

	Transporte próprio (n = 15.049)	Transporte do SEM (n = 22.585)	Valor de P
Minutos desde o início do sintoma até a chegada ao hospital	120 (60-285)	89 (57-163)	< 0,001

Valores são resumidos como mediana (percentis 25º-75º).
Adaptado de Mathews e colaboradores.[1]

branco de 75 anos que não sofreu um AVE anteriormente, se esse indivíduo não tiver sido incluído na amostra. Além disso, a relação entre confundidores e desfecho deve ser modelada corretamente, incluindo não linearidade e até mesmo interações. Embora um modelo simples possa ser suficiente, não há garantia de que ele o seja, e as conclusões podem ser errôneas se o modelo não for preciso.

ESTRATIFICAÇÃO

De forma intuitiva, se restringirmos nossa análise a um subgrupo de pacientes que são semelhantes com relação a variáveis confundidoras, então qualquer efeito de tratamento remanescente não deveria ter viés. Dessa forma, podemos considerar a realização de uma análise separada em cada um desses subgrupos. Esse tipo de análise de subgrupo, contudo, nos impede de utilizar todos os dados disponíveis. A estratificação reconcilia estes dois objetivos ao combinar as informações de cada subgrupo para desenvolver uma estimativa melhor do efeito do tratamento. Essa abordagem tem três passos:

1. dividir a amostra em grupos (ou "estratos") que têm valores semelhantes aos dos confundidores;
2. fazer a análise em cada grupo, e
3. combinar os resultados para obter a estimativa geral do efeito do tratamento.

Essa abordagem é válida caso se acredite que o efeito do tratamento seja semelhante em cada grupo e não haja diferenças remanescentes entre os pacientes que poderiam confundir o tratamento nos estratos.

Considere-se um estudo hipotético em que os pesquisadores utilizam um banco de dados de ensaios clínicos existente para comparar a eficiência de dois tratamentos na redução da taxa de IM em até 30 dias após a intervenção coronariana percutânea (PCI, do inglês *percutaneous coronary intervention*). Os dados incluem pacientes para quem o tratamento foi alocado à escolha do médico. Sabe-se que os pacientes diabéticos tinham mais probabilidade de receber o Tratamento A, mas não havia outras características associadas ao tratamento. Acreditamos que o tratamento deveria ter o mesmo efeito em pacientes diabéticos e em não diabéticos. Para ajustar para o viés de confusão via estratificação, computamos o efeito do tratamento para pacientes diabéticos e não diabéticos separadamente. Então, combinamos os resultados para obter um efeito de tratamento geral. Esse processo está ilustrado na Figura 15.2.

Observe que esta *não* é uma análise de subgrupo. O efeito em cada estrato não é relatado separadamente. A estratificação é utilizada para ajustar para o viés de confusão, e a estimativa final compilada é de interesse único. Embora a estratificação seja intuitiva, pode ter sua implementação complicada à medida que

MÉTODOS ANALÍTICOS PARA AJUSTE DE ... capítulo 15 205

Estrato 1: Diabéticos

→ Razão de riscos 1

Estrato 2: Não diabéticos

→ Razão de riscos 2

Razão de chances combinada (relatada)

Tratamento A   Tratamento B

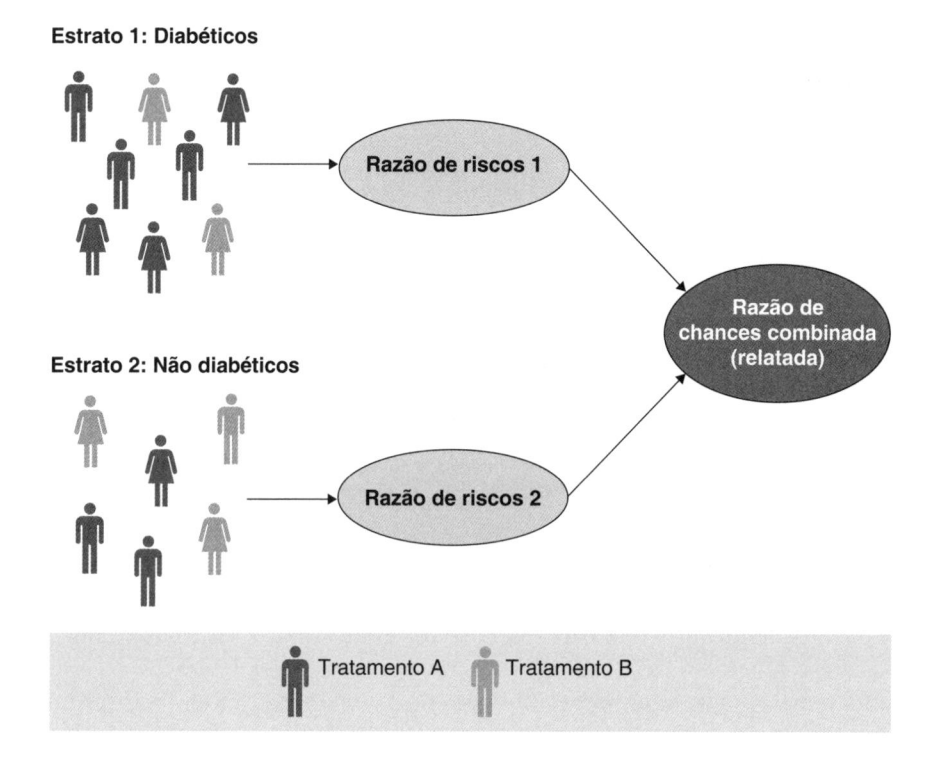

▲ **Figura 15.2** Ilustração da estratificação. A amostra é dividida em grupos de pacientes que compartilham valores semelhantes das variáveis confundidoras. Estimativas do efeito de tratamento em cada grupo são combinadas para formar um efeito de tratamento geral.

o número de confundidores aumenta, pois precisamos identificar os múltiplos pacientes alocados para cada tratamento que cairá em um determinado estrato. No exemplo anterior, identificamos pacientes diabéticos que foram alocados para o Tratamento A e pacientes que foram alocados para o Tratamento B (de forma semelhante para não diabéticos). No entanto, suponha-se que estratificamos para o *status* diabético, sexo, etnia e idade. Pode ser bastante difícil encontrar múltiplos pacientes recebendo o Tratamento A e múltiplos pacientes recebendo o Tratamento B que sejam diabéticos, do sexo feminino, brancas e que tenham mais de 65 anos.

Da mesma forma que com a análise de regressão, a estimativa obtida a partir da estratificação é condicionalmente interpretada como o efeito entre indivíduos com valores comuns para todas as variáveis dos "estratos". A abordagem condicional é poderosa, mas os resultados não simulam aqueles de um ensaio clínico. Os ensaios clínicos avaliam o efeito "marginal" (estimado) – o efeito do tratamento que podemos esperar ver em média na população. É natural, então, questionar qual interpretação é melhor, condicional ou "marginal" (média estimada). Quando o objetivo de um estudo é estabelecer que um efeito de tratamento existe, raramente se faz uma distinção entre essas interpretações. Embora a estimativa resultante possa ser diferente dependendo do método escolhido, a direção do efeito e seu significado provavelmente não vão mudar. Portanto, o efeito de um tratamento pode ser estabelecido utilizando qualquer uma das abordagens. Entretanto, deve-se ter cuidado com a interpretação desejada antes de escolher um método.

PAREAMENTO

Podemos considerar estender a estratificação de tal modo que exatamente dois pacientes (um de cada grupo de tratamento) caiam em cada estrato. Isso leva ao pareamento. Como o nome sugere, pareamento envolve parear pacientes em um grupo de tratamento com aqueles que sejam semelhantes no outro grupo. Os pacientes devem ser pareados respeitando as variáveis confundidoras. Isto é, cada paciente em um grupo de tratamento é pareado com um paciente no outro grupo de tratamento que tenha valores semelhantes para as variáveis confundidoras. O pareamento pode fazer parte da coleta de dados ou ocorrer depois. No entanto, é muito mais fácil garantir bons resultados no primeiro caso. Dessa forma, é importante ter um estatístico envolvido durante as fases iniciais do delineamento do estudo e da coleta de dados.

Suponha que você gostaria de utilizar os dados coletados em um registro para comparar a eficácia de dois tratamentos na redução de mortalidade em 30 dias após o tratamento. Você identificou pacientes que receberam o Tratamento A, o tratamento de interesse. Além disso, você sabe que o *status* de sexo e diabetes são possíveis confundidores e gostaria de considerá-los via pareamento. Para cada paciente que recebeu o Tratamento A, você precisa identificar um paciente do registro que recebeu o Tratamento B (o concorrente) que seja do mesmo sexo e tenha o mesmo *status* de diabetes. Esse processo criará dois grupos que são semelhantes *com relação às variáveis utilizadas no processo de pareamento* (sexo e diabetes, nesse caso), como ilustrado na Figura 15.3. Diferenças entre os grupos pareados não podem ser atribuíveis a sexo ou diabetes, uma vez que os grupos são semelhantes nessas características. Quando não existe nenhum outro confundidor, as diferenças precisam ser atribuíveis ao tratamento.

Semelhante à estratificação, o pareamento pode ter sua implementação dificultada à medida que o número de confundidores aumenta. Por exemplo, embora seja fácil identificar dois indivíduos com valores semelhantes de sexo e *status* de diabetes, pode ser impossível identificar dois indivíduos com valores semelhantes de sexo, *status* de diabetes, idade, etnia, fração de ejeção, depuração de creatinina e pressão arterial sistólica. O pareamento pode resultar na exclusão de muitos pacientes. Aqueles que não têm uma contraparte no outro grupo de tratamento são excluídos da análise (ver Fig. 15.3).

Se o pareamento é escolhido, precisa ser considerado em qualquer análise conduzida. Há formas diferentes de considerar o pareamento, mas a principal é lembrar que os pares não são mais independentes e devem ser analisados como dados correlatos. Métodos como equações de estimação generalizada podem ser utilizados para manter a interpretação "marginal" (média).

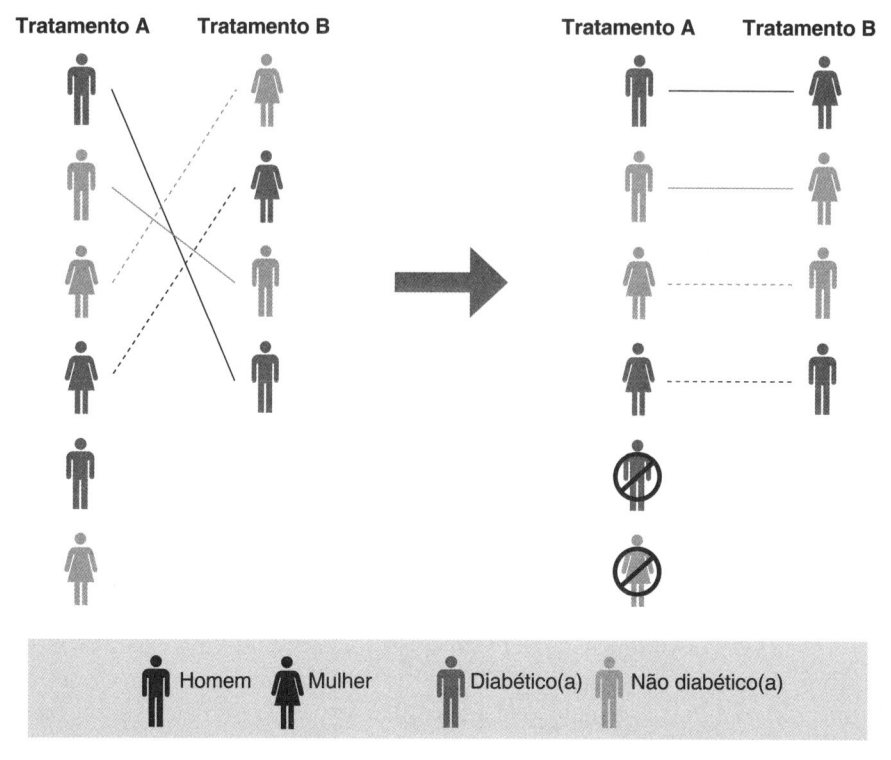

▲ **Figura 15.3** Ilustração de pareamento. Pacientes semelhantes, com relação a características definidas, são pareados antes da análise dos dados. Isso torna os grupos de tratamento semelhantes. Neste exemplo, as variáveis confundidoras utilizadas no processo de pareamento foram sexo e *status* de diabetes. Pacientes que não são pareados são excluídos do estudo.

ESCORES DE PROPENSÃO

Atualmente, os métodos mais populares para abordar os confundidores envolvem escores de propensão.[2-4] Em um estudo observacional, muitos fatores determinam qual tratamento um paciente recebe. Já vimos que pacientes mais velhos podem receber o tratamento de interesse com mais frequência que pacientes mais jovens, ou pacientes diabéticos podem tender a receber o tratamento de interesse com mais frequência. A ideia por trás de um escore de propensão é resumir todas as informações sobre as variáveis confundidoras de um indivíduo em um único valor – a probabilidade de receber o tratamento de interesse. Por exemplo, um indivíduo com um escore de propensão de 0,5 teria a mesma probabilidade de ter recebido qualquer um dos tratamentos, enquanto um indivíduo com um escore de propensão de 0,9 quase certamente recebeu o tratamento de interesse, com base em suas características.

Métodos que envolvem escores de propensão exigem duas análises:

1. construir um modelo para estimar o escore de propensão para cada indivíduo, e
2. utilizar o escore de propensão para ajustar para viés de confusão quando estimar o efeito de tratamento. (Quando se desenvolve um modelo para a propensão de receber um tratamento de interesse, um modelo simples pode ser suficiente, mas não há garantia de que o seja, e as conclusões poderiam ser errôneas caso o modelo não seja preciso.)

Quais variáveis deveriam ser utilizadas para estimar o escore de propensão? Todas as variáveis confundidoras (qualquer uma relacionada tanto ao desfecho quanto ao tratamento) devem ser colocadas no modelo de escore de propensão. Nesse ponto, contudo, o desfecho *não* deve ser utilizado. Se analisarmos, isso faz sentido. Somente variáveis que eram conhecidas antes de o paciente ter recebido o tratamento teriam influenciado qual tratamento o paciente recebeu. Uma vez que o desfecho ocorreu após o paciente ter sido alocado para o tratamento, não pode ter nenhum peso sobre qual tratamento o paciente provavelmente recebeu.

Uma vez que o modelo tenha sido ajustado, nós o utilizamos para estimar o escore de propensão de cada indivíduo. Uma vez que tenhamos um escore de propensão para cada indivíduo, podemos utilizá-lo para ajustar para viés de confusão em uma de diversas formas.

▶ Estratificação

Em vez de estratificar indivíduos com base em um conjunto de confundidores como discutido antes, podemos estratificá-los com base nos escores de propensão. Indivíduos podem ser colocados em cinco grupos que têm escores de propensão semelhantes. Por exemplo, um grupo poderia ser os 20% de indivíduos com os maiores escores de propensão. A análise é então realizada em cada estrato, e os resultados são combinados para obter uma estimativa generalizada do efeito de tratamento (Fig. 15.4). Apesar de estratificar somente o escore de propensão, as covariáveis se tornam praticamente equilibradas entre os grupos de tratamento nos estratos e, portanto, não podem mais ser confundidoras. Esta abordagem é motivada pela seguinte intuição: se tivermos todos os indivíduos com um escore de propensão semelhante (probabilidade semelhante de receber o tratamento)

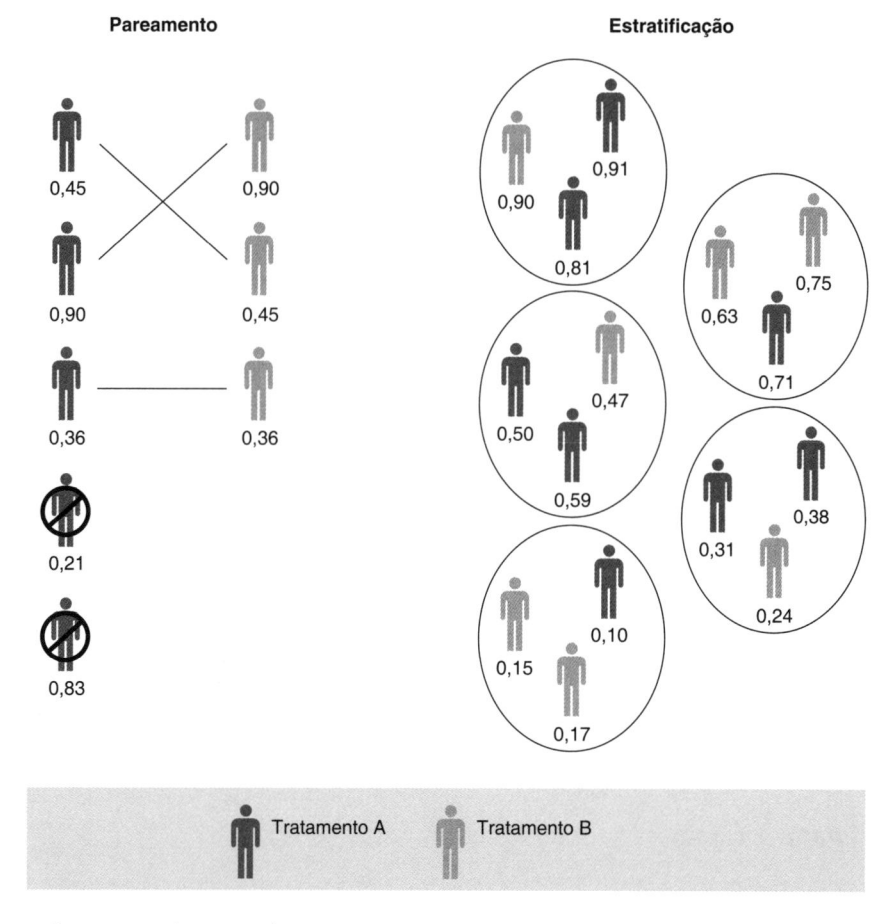

▲ **Figura 15.4** Ilustração de pareamento e estratificação via escores de propensão. As sequências procedem como antes, exceto pelo fato de que o agrupamento se baseia no valor de cada escore de propensão individual.

no mundo, então entre esses pacientes cada um tem a mesma probabilidade de receber um tratamento ou outro. Assim, esperaríamos que as covariáveis fossem igualmente equilibradas neste grupo (semelhante a um ensaio clínico).

▶ Pareamento

De forma semelhante à estratificação no escore de propensão, poderíamos parear indivíduos com base em seu escore de propensão. Parear pacientes com valores semelhantes do escore de propensão criará dois grupos de tratamento que estão equilibrados com relação às variáveis incluídas no modelo de propensão. Mais uma vez, frequentemente ocorre de não se encontrar um par para um paciente específico. Isso pode ser resultado da exclusão de muitos pacientes do estudo (Fig. 15.4).

Weintraub e colaboradores[5] utilizaram dados de um grande registro para comparar a mortalidade a longo prazo dos pacientes submetidos à PCI com aquela dos pacientes submetidos à cirurgia de revascularização do miocárdio (CABG, do inglês *coronary artery bypass surgery*). Uma vez que os pacientes não foram randomizados para o procedimento escolhido, o viés de confusão foi uma preocupação. Os autores ajustaram para esse confundidor utilizando os escores de propensão via ponderação pela probabilidade inversa (IPW, do inglês *inverse probability wighting*) (discutida na próxima seção). Como uma análise de sensibilidade, eles reanalisaram indivíduos pareados por dados com base no escore de propensão. Primeiro, eles construíram um modelo logístico para estimar a propensão para um indivíduo ser submetido à CABG com base em diversas características de pacientes e de hospitais. A precisão desse modelo de propensão é crítica para que haja confiança nos resultados. Como resultado, os autores desenvolveram um modelo bastante flexível. Indivíduos submetidos à PCI foram então pareados a indivíduos com um escore de propensão semelhante que foram submetidos à CABG. Dos 103.549 pacientes submetidos à PCI e dos 86.244 pacientes submetidos à CABG, somente 43.084 pacientes em cada grupo foram pareados a um indivíduo no outro grupo. Isto é, menos da metade dos participantes do estudo foram mantidos para esta análise de sensibilidade. Essa é uma grande desvantagem do pareamento. Os resultados da análise de sensibilidade confirmaram seu primeiro achado: quatro anos após a cirurgia, a probabilidade de sobrevida foi significativamente mais alta para pacientes submetidos à CABG.

▶ Ponderação pela probabilidade inversa (IPW)

A ponderação pela probabilidade inversa via escores de propensão é comumente utilizada em desfechos de pesquisas. É uma alternativa ao pareamento e à estratificação quando se utiliza o escore de propensão para ajustar para viés de confusão. A ideia é permitir que cada indivíduo represente a si próprio e àqueles que são

MÉTODOS ANALÍTICOS PARA AJUSTE DE ... capítulo 15   211

bastante semelhantes, *mas receberam o outro tratamento* (novamente, com relação às variáveis de confusão consideradas pelo escore de propensão). Isto é, se Bob recebeu o Tratamento A, queremos utilizá-lo para representar outros pacientes que são semelhantes a ele, mas que receberam o Tratamento B. Na IPW, cada indivíduo representa (1/X) pessoas, onde X é a probabilidade de receber o tratamento que de fato recebeu. Se o paciente recebeu o tratamento de interesse, X é seu escore de propensão. Se o paciente recebeu o outro tratamento, X é 1 menos o escore de propensão. Por exemplo, suponhamos que Bob tenha recebido o Tratamento A (o tratamento de interesse) e tenha um escore de propensão de 0,25 e Karen tenha recebido o Tratamento B (o outro tratamento) e tenha um escore de propensão de 0,33; Bob representará a si próprio e a três outras pessoas (1/0,25 = 4) e Karen representará a si própria e a metade de outra (1/1–0,33 = 1,5). Ponderar dessa forma torna nossa amostra semelhante ao que esperaríamos ver em um ensaio clínico (Fig. 15.5). O viés de confusão é, portanto, tratado por meio da análise que teríamos realizado em um ensaio clínico com uma amostra ponderada.

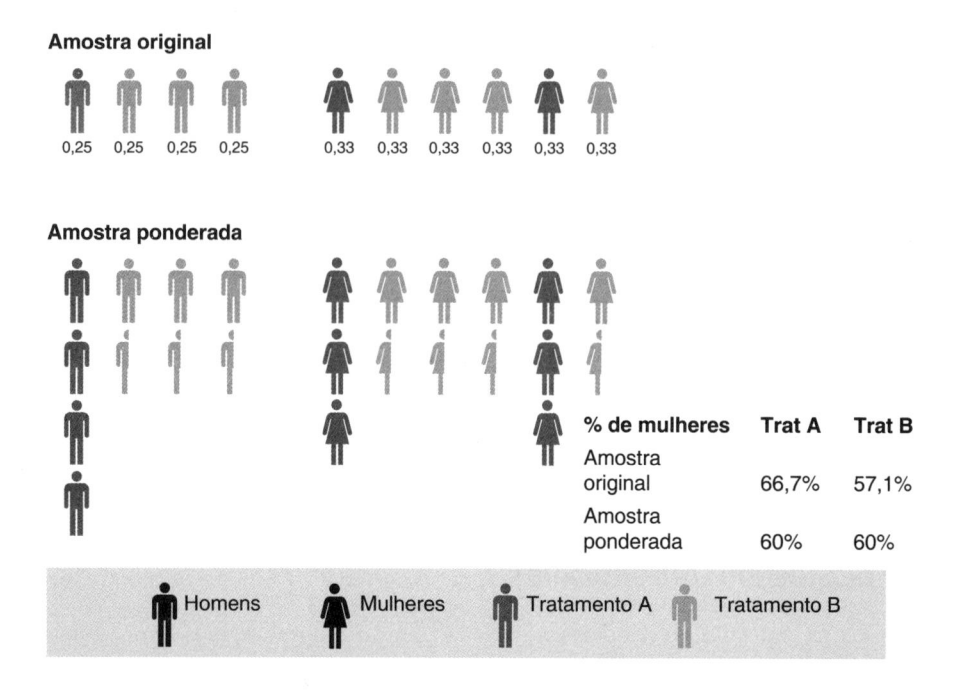

	% de mulheres	Trat A	Trat B
Amostra original		66,7%	57,1%
Amostra ponderada		60%	60%

▲ **Figura 15.5** Ilustração da ponderação pela probabilidade inversa **(IPW)** via escore de propensão. Aqui, sexo é o único confundidor, com homens tendo uma probabilidade de 0,25 de receber o Tratamento **(Trat)** A, e as mulheres, uma probabilidade de 0,33 de receber o Tratamento A. Após a inversão ponderada, a amostra é equilibrada com relação ao sexo.

Como discutido antes, Weitraub e colaboradores[5] relataram os resultados de um estudo observacional, comparando a mortalidade a longo prazo de pacientes submetidos à PCI e à CABG. Os autores identificaram 29 confundidores no nível do paciente e do hospital para ajustar, incluindo idade, sexo, etnia, índice de massa corporal, taxa de filtraçãoglomerular, insuficiência renal, volume hospitalar médio de PCI e localização do hospital (rural ou urbano). Utilizando a amostra ponderada, os autores apresentaram as curvas de Kaplan-Meier, mostrando que após quatro anos os pacientes submetidos à CABG tinham taxa de sobrevida significativamente mais alta em comparação com aqueles submetidos à PCI.

Ao delinear a análise, os autores escolheram ajustar para viés de confusão via IPW, em vez de utilizar o modelo de regressão. É importante questionar por que a IPW pode ser preferida a uma abordagem ajustada para regressão. Glynn e colaboradores fornecem uma substancial discussão sobre esse tópico.[6] Nenhum dos dois métodos é inerentemente superior; no entanto, existem algumas vantagens práticas ao escolher a IPW nessa situação. Como dissemos, tanto para o ajuste para a regressão ajustada quanto para a abordagem IPW, um modelo precisa ser especificado de forma correta. Um modelo incorreto pode levar a conclusões equivocadas. Com um grande número de confundidores (29, neste caso), pode ser muito difícil especificar corretamente o modelo de desfecho (ajuste para regressão) ou o modelo de propensão (abordagem IPW). Entretanto, você pode ter mais confiança em sua capacidade de especificar um modelo para determinar qual tratamento uma pessoa recebe do que em sua capacidade de especificar o modelo para o desfecho, uma vez que o primeiro é ditado pela experiência do médico. Os autores apresentaram curvas de sobrevida ajustadas como parte dos resultados. Existem diversas definições para construir essas curvas ajustadas sob a abordagem da regressão, e esse processo pode ser bastante complicado. No entanto, essas curvas estão prontamente disponíveis na abordagem IPW. Também afirmamos anteriormente que a extrapolação na análise de regressão pode ser difícil de identificar. Embora a extrapolação seja uma preocupação com os modelos de escore de propensão, frequentemente é muito mais fácil de ver. Tanto a IPW quanto o ajuste pela regressão produzem resultados válidos. A interpretação e a viabilidade frequentemente ditam qual método é preferível.

▶ ESCOLHENDO CONFUNDIDORES

Até agora, supomos saber quais variáveis são confundidoras. Agora, vamos abordar como esta lista é escolhida na prática. De forma ideal, a lista de variáveis deveria ser administrada pela experiência dos médicos. Deveríamos buscar o tratamento estudado e perguntar "Quais características os médicos (ou pacientes) utilizam para determinar qual tratamento um paciente receberá, e qual dessas acredita-se afetar o desfecho?". Quaisquer variáveis identificadas por esta questão deveriam ser consideradas confundidoras. Isso significa que uma nova lista precisa ser criada para *cada* análise da combinação tratamento-desfecho. Não devemos utilizar os mesmos confundidores identificados para estudar o efeito do uso de estatina sobre a mortalidade quando se estuda o efeito do uso de estatina sobre a progressão do diabetes, por exemplo. Quando o desfecho de interesse (ou tratamento estudado) é alterado, a lista de confundidores deve ser reavaliada.

Quando não há especialistas clínicos disponíveis, frequentemente nos conformamos com uma abordagem conservadora. Lembre que os confundidores estão associados tanto com o tratamento quanto com o desfecho. Deixar de incluir todos os confundidores pode levar a estimativas com viés (a questão da identidade trocada). Por outro lado, determinar erroneamente que uma variável é um confundidor tornará as estimativas ineficazes (intervalos de confiança mais amplos). Uma vez que o viés frequentemente causa muita preocupação, uma abordagem conservadora incluiria todas as variáveis associadas com o desfecho (se possível), o que muitas vezes é uma lista mais simples de gerar.

Não há forma de garantir que todos os confundidores tenham sido identificados. Isso deve ser presumido quando se realiza a análise. No entanto, algumas ferramentas analíticas são úteis para orientar este processo. Após considerar os confundidores, os dois grupos de tratamento devem ser parecidos (com relação aos confundidores escolhidos). Ou seja, após a ponderação (por exemplo), os dois grupos de tratamento deveriam parecer grupos de um ensaio clínico randomizado. Uma falta de equilíbrio entre os dois grupos pode indicar que um confundidor foi omitido. Contudo, é necessário cautela, pois o equilíbrio entre os grupos *não* indica que todos os confundidores foram identificados.

CAIXA-PRETA

Esses procedimentos analíticos, especialmente aqueles envolvendo escores de propensão, podem parecer uma caixa-preta. Há uma tentação de dizer que os resultados foram "ajustados" e que, portanto, são confiáveis. No entanto, como com qualquer outro procedimento, esses métodos exigem que determinadas suposições sejam satisfeitas. Discutimos agora algumas dessas suposições que subjazem a cada um dos métodos discutidos anteriormente.

▶ Confundidores observados

Nenhum método é mágico. Não podemos ajustar para variáveis que não observamos (capturamos). Portanto, ao delinear um estudo observacional, pense cuidadosamente sobre os possíveis confundidores e certifique-se de que são coletados ao longo do estudo. Certifique-se de incluir na seção de métodos de qualquer relatório de estudo a lista de confundidores utilizados para criar as análises ajustadas, e na seção de limitações quaisquer possíveis confundidores que não foram coletados. Novamente enfatizamos que se o modelo de escore de propensão não for corretamente especificado (p. ex., um confundidor é omitido), os resultados podem não ser confiáveis.

▶ Respostas independentes

A suposição do valor de tratamento unitário estável (SUTVA, do inglês *stable unit treatment value assumption*) diz que o desfecho de um indivíduo depende somente das características do paciente e do tratamento recebido, e não do desfecho de outros pacientes. Isso costuma ser verdadeiro em ensaios clínicos cardiovasculares, e deve ser mantido em mente. Considere um ensaio clínico que esteja investigando uma doença infecciosa. Nesse caso, o risco de um paciente contrair a doença está relacionado a quantas outras pessoas têm a doença – especialmente se membros da família estão participando do estudo.

▶ Viés de confusão não completo

Suponha que o critério de inclusão para um ensaio clínico tenha exigido que todas as mulheres em idade fértil utilizassem contraceptivos para evitar gravidez. Dados desse ensaios nunca poderiam ser utilizados para discutir se o uso de contraceptivos implica mais risco de sofrer o principal desfecho, pois não teríamos grupo de controle; todas as mulheres estavam utilizando contraceptivos. Isso pode parecer óbvio, mas uma vez que muitos confundidores estejam sendo considerados, pode ser tornar sutil. Por exemplo, havia idosos diabéticos com histórico de IM nos dois braços de tratamento? Se não há chance de um paciente com um conjunto específico de características ter recebido um determinado tratamento, o viés de confusão completo está presente. Não é possível tratar de tais casos sem fazer fortes suposições.

▶ Interpretação "marginal" (estimada)[*]

Quando feitas corretamente, abordagens "marginais" são delineadas para observar diferenças entre populações numa estimativa média nas suas diversas covariáveis, as quais devem estar balanceados entre os grupos de comparação (como pela randomização). Este conceito depende da nossa capacidade de alocar o tratamento sobre duas características existentes (p. ex., tabagismo, procedimentos

---

[*] N. de R.T. Parâmetros marginais são valores médios de acordo com a distribuição de outros fatores, enquanto parâmetros condicionais são interpretados de maneira individual, mantendo fixos os valores de outros fatores. Dessa forma, "marginal" representa, de maneira simplista, diferenças entre populações, de acordo com a média das suas diversas características enquanto "condicional" representa algo específico para o indivíduo (em que um fator do indivíduo pode ser modificado e todo o restante mantido).

médicos e medicamentos). Quando a variável de interesse não for de fato uma ação alocável, mas uma característica inerente, o valor de uma abordagem "marginal" fica menos claro. Qual seria o efeito causal do sexo masculino *versus* o sexo feminino, se esses grupos estivessem equilibrados em todas as demais características (peso, altura, níveis hormonais)? Um mundo assim não existe. Algumas características estão inexplicavelmente ligadas ao sexo, de forma que não fica claro por que formularíamos a questão assim. Por essa razão, métodos como escores de propensão são questionáveis quando o objetivo é estudar um atributo fixo. Em vez disso, frequentemente utilizamos a regressão para considerar diversas características e avaliar se qualquer associação adicional permanece com uma variável específica de interesse (p. ex., sexo) após considerar peso, altura e níveis hormonais. De forma semelhante, os escores de propensão ajustam para o viés de confusão ao criar o equilíbrio. Por fim, esperamos que os resultados sejam bastante semelhantes, embora a abordagem da propensão seja filosoficamente questionável.

VARIÁVEIS INSTRUMENTAIS

Antes de encerrar este capítulo, discutiremos rapidamente a estrutura das variáveis instrumentais (VI).[7] Para cada método descrito antes, é fundamental identificar os confundidores. Além disso, cada método exige o pressuposto de que os confundidores foram medidos. A estrutura de VI tenta estimar o efeito não confundido do tratamento ou desfecho, desviando-se dos confundidores. A randomização é um exemplo ideal. Em um ensaio clínico randomizado, o tratamento alocado pode ser considerado o resultado de jogar a moeda (Fig. 15.6). Embora as variáveis que não sejam o tratamento possam afetar o desfecho, podemos ter uma boa visão do efeito do tratamento, uma vez que a distribuição das variáveis de confusão está equilibrada entre os grupos randomizados.

De forma mais genérica, um instrumento é uma variável associada com o recebimento do tratamento, mas não associada de outra forma com o desfecho e, portanto, não associada com confundidores. Suponhamos a identificação de uma característica de paciente que prediga a alocação do tratamento em um estudo observacional. Se essa característica não estiver relacionada ao desfecho (exceto pelo seu efeito em determinar o tratamento) e não estiver relacionada a outras variáveis afetando o desfecho, então essa característica é chamada de instrumento. Observe que na Figura 15.6 conseguimos pensar em desenhar uma linha diretamente de um instrumento a um desfecho, passando pelo tratamento, e que a idade, embora seja um confundidor para tratamento, não está relacionada ao instrumento. Dessa forma, se a análise se baseou no instrumento em vez de no tratamento, poderíamos contornar o confundidor (idade, no caso) e o efeito seria um substituto para o efeito do tratamento.

Ensaio clínico randomizado

[Diagrama: Jogar a moeda →(Determina o tratamento)→ Tratamento ⇢(Possível efeito do tratamento)⇢ Desfecho; Idade → Desfecho (Pessoas mais velhas correm mais risco de sofrer o desfecho)]

Análise VI

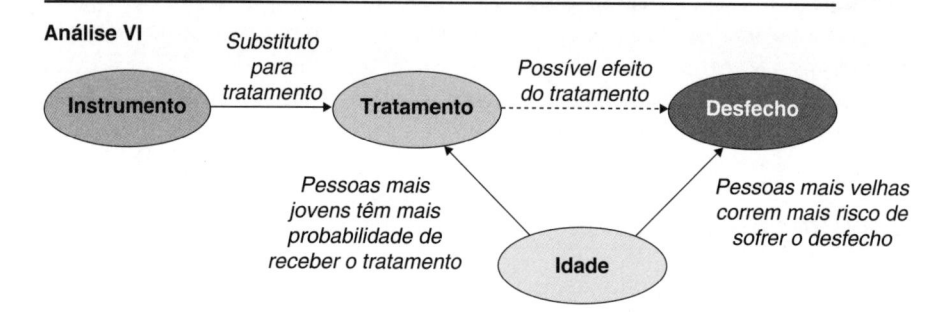

[Diagrama: Instrumento →(Substituto para tratamento)→ Tratamento ⇢(Possível efeito do tratamento)⇢ Desfecho; Idade → Tratamento (Pessoas mais jovens têm mais probabilidade de receber o tratamento); Idade → Desfecho (Pessoas mais velhas correm mais risco de sofrer o desfecho)]

▲ **Figura 15.6** Comparação de variáveis instrumentais **(VI)** e estruturas de ensaios clínicos randomizados. Em uma análise de VI, o instrumento precisa estar associado com o desfecho SOMENTE por meio do tratamento. Observe que, embora a idade seja confundida com o tratamento, o instrumento não está associado com nada que esteja relacionado ao desfecho (além do tratamento).

Isso pode soar muito semelhante ao método de escore de propensão, no sentido de que estamos tentando encontrar algo que prediga o tratamento. A principal diferença está no que é utilizado para a predição. Para escores de propensão, utilizamos os confundidores – as variáveis relacionadas tanto ao desfecho quanto ao tratamento. Para uma análise de VI, o instrumento *não* está associado ao desfecho, exceto pelo tratamento.

Em uma análise de VI, estamos estimando o efeito para os "cumpridores" (*compliers*) – os pacientes ideais que receberiam o tratamento somente se o instrumento for favorável, mas não de outra forma. Sob suposições adicionais, este efeito é então generalizado para a população completa como um efeito "marginal" (médio). De forma semelhante aos métodos "marginais" descritos antes, uma análise VI está tentando estimar o que teríamos visto em um ensaio clínico.

Xian e colaboradores[8] relataram os resultados de um grande estudo observacional para investigar a associação entre hospitalização em um centro de AVE e a redução da mortalidade em pacientes com AVE isquêmico agudo. Eles acreditavam que alguns confundidores não haviam sido medidos, impedindo o uso das técnicas descritas anteriormente. No entanto, foram capazes de identificar uma característica que pensaram ser um instrumento: distância diferencial. A distância diferencial "é a distância adicional, se houver, além do hospital mais próximo para alcançar um centro de AVE". A hipótese era que se os pacientes estivessem próximos a um hospital não designado, os funcionários do SEM poderiam não ter arriscado o tempo adicional necessário para transportá-los a um centro de AVE. Observe que esse instrumento não deveria ter relação com idade, sexo ou outras características associadas com mortalidade (o desfecho principal). A única característica que esse instrumento deveria afetar é a alocação do tratamento (centro de AVE ou hospital geral). No entanto, tal declaração é um pressuposto, e não pode ser verificada rigorosamente. Observe também que essa característica *precedeu* a alocação do tratamento, impedindo o tratamento de ter causado o instrumento observado. Após utilizar o instrumento como substituto para alocação randômica do tratamento, o estudo descobriu que a "internação em um centro de AVE determinado estava associada com uma redução absoluta de 2,5% na mortalidade por todas as causas em até 30 dias" ($P < 0,001$).

Outro excelente exemplo de métodos VI foi fornecido por Stukel e colaboradores,[9] que comparam os métodos descritos anteriormente como aplicados à comparação do tratamento médico *versus* o tratamento invasivo para IM agudo. D'Agostino e colaboradores referem-se a esse exemplo e fornecem comentários relevantes.[10]

RESUMO

Se o tratamento de interesse não foi alocado aleatoriamente, o viés de confusão existe e deve ser ajustado para impedir a obtenção de estimativas com viés. A abordagem escolhida deve ser dirigida pelo tipo de estimativa desejada: condicional (a partir de outras características) ou "marginal" (interpretação de ensaios clínicos). Ao considerar abordagens, considere o número de confundidores. Independentemente do método selecionado, lembre-se de que só se pode ajustar para aquilo que foi coletado. O ajuste adequado para viés de confusão pode resultar em pesquisas bastante significativas que podem pavimentar o caminho para futuros ensaios clínicos.

REFERÊNCIAS

1. Mathews R, et al. Use of emergency medical service transport among patients with ST-segment-elevation myocardial infarction: findings from the National Cardiovascular Data Registry Acute Coronary Treatment Intervention Outcomes Network Registry-Get With The Guidelines. *Circulation.* 2011;124(2):154-163.

2. Austin PC. A critical appraisal of propensity-score matching in the medical literature between 1996 and 2003. *Stat Med.* 2008;27(12):2037-2049.
3. Cavuto S, Bravi F, Grassi MC, Apolone G. Propensity score for the analysis of observational data: an introduction and an illustrative example. *Drug Dev Res.* 2006;67(3):208-216.
4. Rubin DB. Estimating causal effects from large data sets using propensity scores. *Ann Intern Med.* 1997;127(8 Pt 2):757-763.
5. Weintraub WS, et al. Comparative effectiveness of revascularization strategies. *N Engl J Med.* 2012;366(16):1467-1476.
6. Glynn RJ, Schneeweiss S, Stürmer T. Indications for propensity scores and review of their use in pharmacoepidemiology. *Basic Clin Pharmacol Toxicol.* 2006;98(3):253-259.
7. Rassen JA, Brookhart MA, Glynn RJ, Mittleman MA, Schneeweiss S. Instrumental variables I: instrumental variables exploit natural variation in nonexperimental data to estimate causal relationships. *J Clin Epidemiol.* 2009;62(12):1226-1232.
8. Xian Y, et al. Association between stroke center hospitalization for acute ischemic stroke and mortality. *JAMA.* 2011;305(4):373-380.
9. Stukel TA, et al. Analysis of observational studies in the presence of treatment selection bias: effects of invasive cardiac management on AMI survival using propensity score and instrumental variable methods. *JAMA.* 2007;297(3):278-285.
10. D'Agostino RB Jr, D'Agostino RB Sr. Estimating treatment effects using observational data. *JAMA.* 2007;297(3):314-316.

Lições tiradas de exemplos notáveis na pesquisa observacional

16

Zubin J. Eapen

INTRODUÇÃO

O que é primordial para uma pesquisa clínica forte continua crescendo em resposta à demanda para uma medicina baseada em evidências e orientada por diretrizes. A fim de aumentar a qualidade do cuidado de saúde e melhorar a tomada de decisão clínica, inúmeros estudos contribuíram para uma hierarquia de evidências para cada estado de doença. O ensaio clínico randomizado frequentemente fica no pináculo dessa hierarquia, produzindo o nível mais alto de evidências, por meio de um experimento cego de uma intervenção ou tratamento. Estudos observacionais anteriores muitas vezes geram o equilíbrio e as hipóteses para os ensaios clínicos randomizados. Em outras instâncias, a pesquisa observacional pode ser o melhor veículo para gerar as evidências. A experimentação inerente em um ensaio clínico randomizado pode ser desnecessária, inadequada ou até mesmo impossível sob determinadas circunstâncias. Barreiras políticas, legais e éticas podem também proibir os ensaios clínicos randomizados. Cada vez mais, os custos de grandes ensaios clínicos estão criando outra barreira para gerar evidências randomizadas, reduzindo incentivos para financiamento dos ensaios clínicos comparativos necessários para compreender a eficiência real das novas terapias. É importante, portanto, no contexto do campo emergente da pesquisa de eficiência comparativa, compreender o valor e a adequação da pesquisa observacional *versus* ensaios clínicos randomizados ao responder diferentes questões clínicas (Fig. 16.1). Estudos observacionais prévios, tanto os de sucesso como os de fracasso, podem fornecer informações para os futuros esforços na busca de eficiência comparativa.

	Ensaios clínicos	Registros/Estudos observacionais
Pontos fortes	Definem os efeitos do tratamento Definem a segurança Qualidade de dados superior	Aplicações na "vida real" Desfechos na população
Limitações	Dados insuficientes acerca dos efeitos a longo prazo Não têm capacidade de generalização Onerosos Segurança em populações de alto risco	Inferências pouco confiáveis acerca dos efeitos do tratamento Qualidade dos dados inferior

▲ **Figura 16.1** Pontos fortes e limitações de ensaios clínicos *versus* estudos observacionais.

VALOR DA PESQUISA OBSERVACIONAL NA HIERARQUIA DAS EVIDÊNCIAS

Hierarquias de evidências não são iguais para todos os estados de doenças. Em condições prevalentes com morbidade e mortalidade substanciais, os recursos públicos e privados são frequentemente dirigidos à geração de evidências de alta qualidade a partir de ensaios clínicos randomizados. No entanto, mesmo para doenças cardiovasculares, a principal causa de morte nos EUA, recomendações de diretrizes são em grande parte desenvolvidas a partir de fontes de evidência de baixo nível ou de opiniões de especialistas.[1,2]

Em subgrupos não estudados, os dados observacionais frequentemente servem de orientação para a tomada de decisões clínicas. Por exemplo, a idade é um determinante significativo de desfechos para pacientes com síndromes coronarianas agudas (SCAs), e aproximadamente 25% das intervenções coronarianas percutâneas (ICPs) são realizadas em pacientes com mais de 75 anos.[3,4] No entanto, a maioria dos ensaios clínicos exclui tais pacientes. De 1991 a 2000, pacientes com mais de 75 anos representavam somente 9% dos registros no ensaio, apesar de representarem 37% de todos os pacientes com infarto do miocárdio (IM) nos EUA.[5] Em vez de ensaios clínicos randomizados, grandes registros clínicos forneceram boa parte das informações que compõem os padrões de tratamento para esse crescente subgrupo de pacientes submetidos à revascularização coronariana.

A declaração científica sobre cuidado coronariano agudo em pacientes idosos de 2007 da American Heart Association (AHA)[6] fez uso do Registro Nacional de Infarto do Miocárdio (NRMI, do inglês National Registry of Myocardial Infarction), do Registro Global de Eventos Coronarianos Agudos (GRACE, do inglês Global Registry of Acute Coronary Events)[7] e da iniciativa nacional de melhoria de qualidade do Can Rapid Risk Stratification of Unstable Angina Patients Suppress Adverse Outcomes with Early Implementation (CRUSADE)[8] para determinar o desfecho em pacientes idosos internados e a longo prazo (Quadro 16.1).[6] Dados complementares de ensaios clínicos randomizados,[9-13] esses registros indicaram que os pacientes idosos com SCA estão em alto risco de morte e outros eventos adversos e, portanto, obtêm maior benefício da revascularização do que pacientes mais jovens. Dados observacionais desses registros continuarão a complementar os dados dos ensaios clínicos por meio do monitoramento de segurança e eficiência das terapias para SCA em pacientes idosos para entender melhor sua utilidade nesse subgrupo pouco estudado.

DISCREPÂNCIAS ENTRE PESQUISAS OBSERVACIONAIS E ENSAIOS CLÍNICOS RANDOMIZADOS

Os resultados dos ensaios clínicos frequentemente divergem dos dados observacionais. Por exemplo, estudos observacionais anteriores estabeleceram os níveis de homocisteína plasmática como um fator de risco cardiovascular independente.[14-18] Esses achados foram refutados por estudos randomizados subsequentes, no entanto, demonstrando que a redução nos níveis de homocisteína não surtia efeito sobre doenças cardiovasculares recorrentes em pacientes com IM agudo ou sobre eventos cardiovasculares importantes em pacientes com doenças vasculares.[19,20] De forma semelhante, dados observacionais sugeriram que a suplementação de vitamina E estava associada com a redução no risco de doença arterial coronariana (DAC) e com a progressão de lesões na artéria coronária.[21-23] Dados randomizados subsequentes indicaram que a suplementação a longo prazo de vitamina E não afetou os desfechos cardiovasculares.[24]

A discrepância entre as pesquisas observacionais e os ensaios clínicos randomizados é ilustrada pelo caso da terapia de reposição hormonal (TRH). Após receber primeiro a aprovação para tratamento dos sintomas da menopausa, descobriu-se subsequentemente em numerosos estudos observacionais que a TRH tinha efeitos potencialmente benéficos para uma variedade de condições. Uma metanálise de 1992 no *Annals of Internal Medicine*[25] recapitulou muitos dos benefícios percebidos em estudos observacionais, concluindo que a TRH deveria ser provavelmente recomendada para mulheres que foram submetidas a uma histerectomia, que têm DAC ou alto risco para DAC. Diversas metanálises, incluindo o relatório de 1992, foram retiradas do Nurses' Health Study, em que 12.170 enfermeiras com idade entre 30 e 55 anos completaram questionários enviados pelo correio sobre o uso de hormônio na pós-menopausa e a história médica.[26]

Quadro 16.1 Fontes de dados para a declaração científica sobre cuidado coronariano agudo em pacientes idosos da Associação Americana de Cardiologia

Fonte	Anos de registro	n	Idade ≥ 75 anos (%)	Regiões	Tratamento(s) randomizado(s)
VIGOUR (compilado)					
GUSTO-IIb[9]	1994-1996	8.011	19,5	9 países	Hirudina vs. heparina
PARAGON-A[10]	1995-1995	2.282	19,-	20 países	GPI (lamifiban) vs. heparina
PARAGON-B[11]	1997-1999	5.225	17,8	26 países	GPI (lamifiban) vs. placebo
PURSUIT[12]	1995-1997	10.948	14,6	28 países	GPI (eptifibatide) vs. placebo
GUSTO IV-ACS[13]	1998-2000	7.800	22,7	24 países	GPI (abciximab) vs. placebo
NRMI 2-4[6]	1994-2003	10.796	38,3	EUA	Registro IM NSTE
GRACE[7]	1999-2004	11.968	31,5	14 países	Registro NSTE SCA
CRUSADE[8]	2001-2003	56.963	39,9	EUA	Iniciativa BSTE ACS QI

SCA, síndromes coronarianas agudas; GPI, inibidor de glicoproteína IIb/IIIa; IM NSTE, infarto do miocárdio sem elevação do segmento ST (do inglês *non-ST elevation*); QI, melhoria na qualidade.
Adaptado, com permissão, de Alexander e colaboradores.[6]

O estudo estimou o risco relativo (RR) de DAC com o uso de TRH em 0,61 no geral (intervalo de confiança [IC] de 95%, 0,52-0,71), com um RR de 0,55 (IC de 95%, 0,45-0,68) para mulheres recebendo somente estrogênio e 0,64 (IC de 95%, 0,49-0,85) para mulheres recebendo estrogênio e progestina.

Os benefícios da TRH em mulheres com ou em risco para DAC basicamente não foram vistos na Women's Health Initiative (WHI), um ensaio clínico randomizado conduzido de 1992 a 2007.[27] Um ensaio clínico complexo de múltiplas estratégias para prevenção de causas comuns de morbidade e mortalidade em mulheres foi delineado para testar a eficácia de uma dieta de baixo teor de gordura, TRH e complementação com cálcio e vitamina D. A hipótese do estudo era que a TRH reduziria o risco de DAC e fraturas ósseas (embora potencialmente aumentando o risco de câncer de mama). Ao longo de 15 anos, a WHI randomizou 16.608 mulheres na pós-menopausa, com idade entre 50 e 76 anos que não tinham sido submetidas a uma histerectomia para receber uma combinação de estrogênio e progestina ou placebo. Em um segundo estudo, foram randomizadas 10.739 mulheres na pós-menopausa, com idade entre 50 e 79 anos que *foram* submetidas a uma histerectomia para receber estrogênio sozinho ou placebo.

O primeiro estudo foi interrompido prematuramente devido a um aumento estatisticamente significativo no risco de câncer de mama com a TRH combinada. O segundo estudo também foi interrompido prematuramente, pois o ensaio clínico não mostrou nenhum benefício cardioprotetor, tampouco aumento no risco de câncer de mama, mas um risco muito alto de AVE. Em comparação com os benefícios observados anteriormente para DAC em estudos não randomizados, a WHI mostrou um aumento estatisticamente significativo na taxa não ajustada de DAC entre mulheres tratadas com estrogênio e progestina (RR *versus* placebo, 1,29, IC de 95%, 1,02-1,63) (Quadro 16.2).[25-32] O achado da WHI de um aumento no risco de câncer de mama, por outro lado, concordou tanto com os estudos epidemiológicos precedentes quanto com os dados de primatas não humanos.[33]

LIÇÕES APRENDIDAS: LIMITAÇÕES DA PESQUISA OBSERVACIONAL

Os estudos observacionais podem produzir estimativas de risco menores ou maiores em comparação com os ensaios clínicos randomizados. No entanto, os dados observacionais tendem a subestimar o dano. Como resultado, aqueles que identificam um sinal de dano podem ser úteis como estudos para gerar hipóteses que tenham implicação para vigilância de segurança. Muitos estudos observacionais de coorte se beneficiaram de um longo período de vigilância, como o Nurses' Health Study, mas poucos são delineados para capturar eventos clínicos no início da terapia. No Nurses' Health Study, as informações foram coletadas com intervalos de dois anos, um delineamento de estudo que não conseguiu identificar

Quadro 16.2 Resultados de estudos observacionais sobre a terapia de reposição com a combinação de estrogênio e progestina e a Women's Health Initiative

Doença	Risco relativo (intervalo de confiança de 95%)	
	Estudos observacionais[25,26,28-30,31]	Iniciativa da Saúde da Mulher[31]
Câncer de mama		1,26 (1,00-1,59)
< 5 anos	1,15	–
≥ 5 anos	1,53	–
Câncer colorretal	0,66 (0,59-0,74)	0,63 (0,43-0,92)
Fratura de quadril	0,75 (0,68-0,84)	0,66 (0,45-0,98)
AVE	0,45 (1,10-1,92)	1,41 (1,07-1,85)
Embolia pulmonar	2,1 (1,2-3,8)	2,13 (1,39-3,25)
Doença arterial coronariana	0,61 (0,45-0,82)	1,29 (1,02-1,63)

Reimpresso, com permissão, de Goldstein e colegas.[31]

mulheres que iniciaram a TRH e tiveram um IM agudo em um período de dois anos.[26] Essas mulheres foram consideradas não usuárias de TRH, levando a uma superestimativa da taxa de DAC em mulheres saudáveis e, por fim, a uma falsa conclusão sobre os benefícios cardioprotetores da TRH.

Diversos outros vieses podem ser inerentes aos delineamentos do estudo observacional. Estudos como o Nurses' Health Study são propensos ao viés de seleção quando se perdem os participantes no acompanhamento. O viés de classificação pode ocorrer quando a equipe responsável pela coleta de dados conhece o *status* de cada participante. No caso da TRH, o viés de indicação confundiu ainda mais o estudo. Até a metade da década de 1990, a TRH era contraindicada para mulheres com hipertensão, diabetes e doença cardiovascular. Dessa forma, as usuárias de TRH historicamente eram mais saudáveis, tinham maior nível de educação, eram de um *status* socioeconômico mais elevado e tinham menos fatores de risco cardiovascular. A randomização cega em ensaios clínicos pode evitar tais vieses e minimizar o viés de confusão causado por diferenças residuais entre as coortes.

RESUMO E PERSPECTIVAS PARA A PESQUISA OBSERVACIONAL

As tendências atuais atribuem uma grande importância ao uso adequado dos dados observacionais. Primeiro, a tecnologia está possibilitando a rápida obtenção de dados clínicos no mundo real, que podem então ser usados para análises observacionais. Registros eletrônicos de saúde estão facilitando a vigilância da eficácia e os riscos de terapias estabelecidas e emergentes. O Food and Drug Administration (FDA), por exemplo, está dirigindo um sistema de vigilância de segurança ativo chamado Mini-Sentinel, que pode ativamente monitorar produtos médicos aprovados, utilizando informações eletrônicas sobre saúde de mais de 60 milhões de pessoas.[34]

Segundo, as análises observacionais de tais dados do mundo real também desempenharão um papel importante na compreensão dos riscos e benefícios terapêuticos por meio de comparações diretas das opções de tratamento. Até o momento, muitos ensaios clínicos randomizados são estudos sobre eficácia, em vez de eficiência, relacionada a opções alternativas. Ao esboçar as prioridades nacionais para pesquisas de eficiência comparativa, o Instituto de Medicina articulou a necessidade de aprimorar a qualidade do cuidado de saúde por meio não apenas do delineamento pragmático de ensaios clínicos randomizados, mas também do uso sensato de dados observacionais.[35] Os vieses de reconhecimento adequados e confundidores não medidos permitem que os dados observacionais ofereçam o melhor entendimento acerca das opções de tratamento quando não for possível realizar ensaios clínicos.

Terceiro, quando ensaios clínicos *são* possíveis, as análises observacionais de informações eletrônicas sobre saúde podem ser utilizadas para acelerar a descoberta científica e gerar futuros ensaios clínicos. Estudos conduzidos com comunidades *online* utilizando algoritmos de pareamento estão surgindo como outra forma de monitorar a segurança e a eficiência das terapias.[36] Esta fusão de ensaios clínicos randomizados com o ambiente das comunidades e registros *online* enfatiza a contínua necessidade de aprender com os estudos observacionais anteriores para melhorar o futuro da pesquisa clínica.

REFERÊNCIAS

1. Lloyd-Jones D, et al. Executive summary: heart disease and stroke statistics–2010 update: a report from the American Heart Association. *Circulation*. 2010;121(7):948-954.
2. Tricoci P, Allen JM, Kramer JM, Califf RM, Smith SC Jr. Scientific evidence underlying the ACC/AHA clinical practice guidelines. *JAMA*. 2009;301(8):831-841.
3. Singh M, et al. Trends in the association between age and in-hospital mortality after percutaneous coronary intervention: National Cardiovascular Data Registry experience. *Circ Cardiovasc Interv*. 2009;2(1):20-26.
4. Bauer T, et al. Predictors of hospital mortality in the elderly undergoing percutaneous coronary intervention for acute coronary syndromes and stable angina. *Int J Cardiol*. 2011;151(2):164-169.

5. Lee PY, Alexander KP, Hammill BG, Pasquali SK, Peterson ED. Representation of elderly persons and women in published randomized trials of acute coronary syndromes. *JAMA*. 2001;286(6):708-713.
6. Alexander KP, et al. Acute coronary care in the elderly, part I: Non-ST-segment-elevation acute coronary syndromes: a scientific statement for healthcare professionals from the American Heart Association Council on Clinical Cardiology: in collaboration with the Society of Geriatric Cardiology. *Circulation*. 2007;115(19):2549-2569.
7. GRACE Investigators. Rationale and design of the GRACE (Global Registry of Acute Coronary Events) Project: a multinational registry of patients hospitalized with acute coronary syndromes. *Am Heart J*. 2001;141(2):190-199.
8. Hoekstra JW, et al. Improving the care of patients with non-ST-elevation acute coronary syndromes in the emergency department: the CRUSADE initiative. *Acad Emerg Med*. 2002;9(11):1146-1155.
9. Metz BK, et al. Randomized comparison of direct thrombin inhibition versus heparin in conjunction with fibrinolytic therapy for acute myocardial infarction: results from the GUSTO-IIb trial. Global use of strategies to open occluded coronary arteries in acute coronary syndromes (GUSTO-IIb) investigators. *J Am Coll Cardiol*. 1998;31(7):1493-1498.
10. The PARAGON Investigators. International, randomized, controlled trial of lamifiban (a platelet glycoprotein IIb/IIIa inhibitor), heparin, or both in unstable angina. *Circulation*. 1998;97(24):2386-2395.
11. Mukherjee D, et al. Promise of combined low-molecular-weight heparin and platelet glycoprotein IIb/IIIa inhibition: results from Platelet IIb/IIIa Antagonist for the Reduction of Acute coronary syndrome events in a Global Organization Network B (PARAGON B). *Am Heart J*. 2002;144(6):995-1002.
12. The PURSUIT Trial Investigators. Inhibition of platelet glycoprotein IIb/IIIa with eptifibatide in patients with acute coronary syndromes. *N Engl J Med*. 1998;339(7):436-443.
13. Simoons ML. Effect of glycoprotein IIb/IIIa receptor blocker abciximab on outcome in patients with acute coronary syndromes without early coronary revascularisation: the GUSTO IV-ACS randomised trial. *Lancet*. 2001;357(9272):1915-1924.
14. Homocysteine Studies Collaboration. Homocysteine and risk of ischemic heart disease and stroke: a meta-analysis. *JAMA*. 2002;288(16):2015-2022.
15. Arnesen H, et al. Sustained prothrombotic profile after hip replacement surgery: the influence of prolonged prophylaxis with dalteparin. *J Thromb Haemost*. 2003;1(5):97-15.
16. Nygård O, et al. Plasma homocysteine levels and mortality in patients with coronary artery disease. *N Engl J Med*. 1997;337(4):230-236.
17. Boushey CJ, Beresford SA, Omenn GS, Motulsky AG. A quantitative assessment of plasma homocysteine as a risk factor for vascular disease. Probable benefits of increasing folic acid intakes. *JAMA*. 1995;274(13):1049-1057.
18. Wald DS, Law M, Morris JK. Homocysteine and cardiovascular disease: evidence on causality from a meta-analysis. *BMJ*. 2002;325(7374):1202.
19. Lonn E, et al. Homocysteine lowering with folic acid and B vitamins in vascular disease. *N Engl J Med*. 2006;354(15):1567-1577.
20. Bønaa KH, et al. Homocysteine lowering and cardiovascular events after acute myocardial infarction. *N Engl J Med*. 2006;354(15):1578-1588.

21. Stampfer MJ, et al. Vitamin E consumption and the risk of coronary disease in women. *N Engl J Med*. 1993;328(20):1444-1449.
22. Rimm EB, et al. Vitamin E consumption and the risk of coronary heart disease in men. *N Engl J Med*. 1993;328(20):1450-1456.
23. Hodis HN, et al. Serial coronary angiographic evidence that antioxidant vitamin intake reduces progression of coronary artery atherosclerosis. *JAMA*. 1995;273(23):1849-1854.
24. Yusuf S, Dagenais G, Pogue J, Bosch J, Sleight P. Vitamin E supplementation and cardiovascular events in high-risk patients. The Heart Outcomes Prevention Evaluation Study Investigators. *N Engl J Med*. 2000;342(3):154-160.
25. Grady D, et al. Hormone therapy to prevent disease and prolong life in postmenopausal women. *Ann Intern Med*. 1992;117(12):1016-1037.
26. Grodstein F, et al. A prospective, observational study of postmenopausal hormone therapy and primary prevention of cardiovascular disease. *Ann Intern Med*. 2000;133(12):933-941.
27. Rossouw JE, et al. Risks and benefits of estrogen plus progestin in healthy postmenopausal women: principal results From the Women's Health Initiative randomized controlled trial. *JAMA*. 2002;288(3):321-333.
28. Grodstein F, Newcomb PA, Stampfer MJ. Postmenopausal hormone therapy and the risk of colorectal cancer: a review and meta-analysis. *Am J Med*. 1999;106(5):574-582.
29. Grodstein F, et al. Prospective study of exogenous hormones and risk of pulmonary embolism in women. *Lancet*. 1996;348(9033):983-987.
30. Grodstein F, Stampfer MJ. The epidemiology of postmenopausal hormone therapy and cardiovascular disease. In: Goldhaber SZ, Ridker PM, eds. *Thrombosis and Thromboembolism*. New York: Marcel Dekker; 2002.
31. Grodstein F, Clarkson TB, Manson JE. Understanding the divergent data on postmenopausal hormone therapy. *N Engl J Med*. 2003;348(7):645-650.
32. Marchioli R, et al. Early protection against sudden death by n-3 polyunsaturated fatty acids after myocardial infarction: time-course analysis of the results of the Gruppo Italiano per lo Studio della Sopravvivenza nell'Infarto Miocardico (GISSI)-Prevenzione. *Circulation*. 2002;105(16):1897-1903.
33. Cline JM, et al. Effects of hormone replacement therapy on the mammary gland of surgically postmenopausal cynomolgus macaques. *Am J Obstet Gynecol*. 1996;174(1 Pt 1):93-100.
34. Behrman RE, et al. Developing the Sentinel System–a national resource for evidence development. *N Engl J Med*. 2011;364(6):498-499.
35. Committee on Comparative Effectiveness Research Prioritization, Institute of Medicine. *Initial National Priorities for Comparative Effectiveness Research*. Washington DC: National Academies Press; 2009.
36. Wicks P, Vaughan TE, Massagli MP, Heywood J. Accelerated clinical discovery using self-reported patient data collected online and a patient-matching algorithm. *Nat Biotechnol*. 2011;29(5):411-414.

Índice

Nota: Os números de páginas seguidos por "*f*" indicam figuras; os seguidos de "*q*" indicam quadros.

A

ACC. *Veja* American College of Cardiology (ACC)
ACCF. *Veja* Fundação do American College of Cardiology (ACCF)
Acesso
  a ClinicalTrials.gov, 21, 22*f*
  à pesquisa clínica, 20
Agência para Pesquisa e Qualidade do Cuidado à Saúde (AHRQ), 138, 155
Agregação Plaquetária e Ocupação do Receptor com Integrilina – uma avaliação dinâmica (PRIDE), 104
American College of Cardiology (ACC)
American Heart Association, 149-150
Amiodarona, 183
Amostra de conveniência, 179
Amostra Nacional de Pacientes Internados (NIS), 155
Análise de sobrevida. *Veja* Regressão de riscos
Análise do Provedor e Arquivo de Revisão do Medicare (MedPAR), 153-154
Análises de sangue seco (DBS), 129-130
Antitoxina
  diftérica, 8
  tetânica, 8
Arquivo Clínico de pacientes ambulatoriais do US Department of Veterans Affairs, 154
Arquivo de Estado Vital (VSF), 154
Arquivo de Tratamento dos Pacientes do US Department of Veterans Affairs, 154
Arquivo Denominador do Medicare, 152-153
Arquivo Parte D do Medicare, 153
Arquivos de Pesquisa Estadual do Medicaid (SMRFs), 153-154
Ato da Equidade na Pesquisa Pediátrica (PREA), 7, 12-13, 124*q*, 129*q*, 131
Ato de Alimentos e Medicamentos Puros, 9-10
Ato de Emenda do FDA de 2007 (FDAAA), 21, 49
Ato de Melhores Medicamentos para Crianças (BPCA), 13, 124*q*, 131

Ato de Modernização do FDA
 (FDAMA), 130-131
Ato de Modernização do Food
 and Drug Administration
 (FDAMA), 12-13, 21
Ato de Pesquisa Nacional de 1974, 41, 45
Ato de Serviços de Saúde Pública
 de 1944, 9
Aumento da Supressão do Receptor
 Plaquetário IIb/IIIa com
 Terapia de Integrilina
 (ESPRIT), 104, 117-118
Avaliação do Inibidor Plaquetário IIb/
 IIIa para STENT (EPISTENT),
 117-118

B

Banco de dados de cirurgias cardíacas
 em adultos, 151
Banco de dados de Doenças
 Cardiovasculares da Duke
 University, 32
Banco de dados de ensaios clínicos,
 156-157
Banco de dados de Requerimentos e
 Encontros do MarketScan, 155
Banco de Dados de Serviços de
 Gerenciamento dos Benefícios
 Farmacológicos do US
 Department of Veterans
 Affairs, 154
BIC. *Veja* Critério de informação
 bayesiano (BIC)
BPCA. *Veja* Ato de Melhores
 Medicamentos para Crianças
 (BPCA)
British Medical Journal, 11

C

C5. *Veja* Pesquisa do Centro de
 Coordenação Cardiovascular
 da Cleveland Clinic (C5)

CABG. *Veja* Cirurgia de
 revascularização do miocárdio
 (CABG)
Calibragem, do modelo, 189, 190
Canadian VIGOUR Centre (CVC),
 29*q*, 34*q*
CARE. *Veja* Registro de
 Revascularização da Artéria
 Coronária (CARE)
Cegamento, 65
Centro de Coordenação da Flinders
 University, 29*q*
Centro de Pesquisa Clínica de
 Uppsala (UCR), 29*q*
Centro de Prevenção do Colorado
 (CPC), 29*q*, 33*q*
Centro Virtual de Coordenação para
 a Pesquisa Cardiovascular
 Colaborativa (VIGOUR),
 28-29, 34
CEP. *Veja* Comitê de ética em
 pesquisa (IRB)
CER. *Veja* Pesquisa de efetividade
 comparativa (CER)
Cirurgia de revascularização do
 miocárdio (CABG), 172-175,
 210
Cisaprida, 121-122
Cistatina C, 166
Citocromo P450, 126
ClinicalTrials.gov, 20-23, 22*f*, 49
Código de, 11, 38-40
COG. *Veja* Grupo de Oncologia
 Pediátrica (COG)
Comissão Nacional para a Proteção de
 Sujeitos de Pesquisa Humanos
 em Pesquisas Biomédicas e
 Comportamentais, 41
Comitê de ética em pesquisa (CEP),
 45-47, 127
 categorias de pesquisa, 127-128,
 128*q*
Comitê de ética local, 45

Comitê de Monitoramento de Dados e Segurança (DSMB), 110
Comitê Internacional de Editores de Periódicos Médicos, 21
Conflitos de interesse individuais, 46-49
Conflitos de interesse institucionais, 47-49
Conflitos de interesse, na pesquisa clínica
  gestão dos, 48
  publicação de, 49
  tipos e níveis de, 47-48
Confundidores observados, 213-214
Conjunto de dados do Medicare, 153-154
Conselho Nacional de Pesquisa Médica e de Saúde, 29q
"Consentimento comunitário", 45
Consentimento informado, 42-44, 53-54
  divulgação de informação, 43
  isenção de, 44
  possível participante, 42-43
  tomadores de decisão por procuração, 44
Covance Inc., 34q
Covariáveis dicotômicas, 194
Covariáveis pós-randomização, 176
Covariável contínua, 192-197
CPC. *Veja* Centro de Prevenção do Colorado (CPC)
Crianças
  "órfãos terapêuticos", 122
  absorção de fármacos, 124-125
  absorção, distribuição, metabolismo e excreção, 72, 82, 85-86
  demografia negligenciada de 1997, 12-13
  ética da pesquisa clínica, 127-128
  terapia para, 122
  tratamento de cânceres pediátricos, 131-132

Critério de informação bayesiana (BIC), 185
Critério de Informação de Akaike (CIA), 184-185
CROs. *Veja* Organizações representativas de pesquisa clínica (CROs)
CRUSADE. *Veja* Can Rapid Risk Stratification of Unstable Angina Patients Suppress Adverse Outcomes with Early Implementation (CRUSADE)
CVC. *Veja* Canadian VIGOUR Centre (CVC)

D

DAC. *Veja* Doença arterial coronariana (DAC)
Dados administrativos, 153-156
  conjunto de dados do Medicare, 152-154
  pontos fortes e limitações, 155-156
  Projeto de Custos de Cuidado e Utilização da Saúde (HCUP), 155
  requerimentos de seguros comerciais, 155
  US Department of Veterans Affairs (VA), 154
Dados da coorte, 165
DAP. *Veja* Doença arterial periférica (DAP)
DBS. *Veja* Análises de sangue seco (DBS)
DCRI. *Veja* Instituto de Pesquisa Clínica da Duke University (DCRI)
Declaração de Helsinque, 40-41
Delineamento de estudos analíticos, 162-163q
  estudos de caso-controle, 161-165
  estudos de coorte, 165-166
Delineamento sequencial de grupo de O'Brien-Fleming, 115

Delineamentos de estudo descritivo, 138, 166
  estudos ecológicos, 166-167
  estudos transversais, 167-168
  relatos de caso, 168
  séries de casos, 168
Delineamentos de estudos observacionais, 161
  amostra não representativa, 177-178
    viés de ausência de resposta, 178
    viés de informação, 179
    viés de seleção, 178
  delineamentos de estudos analíticos, 162q
    estudos de caso-controle, 161-165
    estudos de coorte, 165-166
  delineamentos de estudos descritivos, 162q-163q
    estudos ecológicos, 166-167
    estudos transversais, 167-168
    relato de caso, 168
    séries de casos, 168
  desafios, 171
    ensaios clínicos randomizados, 175
    viés de confusão dependente do tempo, 175-177
    viés de confusão, 174-175, 175f
Desenvolvimento de Produtos Farmacológicos (DPF), 34q
Desfecho principal, 113, 114q
Desvio da amostra, 173
D-fenilalanil-L-propil-L-arginina clorometil cetona (PPACK), 103-104
DIMR. *Veja* Dose inicial máxima recomendada (DIMR)
Discriminação, do modelo, 189
Doença arterial coronariana (DAC), 31-32, 101, 149, 173, 221, 223
Doença arterial periférica (DAP), 167, 193
Dose equivalente para humanos (HED), 85

Dose inicial máxima recomendada (DIMR), 82-86, 83f, 84f, 89q
DSMB. *Veja* Comitê de Monitoramento de Dados e Segurança (DSMB)
DuP 753, 81-83, 86-87

E

EDOF. *Veja* Escalonamento de dose orientado farmacologicamente (EDOF)
Emenda Kefauver-Harris, 7q, 11-12
Ensaio clínico controlado randomizado (RCT), 138-139, 141q, 152, 156, 157
Ensaio Clínico para Utilização Global de Estreptoquinase e TPA (alteplase) para artérias coronárias obstruídas (GUSTO-1), 28-29, 32
Ensaios clínicos, 1, 63
  fases de, 70q
  na pediatria, 121
    em crianças, 121-126, 124q
    ética em crianças, 126-128, 128q
    obstáculos, na pesquisa pediátrica, 128-130, 129q
    papel do COG, 131
    papel do FDA, 130-131
    problema, 121-122
  no desenvolvimento de medicamentos, 69
  sistemas de alerta, 19
Ensaios clínicos de fase I, 69-72, 70q-71q, 79
  avaliações de segurança pré-clínicas, 81
  delineamento experimental, 86
  dose inicial máxima recomendada (DIMR), 82-83, 83f, 84f, 89q
  eptifibatide, estudo de caso, 91, 92q
  escalonamento de dose, 88, 89f, 89q
  medicina translacional na, 93-94

Ensaios clínicos de fase II, 70*q*-71*q*, 97
  características, 101-105, 102*q*-103*q*
  desenvolvimento de medicamentos, 100
  estudos com eptifibatide, 101-104, 102*q*
Ensaios clínicos de fase III, 70*q*-71*q*, 109
  com eptifibatide, 113, 114*q*
Ensaios clínicos de fase IV, 70*q*-71*q*, 116-119
  estudos com eptifibatide, 117-119
Ensaios clínicos randomizados, 171, 215
EPISTENT. *Veja* Avaliação do Inibidor Plaquetário IIb/IIIa para STENT (EPISTENT)
Eptifibatide
  estudos de fase I, 91, 92*q*
  estudos de fase II, 101, 102*q*
  estudos de fase III, 113, 114*q*
  estudos de fase IV, 117-119
Erro sistemático, 174
Erro tipo I, 66-67
Erro tipo II, 66-69
Escalonamento de dose orientado farmacologicamente (EDOF), 88
Escalonamento de dose, em ensaios clínicos de fase I, 88, 89*f*, 89*q*
Escores de propensão, 208
  estratificação, 204-206, 209*f*
  pareamento, 209-210, 209*f*
  ponderação pela probabilidade inversa, 210-212, 221, 221*f*
ESPRIT. *Veja* Aumento da Supressão do Receptor Plaquetário IIb/IIIa com Terapia de Integrilina (ESPRIT)
Esquema Modificado da Escala de Fibonacci, 88, 89*f*
Estatística C, 189
Estratégia da avaliação e da mitigação de risco (REMS), 117

Estudo de coorte prospectivo, 165
Estudo de hepatite de Willowbrook, 39-40
Estudo de Local de Acesso para Aprimoramento da Intervenção Coronariana Percutânea (SAFE-PCI), 157
Estudo de sífilis de Tuskegee, 39-40
Estudo Multiétnico de Aterosclerose (MESA), 165-166
Estudos clínicos, 62-63, 63*f*
Estudos de caso-controle, 161-165
Estudos de coorte retrospectivo, 165
Estudos de coorte, 165-166
Estudos de prevalência, 167
Estudos ecológicos, 166-167
Estudos não randomizados, 223
Estudos realizados primeiro em humanos. *Veja* ensaios clínicos de fase I
Estudos transversais, 167
Ética, da pesquisa clínica, 37
  amostras de tecido armazenadas, pesquisas com, 53-55
  aplicações, 42-49
  comitê de ética em pesquisa (CEP), 44-49
  conflitos de interesse
    gestão dos, 48-49
    tipos e níveis de, 47-48
  Declaração de Helsinque, 40-41
  estudo de hepatite de Willowbrook, 40
  estudo de sífilis de Tuskegee, 39
  início da, 38-39
  julgamento de Nuremberg, 39-40
  princípios, 41-42
    beneficência, 41-42
    justiça, 42
    respeito pelas pessoas, 41
  questões emergentes, 49-55
  relatório Belmont, 41
  significado, 37-38
Experimentação clínica

ensaios clínicos, 62-63
  fases do, 70q
  no desenvolvimento de
    medicamentos, 69-75
estudos clínicos, 62-63, 63f
medicina baseada em evidências,
  61-62
teste de hipótese, 65-66, 66q
Extração Analítica do Medicaid
  (MAX), 154

F

Farmacocinética populacional,
  129-130
FBS. *Veja* Seleção *Forward, backward* e
  stepwise (FBS)
FDA. *Veja* Food and Drug
  Administration (FDA)
FDAAA. *Veja* Ato de Emenda do FDA
  (FDAAA)
FDAMA. *Veja* Ato de Modernização
  do Food and Drug
  Administration (FDAMA)
Fluconazol, 130
Fontes de Dados, 149
  combinação de conjuntos de dados,
    157-158
    bancos de dados de ensaios
      clínicos, 156-157
  dados administrativos, 152-153
    conjunto de dados do Medicare,
      153-154
    HCUP, 155
    pontos fortes e limitações do, 155-156
    solicitações de seguros
      comerciais, 155
    US Department of Veterans
      Affairs (VA), 154
  registros clínicos, 149, 150q
    ADHERE, 151
    banco de dados de cirurgias
      cardíacas em adultos, 151

CRUSADE, 151
GWTG, 149
NCDR, 150
OPTIMIZE-HF, 151
pontos fortes e limitações,
  151-153
PREMIER, 152
TRIUMPH, 151-152
Food and Drug Administration
  (FDA), 5-7, 7q
Fundação do American College of
  Cardiology (ACCF), 157

G

Get With The Guidelines® (GWTG),
  149
Glicoproteína Plaquetária IIb/IIIa na
  Angina Instável: Supressão do
  Receptor usando Terapia com
  Integrilina (PURSUIT), 104
Green Lane Coordinating Centre, 29q
Grupo de Oncologia Pediátrica
  (COG), 131
GUSTO-1. *Veja* Ensaio Clínico
  para Utilização Global de
  Estreptoquinase e TPA
  (alteplase) para artérias
  coronárias obstruídas
  (GUSTO-1)
GWTG. *Veja* Get With The
  Guidelines® (GWTG)

H

HEDs. *Veja* Dose equivalente para
  humanos (HEDs)
HF-ACTION. *Veja* Insuficiência
  Cardíaca: Um Ensaio Clínico
  Controlado para Investigar
  os Desfechos do Treinamento
  Físico (HF-ACTION)
Hiperbilirrubinemia transitória, 122
História dos ensaios clínicos, 3-5, 67

I

IAP. *Veja* Inibição da agregação plaquetária (IAP)
IBPC. *Veja* Instituto Brasileiro de Pesquisa Clínica (IBPC)
ICON plc, 34*q*
IMPACT. *Veja* Integrilina (eptifibatide) para Minimizar a Agregação Plaquetária e Trombose Coronariana (IMPACT)
Índice C, 189
Índice de concordância, 189
Infarto do miocárdio sem elevação do segmento ST (NSTEMI), 140, 182
Informática da pesquisa clínica, 20
Infraestrutura Nacional de Pesquisa Cardiovascular (NCRI), 157
Inibição da agregação plaquetária (IAP), 91-93, 101
Inibição da glicoproteína IIb/IIIa na Síndrome Coronariana Aguda em elevação do segmento ST (EARLY ACS), 117-118
INS. *Veja* Institutos Nacionais de Saúde (NIH)
Instituto Brasileiro de Pesquisa Clínica (IBPC), 29*q*, 34*q*
Instituto Cardíaco de Montreal, 29*q*
Instituto de Pesquisa Clínica da Duke University (DCRI), 29*q*, 32-35, 33*q*, 157
Instituto George, 29*q*
Institutos Nacionais de Saúde (NIH), 21, 42, 124, 131
Insuficiência Cardíaca: Um Ensaio Clínico Controlado para Investigar os Desfechos do Treinamento Físico (HF-ACTION), 184
Integrilina (eptifibatide) para Minimizar a Agregação Plaquetária e Trombose Coronariana (IMPACT), 101
Intenção de tratar (ITT), 112
Intervenção coronariana percutânea (PCI), 118-119, 157, 172-177, 175*f*, 204, 210
IPW. *Veja* Ponderação pela probabilidade inversa (IPW)
ITT. *Veja* Intenção de tratar (ITT)

J

Julgamento de Nuremberg, 39-40

K

Kaiser Permanente, 155
Kernicterus, 12-13, 122

L

Least absolute shrinkage and selection operator (LASSO), 184-185
Leuven Coordinating Centre, 29*q*
Lidocaína, 183

M

MAX. *Veja* Extração Analítica do Medicaid (MAX)
MCBS. *Veja* Pesquisa de Beneficiários Atuais do Medicare (MCBS)
Medanta, 29*q*
MEPS. *Veja* Pesquisa por Painel das Despesas Médicas (MEPS)
Mesa Redonda de Pesquisa Clínica no Instituto de Medicina, 17
MESA. *Veja* Estudo Multiétnico de Aterosclerose (MESA)
Micafungina, 124
Modelo de riscos proporcionais de Cox, 195-196

N

NCDR. *Veja* Registro Nacional de Dados Cardiovasculares (NCDR)

NCRI. *Veja* Infraestrutura Nacional de Pesquisa Cardiovascular (NCRI)
NEM. *Veja* Nova entidade molecular (NME)
Nenhum nível observado de efeitos adversos (NOAELs), 83
NHANES. *Veja* Pesquisa Nacional de Exame de Saúde e Nutrição (NHANES)
Nível de significância. *Veja* Erro tipo I
Nova entidade molecular (NME), 79
NSTEMI. *Veja* Infarto do miocárdio sem elevação do segmento ST (NSTEMI)

O

"Órfãos terapêuticos", 122
Organizações acadêmicas de pesquisa (ARO), 27
   compromisso com a educaçao e o treinamento, 32-35
   conceito de, 27-28t
   distribuição global de, 30f
   valores e princípios, 31
   versus organizações representativas de pesquisa clínica (CROs), 31
Organizações representativas de pesquisa clínica (CROs), 31-32

P

Parexel International Corp., 34q
Pasteur, Louis, 8, 38-39
PCI. *Veja* Intervenção coronariana percutânea (PCI)
Pesquisa centrada no paciente, 38
Pesquisa com amostras de tecidos armazenadas, 53-55
Pesquisa de Beneficiários Atuais do Medicare (MCBS), 154
Pesquisa do Centro de Coordenação Cardiovascular da Cleveland Clinic (C5), 29q, 34q
Pesquisa dos serviços de saúde, 146
Pesquisa em economia da saúde, 146
Pesquisa intervencionista. *Veja* Pesquisa experimental
Pesquisa Limitada da Nottingham Clinical, 29q
Pesquisa Nacional de Exame de Saúde e Nutrição (NHANES), 167
Pesquisa observacional de efetividade comparativa (CER), 137-138, 139q, 141q
Pesquisa observacional, 137
   definição de trabalho, 137-138
   evidências, 74-75, 123, 222q
   limitações da, 223-224
   no cuidado com a saúde, 144-145
      epidemiologia, 145
      pesquisa em economia da saúde, 146
      pesquisa sobre serviços de saúde, 145-146
   perspectivas, 224-225
   pontos fortes e limitações da, 138-143, 139q, 141q
   versus ensaios clínicos randomizados, 221-223, 224q
   versus ensaios clínicos, 220f
Pesquisa por Painel das Despesas Médicas (MEPS), 155
Pesquisa Translacional para Investigar Disparidades Subjacentes no Estado de Saúde de Pacientes que Sofreram Infarto Agudo do Miocárdio (TRIUMPH), 152
Pesquisa translacional, 47
Ponderação pela probabilidade inversa (IPW), 210-212, 211f
PPACK. *Veja* D-fenilalanil-L-propil-L-arginina clorometil cetona (PPACK)
PREA. *Veja* Ato da Equidade na Pesquisa Pediátrica (PREA)
PREMIER. *Veja* Registro Prospectivo para Avaliar o Infarto

do Miocárdio: Evento e
Recuperação (PREMIER)
PRIDE. *Veja* Agregação Plaquetária
e Ocupação do Receptor com
Integrilina – uma avaliação
dinâmica (PRIDE)
Processo de desenvolvimento de
medicamentos, 80*f*
  em ensaios clínicos, 69, 70*q*, 75*q*
  em medicina translacional, 93-94
  ensaios clínicos de fase I, 79
  estágios do, 91
  globalização de ensaios clínicos de
  fase II, 100
Programa Organizado para Iniciar
Tratamentos para Salvar Vidas
em Pacientes Hospitalizados
com Insuficiência Cardíaca
(OPTIMIZE-HF), 151
Projeto de Custos de Cuidado e
Utilização da Saúde (HCUP),
155
PubMed, 19
PURSUIT. *Veja* Glicoproteína IIb/
IIIa plaquetária na angina
instável: Supressão do receptor
usando terapia com integrilina
(PURSUIT)

Q
Quintiles Transnational Corp., 33*q*

R
Randomização, 64, 111, 115, 117, 144, 214, 215, 224
RCT. *Veja* Ensaio clínico controlado randomizado (RCT)
Rede de Registros (ACTION®) de Desfechos para Tratamentos e Intervenções Coronarianos, 119, 150
Refluxo gastresofágico (RGE), 121
Registro ACTION®. *Veja* Rede de Registros (ACTION®) de Desfechos para Tratamentos e Intervenções Coronarianos
Registro de CDI, 151
Registro de Prática de Inovação e Excelência Clínica (PINNACLE), 150-151
Registro de Revascularização da Artéria Coronária (CARE), 151
Registro Nacional de Dados Cardiovasculares (NCDR), 118-119, 150
Registro Nacional de Insuficiência Cardíaca Descompensada Aguda (ADHERE), 151
Registro PINNACLE. *Veja* Registro para Practice Innovation and Clinical Excelent (PINNACLE)
Registro Prospectivo para Avaliar o Infarto do Miocárdio: Evento e Recuperação (PREMIER), 152
Registros clínicos, 149-152, 150*q*
  ADHERE, 151
  banco de dados de cirurgias cardíacas em adultos, 151
  CRUSADE, 151
  GWTG, 149
  NCDR, 150
  OPTIMIZE-HF, 151
  pontos fortes e limitações do, 152
  PREMIER, 152
  TRIUMPH, 152
Registros, 137, 147
Regressão de risco, 191, 195-196, 196*q*, 205
Regressão linear, 189, 191-193, 192*q*
Regressão logística, 191, 193-195, 194*q*
Relatório Belmont, 41
Relatos de caso, 168
REMS. *Veja* Estratégia da avaliação e da mitigação de risco (REMS)

RGE. *Veja* Refluxo gastresofágico (RGE)

S

SAFE-PCI. *Veja* Estudo de Local de Acesso para Aprimoramento da Intervenção Coronariana Percutânea (SAFE-PCI)
SCA. *Veja* Síndromes Coronarianas Agudas (SCA)t
Seleção *backward*, 184-185
Seleção *forward*, 184-186
Seleção *forward*, *backward* e *stepwise* (FBS), 184-185
Seleção *stepwise*, 183-185
Séries de casos, 168
SID. *Veja* Amostra Nacional de Pacientes Internados (SID)
SID. *Veja* Amostra Nacional de Pacientes Internados (SID)
Significância estatística, 66-67
Síndromes coronarianas agudas (SCA), 176, 220-221
Sistema de Suporte de Decisão, 154
Sistemas de tecnologia da informação clínica, 19
Sistemas de tecnologia da informação específicos para pesquisa, 19, 19q
SMRFs. *Veja* Arquivos de pesquisa estadual do Medicaid (SMRFs)
Sociedade de Cirurgiões Torácicos, 150q, 151
Solicitação de seguro comercial, 155
Sulfanilamida, 10
Superior Yeld of the New Strategy of Enoxaparin, Revascularization and Glycoprotein IIb/IIIa Inhibitors (SYNERGY), 195-196
Suposição do valor de tratamento unitário estável (SUTVA), 214

SUTVA. *Veja* Suposição do valor de tratamento unitário estável (SUTVA)
SYNERGY. *Veja* Superior Yeld of the New Strategy of Enoxaparin, Revascularization and Glycoprotein IIb/IIIa Inhibitors

T

Talidomida, 11, 123-124
Taxa de falha condicional, 194
Taxa de seleção falsa (FSR) rápida, 185-187
Técnicas de regressão, 181
 avaliação, 188-191
 complexidade do modelo, 187-188
 modelos específicos
  regressão de riscos, 195-198
  regressão linear, 191-193
  regressão logística, 193-195
 propósito, 181-184
 técnicas de seleção de variáveis, 184-187
Tecnologia da informação (TI)
 pesquisa clínica, 17-20
 aplicações, 18f
Terapia com antitoxina sérica, 6, 8
Terapia de reposição de estrogênio-progestina, 139q, 223, 224q
Terapia de reposição hormonal (TRH), 139, 221
Terapia hormonal, 139-140
Teste de hipótese, 65-69, 66q
Teste de qualidade de ajuste de Hosmer-Lemeshow, 189
TI. *Veja* Tecnologia da informação (TI)
TIMI. *Veja* Trombólise no Infarto do Miocárdio (TIMI)
TRH. *Veja* Terapia de reposição hormonal (TRH)
Trimetoprima/sulfametoxazol, 122

TRIUMPH. *Veja* Pesquisa Translacional para Investigar Disparidades Subjacentes no Estado de Saúde de Pacientes que Sofreram Infarto Agudo do Miocárdio
Trombólise no Infarto do Miocárdio (TIMI), 27-28, 29*q*, 33*q*

U

UCR. *Veja* Centro de Pesquisa Clínica de Uppsala (UCR)
Unidade de Serviço de Ensaios Clínicos da Universidade de Oxford, 29*q*
Unidades de terapia intensiva neonatais, 121
Universidade McMaster, 29*q*

V

Validade do conteúdo, 64
Variabilidade da amostra, 173-174
Variável dependente, 147
VI. *Veja* Variáveis instrumentais (VI)
Viés de ausência de resposta, 173*q*, 178
Viés de confusão dependente de tempo, 175-177
Viés de confusão, 174-175, 175*f*, 201-202*f*
  ajuste de regressão, 202-204, 203*q*
  caixa-preta, 213
    confundidores observados, 213
    interpretação "marginal" (estimada), 214-215
    respostas independentes, 214
    viés de confusão não completo, 214
  escolhendo confundidores, 212-213
  escores de propensão, 208
    estratificação, 208-210, 209*f*
    pareamento, 206-207, 207f, 209f, 210
    ponderação pela probabilidade inversa, 210-212, 221, 211*f*
  estratificação, 204-206, 205*f*
  pareamento, 206-207, 207*f*
  variáveis instrumentais (VI), 215-216, 216*f*
Viés de informação, 179
Viés de memória, 179
Viés de retirada, 178
Viés de seleção, 178-179
Viés de sobrevivida, 177
Viés do trabalhador saudável, 173*q*, 177
Viés do voluntário, 178
Viés, 172-173
  da ausência de resposta, 178
  de informação, 179
  de memória, 179
  de resposta, 179
  de retirada, 178
  de seleção, 178-179
  de sobrevida, 177
  do trabalhador saudável, 177
  do voluntário, 178
  tipos de, 173*q*
VIGOUR. *Veja* Centro Virtual de Coordenação para a Pesquisa Cardiovascular Colaborativa (VIGOUR)